中医经典

偏方大全

土荣华 牛林敬◎编著

上海科学普及出版社

图书在版编目（CIP）数据

中医经典偏方大全 / 土荣华, 牛林敬编著. -- 上海:
上海科学普及出版社, 2018
（中医养生疗方丛书）

ISBN 978-7-5427-7261-9

Ⅰ.①中… Ⅱ.①土… ②牛… Ⅲ.①土方－汇编
Ⅳ.①R289.2

中国版本图书馆CIP数据核字(2018)第155941号

责任编辑　俞柳柳
助理编辑　陈星星

中医经典偏方大全
土荣华　牛林敬　编著
上海科学普及出版社出版发行
（上海中山北路832号　邮政编码200070）
http://www.pspsh.com

各地新华书店经销　三河市双升印务有限公司印刷
开本710×1000　1/16　印张23.5　字数300 000
2018年7月第1版　2019年10月第2次印刷

ISBN 978-7-5427-7261-9　定价：36.80元

前　　言

　　偏方，指材料易得、药味不多，但对某些病证具有独特疗效的中医药方。偏方是中华医药宝库中一朵瑰丽的奇葩，因为取材容易、制作简便、价格便宜、功效独特，所以深受广大百姓的欢迎。数千年来，民间蕴藏着非常丰富、简单而又疗效神奇的治疗疑难杂症的偏方、秘方、验方，它们为中华民族的繁衍和人类的健康做出了巨大的贡献。

　　为了让民间偏方继续在现代社会发挥其功用，我们组织了部分专家和临床医务工作者，经过严格的筛选和科学考证，提取民间偏方的精华部分，从汗牛充栋的医学典籍中精选出了部分相宜而又实用的良方，精心汇集编成了《中医经典偏方大全》一书。

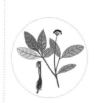

　　本书以科为纲，以科统病，以病统方，分列内科、外科、肿瘤科、妇科、儿科、五官科、皮肤科、美容科等，其所收录的皆为生命力极强、千百年来经著名老中医多次验证、疗效显著的方剂，从药的"配方""制用法"到"功效主治"都进行了非常翔实的说明。条目清楚，语言通俗易懂。既有内服之方，亦有外用之法，更兼生活宜

中医经典偏方大全

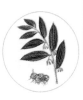

忌。配上各种中草药插图，更使得全书图文并茂，让你读之乐享其中。

　　本书装帧美观、设计大方、内容翔实。结合临床实践与医理，集科学性、实用性、针对性、耐读性于一体。这是一本家庭健康生活秘籍，也是一本实用健康大典。有它相伴，你将越活越健康。

编　者

2018年6月

目　录

第一章　内　科

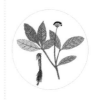

中医经典偏方大全

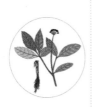

第二章　外　科

第三章　肿 瘤 科

第四章　妇　科

第五章　儿　科

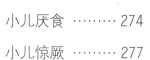

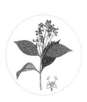

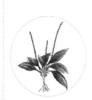

第六章　五官科

第七章　皮肤科

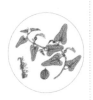

第八章　美容科

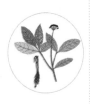

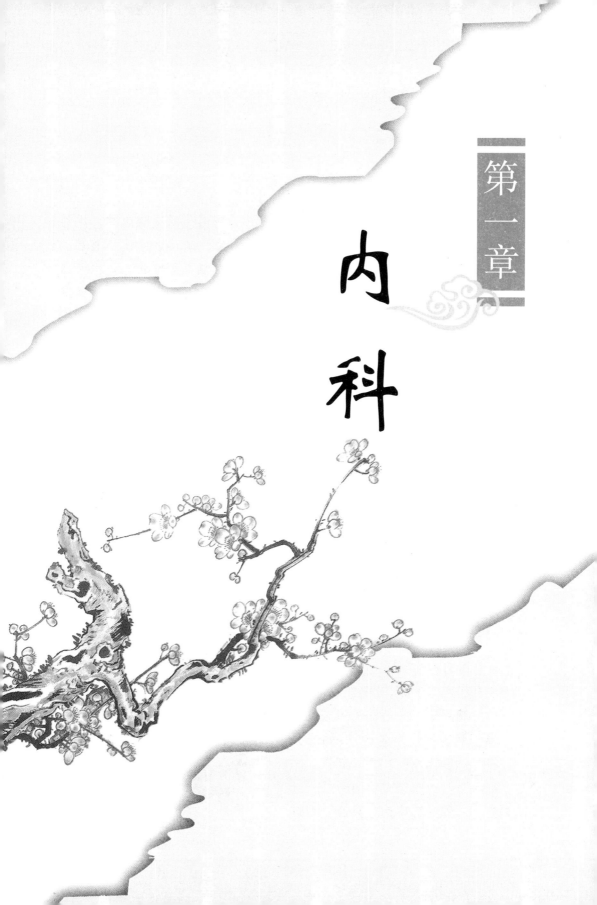

第一章

内科

感 冒

　　感冒俗称"伤风"，四季均可发病。多因气候冷暖失常，风邪病毒侵袭人体所致。引起头痛、发热、鼻塞、流涕、喷嚏、恶寒、四肢酸痛、咽痒不适、痰稠、咳嗽、口渴、咽痛等症状。依据所感外邪和症状的不同，感冒又可分为风寒、风热、暑湿等证。风寒者舌苔白、脉浮紧或浮缓、流涕、恶寒、发热等；风热者恶风、头痛、咽痛、舌苔黄、鼻涕黄、舌尖发红、脉象浮数；暑湿者(夏季多见)头胀痛、沉重、鼻塞、少汗、胸闷、舌苔腻、脉象濡数。流行性感冒与感冒相似，但全身症状较重，具有很强的传染性和流行性，是由流感病毒引起的急性呼吸道传染病，是感冒的一种。本病好发于冬、春季节，常可造成人群流行。由于流感病毒有多种类型，因此，患一种类型的流感后，仍可以再患其他类型的流感。通常分为风寒感冒和风热感冒。

　　患病后患者主要有发热、头痛、身痛、疲倦无力、咳嗽、咽痛、流鼻涕、打喷嚏等症状。少数患者可并发病毒性肺炎和病毒性心肌炎。

方 ① 糯米粥

　　配方：糯米100克，葱白、生姜各20克，食醋30毫升。

　　制用法：先将糯米煮成粥，再把葱姜捣烂下粥内沸后煮5分钟，然后倒入醋，立即起锅。趁热服下，上床覆被以助药力。15分钟后便觉胃中热气升腾，遍体

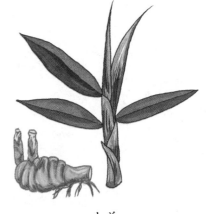

生姜

微热而出小汗。每日早晚各1次，连服4次即愈。

功效主治：发表解毒，祛风散寒。用治外感初起周身疼痛、恶寒怕冷无汗、脉紧，其效甚佳。

 草鱼汤

配方：草鱼(青鱼)肉150毫升，生姜片25克，米酒100毫升。

制用法：半碗水煮沸后，放入鱼肉片、姜片及米酒共炖约30分钟，加盐调味。趁热食用，食后卧床盖被出微汗，每日2次。注意避风寒。

功效主治：解表散寒，疏风止痛。用治感冒，症见畏寒发冷、头痛体倦、鼻塞不通等。

 葱姜豆豉汤

配方：葱白5根，姜1片，淡豆豉20克。

制用法：用砂锅加水1碗煎煮。趁热顿服，然后卧床盖被发汗，注意避风寒。

功效主治：解热透表，解毒通阳。用治感冒初起，症见鼻塞、头痛、畏寒、无汗等。

方 4 大白萝卜汁

配方：大白萝卜。

制用法：将大白萝卜洗净，捣烂取汁。滴入鼻内，治各种头痛；饮用，治中风。

功效主治：用治感冒头痛、肺火所致头痛、中暑头痛及中风头痛等。

方 5 干白菜根汤

配方：干白菜根1块，红糖50克，姜3片。

制用法：加水共煎汤。每日服3次。

功效主治：清热利尿，解表。用治风寒感冒。

方 6 核桃葱姜茶

配方：核桃仁25克，葱白25克，生姜25克，茶叶15克。

制用法：将核桃仁、葱白、生姜共捣烂，与茶叶一同放入砂锅内，加水1.5碗煎煮。去渣一次服下，盖被卧床，注意避风。

功效主治：解表散寒，发汗退热。用治感冒发热、头痛无汗。

方 7 口含生大蒜

配方：生大蒜1瓣(去皮)。

制用法：将蒜瓣含于口中，生津则咽下，直至大蒜无味时吐掉，连续3瓣即可奏效。

功效主治：辛温解表，解毒杀菌。用治感冒初起，症见鼻流清涕、风寒咳嗽等。

 方 8 红糖乌梅汤

配方：乌梅4个，红糖100克。

制用法：加水共煮浓汤。分2次服。

功效主治：解表散寒，发汗退热。用治感冒，症见发热、畏寒等。

方 9 银花山楂汤

配方：金银花30克，山楂10克，蜂蜜250毫升。

制用法：将金银花与山楂放入砂锅内，加水置旺火上煮沸，3~5分钟，将药液滤入碗内。再加水煎熬一次后滤出药液。将两次药液合并，放入蜂蜜搅匀。服用时温热，可随时饮用。

功效主治：清热解毒，散风止痛。用治风热感冒，症见发热头痛、口渴等。

 方 10 西瓜番茄汁

配方：西瓜、番茄各适量。

制用法：西瓜取瓤，去子，用纱布绞挤汁液。番茄先用沸水烫，剥去皮，去籽，也用纱布绞挤汁液。二汁合并，代茶饮用。

功效主治：清热解毒，祛暑化湿。用治夏季感冒，症见发热、口渴、烦躁、小便赤热、食欲不佳、消化不良等。

 方 11 米醋

配方：米醋不拘量。

制用法：米醋加水适量，文火慢熬，在室内烧熏约1小时。

功效主治：消毒杀菌。可预防流行性感冒、脑膜炎、胆囊炎等。

 方 12 葱豉黄酒汤

配方：全葱30克，淡豆豉20克，黄酒50毫升。

制用法：先将豆豉放入砂锅内加水一小碗，煮10余分钟，再把洗净切段的葱(带须)放入，继续煮5分钟。然后加黄酒，立即出锅。趁热顿饮，注意避风寒。

功效主治： 解表祛风，发散风寒，温中降逆。用治风寒感冒，症见发热、头痛、虚烦、无汗、呕吐、泄泻等。

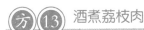

方 ⑬ 酒煮荔枝肉

配方： 荔枝肉30克，黄酒适量。

制用法： 用酒煮荔枝肉。趁热顿服。

功效主治： 通神益气，消散滞气。用治气虚感冒。

方 ⑭ 葱白大蒜汤

配方： 葱白500克，大蒜250克。

制用法： 葱白洗净，大蒜去皮，切碎，加水2000毫升煎汤。每日服3次，每次1茶杯。

功效主治： 解毒杀菌，透表通阳。可预防流行性感冒。

方 ⑮ 马鞭草羌活汤

配方： 鲜马鞭草30克，羌活15克，青蒿30克。

制用法： 水煎浓汁2小杯。分2次服，连服2～3天。如咽痛加桔梗15克同煮。

功效主治： 清热解毒。用治流感、感冒。

方 ⑯ 苦瓜汤

配方： 苦瓜适量。

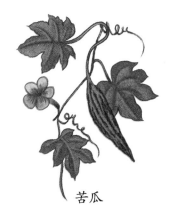

苦瓜

制用法： 水煎服。

功效主治： 预防流感。

方 ⑰ 柴胡板蓝根汤

配方： 柴胡、桂枝、麻黄各10克，黄芩、半夏、草果仁各12克，白芍、羌活、独活、薄荷（后下）、白芷、板蓝根各15克，防风9克，甘草7克。

制用法： 随症加减，每日1剂，分4次服。

功效主治： 用治时疫流感。

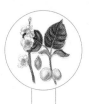

发热

发热指体温超过正常的症象，可由多种疾病引起。中医分为外感性发热和内伤性(非感染性)发热。前者发病急快、病程短、热势重(39℃以上)，常由风、寒、暑、燥、火、湿六大淫邪之气或疫毒感染所致；后者起病慢、病程缓长，大多为间歇性低热，体温在37℃左右，经常因恶性肿瘤、血液病、结缔组织病、变态反应、中枢神经调节失常等所致。高热时可先有畏寒或寒战，发热时心率和呼吸加快，伴有头痛、头昏，甚至谵妄、昏迷、幼儿抽搐、热退时出汗。发热类型有稽留热、回归热、波浪热、弛张热、间歇热、双峰热、周期热及不规则热等。

中医认为外感热多由六淫、疫疠等外邪侵袭引起，有表证、里证、半表半里证之分。表证为畏寒、怕风、头痛、鼻塞等，治宜发表解热；里证常见壮热并伴烦躁、口渴、腹满胀痛、便秘、泄痢等，治宜清里除热；半表半里证见寒热往来、胸胁痞满、口苦咽干等，治宜和解。若邪气入于营分、血分，则出现高热并伴以各症，治宜清凉解毒、凉血开窍；气虚发热宜甘温除热；阴虚发热多为低热或潮热，并有虚烦、盗汗、面赤升火、消瘦等，治宜滋阴消热等。

方 1 鸭舌草竹叶饮

配方：鸭舌草60克，淡竹叶30克。

制用法：将上述两药同煎2次，每次用水500毫升，煎30分钟，2次混合，取汁当茶饮。

功效主治：清热解毒。用治流感、高热烦渴或原因不明的高热。

方 2 白菜根菊花饮
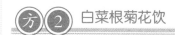

配方：大白菜根3～5个，菊花15克，白糖适量。

制用法：将大白菜根洗净、切片，与菊花共同水煎，取汤液加白糖趁热饮服，盖被取汗。

功效主治：清暑退热。用治夏令暑湿发热。

 方 3 金银花大青叶汤

配方：金银花15克，大青叶10克，蜂蜜50毫升。

制用法：将金银花和大青叶水煎3~5分钟后去渣，在汤液中加入蜂蜜搅匀饮用。发热不退者1日可服3~4剂。

功效主治：疏散风热。用治外感风热，发热较重者。

 方 4 大青叶

配方：大青叶、板蓝根各30克，羌活、独活各8克，桔梗10克。

制用法：水煎，每日1剂，分2次服。

功效主治：清热，解毒，凉血。用治外感性高热。

 方 5 地骨皮

配方：地骨皮12克，银柴胡10克，知母、玄参各8克。

制用法：水煎，每日1剂，分2次服。

功效主治：清热，凉血。用治外感性高热。

 方 6 大戟苦参洗浴方

配方：大戟、苦参各等份。

制用法：捣碎为末，用药60克，白酢浆3 500毫升，煮3沸。待冷却到比体温略高时，洗浴。

功效主治：用治中风发热。

 方 7 菜豆树叶洗浴方

配方：菜豆、鲜树叶各适量。

制用法：加水煎，去渣洗浴全身。

功效主治：用治伤暑发热。

 方 8 枸杞根汤

配方：枸杞根30克，何首乌20克，胡黄连10克。

制用法：水煎，每日1剂，分2次服。

功效主治：用治外感性感染高热。

方 9 党参黄芪汤

配方：党参、黄芪各30克，白术、茯苓、木香、当归、白芍、大枣、酸枣仁各12克，远志6克，甘草3克。

制用法：水煎，每日1剂，分2次服。

功效主治：用治原因不明的长期低热。

配方：霜桑叶10克，牡丹皮12克，地骨皮10克，柴胡14克。

制用法：加水后用小火煎煮，分次饮用。

功效主治：用治长期低热。

配方：白酒500毫升。

制用法：以毛巾蘸酒，擦胸及背部。

功效主治：用治高热不退。

配方：荆芥10克，紫苏叶10克，生姜10克，茶叶6克，红糖30克。

制用法：将荆芥、紫苏叶和生姜切细，与茶叶一同放入容器内用开水冲泡，并密闭容器，少顷再将冲泡的药液加入红糖，置大火上煮沸。趁热饮下，盖被取汗。剩余的药当茶冲饮。

功效主治：解表发汗，散寒退热。用治外感风寒发热。

配方：山白菊根、一枝黄花各9克。

制用法：水煎服，频饮。

功效主治：用治感冒发热。

配方：山藿香45克。

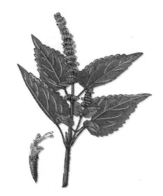

藿香

制用法：水煎服，频饮。

功效主治：用治感冒发热、咳嗽。

配方：生石膏(先煎)30克，板蓝根15～20克，大青叶15～20克，柴胡9克。

制用法：水煎，每日1剂，分3～4次温服，每次口服量不少于20毫升。

功效主治：用治感冒发热。

 金银花汤

配方：金银花15克，大青叶10克，蜂蜜50毫升。

制用法：将金银花、大青叶放入锅内，加水煮沸，3分钟后将药液滤出，放进蜂蜜，搅拌和匀，即可饮用。发热重，服1剂不退者，1日内可连续饮3剂以上。

功效主治：疏散风热。用治外感风热发热重者。

 荆芥苏叶饮

配方：荆芥、紫苏叶各10克，茶叶6克，生姜10克，红糖30克。

制用法：将荆芥、苏叶、生姜切成粗末，与茶叶一同放入瓷缸内，用开水冲泡，盖严，将红糖放入另盅或碗内；用开水浸泡的药液，趁热倒入，与红糖拌和，置大火上煮沸，即可趁热饮下。饮后覆被而卧，取微汗出，

即可退热，剩下的药液煮热当茶饮。

功效主治：发汗解表，散寒退热。用治风寒所致的发热。

 生地黄汁粳米粥

配方：生地黄汁约80毫升(或用干地黄60克)，粳米100克，酸枣仁10克，生姜2片。

制用法：将地黄洗净后切段，每次搅取其汁50毫升，用粳米加水煮粥，煮沸后加入地黄汁、酸枣仁和生姜，煮成稀粥食用。

功效主治：滋阴清热。用治阴虚发热。

 绿豆茶

配方：绿豆50克，绿茶5克，冰糖15克。

制用法：绿豆洗净，捣碎，放入砂锅加水3碗，煮至1.5碗，再加入茶叶煮5分钟，纳入冰糖拌化，待温分2次服食。每日1剂，连服3日。

功效主治：清热祛火。用治春季里有积热。

咳 嗽

　　咳嗽是呼吸系统最常见的疾病之一，其有声为咳，有痰为嗽，既有声又有痰者称为咳嗽。它是一种保护性反射动作，有把呼吸道过多的分泌物或异物随着气流排出体外的作用。发病多见于老人和幼儿，尤以冬春季节为最多。以咳嗽为主要临床症状的疾病，多见于呼吸道感染、急慢性支气管炎、肺炎、肺结核、百日咳、支气管扩张等病。

　　中医将咳嗽立为一种病种，并分成外感咳嗽与内伤咳嗽两大类。由风寒燥热等外邪侵犯肺系引起的咳嗽，为外感咳嗽。外感咳嗽有寒热之分，其特征是：发病急，病程短，常常并发感冒。因脏腑功能失调，内邪伤肺，致肺失肃降，引发咳嗽，为内伤咳嗽；内伤咳嗽的特征是：病情缓，病程长，因五脏功能失常引起。

方 1　冬瓜皮汤

　　配方：经霜冬瓜皮15克，蜂蜜少许。

　　制用法：水煎服，代茶饮。

　　功效主治：用治咳嗽。

方 2　栝楼皮杏仁汤

　　配方：栝楼皮、杏仁、前胡、蝉蜕、甘草各6克。

　　制用法：水煎服，代茶饮。

　　功效主治：用治温病初起，

热重咳嗽。

方 3　胡椒艾叶汤

　　配方：白胡椒、艾叶各9克，党参6克。

　　制用法：水煎服，代茶饮。

　　功效主治：用治风寒咳嗽。

方 4　甘草桔梗汤

　　配方：甘草、桔梗各6克。

　　制用法：水煎服，代茶饮。

　　功效主治：祛痰止咳。用治

咳嗽。

 方 5 川贝母杏仁乳

配方：苦杏仁9克，川贝母3克，梨汁1小杯，糖适量。

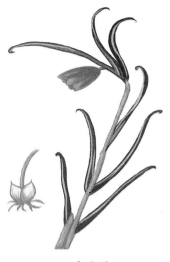

川贝母

制用法：杏仁用水泡软后捣碎，加水200毫升，煎汤去渣，加入川贝母、梨汁、糖，研成杏仁乳。日服2次，每次15毫升。

功效主治：用治咳嗽、慢性咳痰。

 方 6 杏仁冰糖水

配方：杏仁45克，冰糖6克。

制用法：杏仁研成末，冰糖化成水。调匀后分3次冲服。

功效主治：用治热咳不止。

 方 7 醋矾糊敷脚心方

配方：明矾30克，醋适量。

制用法：将明矾捣碎，用醋调成糊状。敷两足心(涌泉穴)，每晚睡前敷，一般5天即可。

功效主治：用治咳嗽。

 方 8 茶叶生姜茶

配方：茶叶7克，生姜10片。

制用法：将去皮生姜与茶叶一并煮成汁，饭后饮服。

功效主治：温肺止咳。用治咳嗽。

 方 9 栝楼杏仁醋糊丸

配方：熟栝楼1枚，杏仁(去皮)与苦荛仁同数。

制用法：取出栝楼仁数一下，用同数杏仁填入火烧存性，研细醋糊为丸，如豆大。每服20丸，临卧前白萝卜汤送下。

功效主治：用治感冒疼痛多咳嗽。

方 10 柿子烧灰蜜丸

配方：干柿子、蜂蜜各适量。

制用法：将干柿子烧灰，研为末，炼蜜为丸。每服6～9克，日服2次，开水送下。

功效主治：用治咳嗽痰多。

 大青叶蜜汁

配方：鲜大青叶、蜂蜜各适量。

制用法：捣绞取汁0.5杯，调蜜少许，炖热。温服，日服2次。

功效主治：用治肺炎咳嗽。

 蜀葵根煎汤

配方：黄蜀葵根21克，冰糖适量。

制用法：水煎加冰糖服。

功效主治：用治肺热咳嗽。

 蚕豆花煎汤

配方：干蚕豆花9克。

制用法：水煎去渣。冰糖适量调服。每日分2～3次服。

功效主治：用治虚咳吐血。

 芥菜姜汤

配方：鲜芥菜80克，鲜生姜10克，盐少许。

制用法：将芥菜洗净后切成小块，生姜切片，加清水4碗，煎至2碗，以食盐调味。每日分2次服，连用3日见效。

功效主治：宣肺止咳，疏风散寒。用治风寒咳嗽，伴头痛、鼻塞、四肢酸痛等。

 芫荽汤

配方：芫荽(香菜)30克，饴糖30克，大米100克。

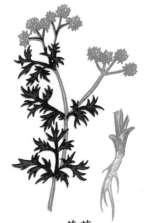

芫荽

制用法：先将大米洗净，加水煮汤。取大米汤3汤匙与芫荽、饴糖搅拌后蒸10分钟。趁热1次服，注意避风寒。

功效主治：发汗透表。用治伤风感冒引起的咳嗽。

 萝卜葱白汤

配方：萝卜1个，葱白6根，

生姜15克。

制用法：用水3碗先将萝卜煮熟，再放葱白、姜，煮剩1碗汤。连渣1次服。每日服2~3次。

功效主治：宣肺解表，化痰止咳。用治风寒咳嗽，痰多泡沫，伴畏寒、身倦酸痛等。

方 17 红糖姜枣汤

配方：红糖30克，鲜姜15克，红枣30克。

制用法：以水3碗煎至过半。顿服，服后出微汗即愈。

功效主治：祛风散寒。用治伤风咳嗽、胃寒刺痛、产后受寒腹泻、恶阻等。

方 18 猪肉杏仁汤

配方：瘦猪肉50克，杏仁（后下）10克，北沙参15克。

制用法：共煎煮汤饮。每日服2次。

功效主治：清肺、化痰、生津。用治咳嗽少痰、口渴咽干、咽痒等。

方 19 花生枣蜜汤

配方：花生米、大枣各30克，蜂蜜30毫升。

制用法：用水共煎极烂。饮汤，每日服2次。

功效主治：止嗽化痰。用治咳嗽、痰饮。

方 20 剑花汤

配方：剑花2个。

制用法：煮汤或当茶饮。

功效主治：行气止痛，止咳化痰。用治咳嗽、痰多等。

方 21 秋梨膏

配方：秋梨20个，红枣1000克，鲜藕1500克，鲜姜300克，冰糖400克，蜂蜜适量。

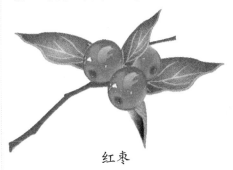

红枣

制用法：先将梨、枣、藕、姜砸烂取汁，加热熬膏，下冰糖溶化后，再以蜂蜜收之。可早晚随意服用。

功效主治：清肺降火，止咳化痰，润燥生津，除烦解渴，消散酒毒，祛病养生。用治虚劳咳

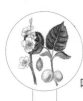

嗽、口干津亏、虚烦口渴及酒精中毒等。

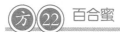 **方22 百合蜜**

配方：鲜百合200克，蜂蜜适量。

制用法：用蜂蜜拌百合蒸软。时时含1片，吞液服食。

功效主治：清肺宁神。用治肺脏壅热、烦闷咳嗽。

方23 紫苏杏仁汁

配方：紫苏、杏仁、生姜、红糖各10克。

制用法：将紫苏与杏仁捣成泥，生姜切片共煎，取汁去渣，调入红糖再稍煮片刻，令其溶化，日分2～3次饮用。

功效主治：散风寒，止咳嗽。用治外感风寒引起的咳嗽。

方24 苦杏仁萝卜汤

配方：苦杏仁6～10克，生姜3片，白萝卜100克。

制用法：上药打碎后加水400毫升，小火煎至100毫升，可加少量白糖调味，每日1剂，分次服完。

功效主治：散寒化痰止咳。用治外感风寒咳嗽。

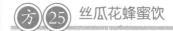 **方25 丝瓜花蜂蜜饮**

配方：洁净丝瓜花10克，蜂蜜适量。

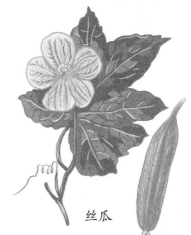

丝瓜

制用法：将丝瓜花放入瓷杯内，以沸水冲泡，盖上盖温浸10分钟，再调入蜂蜜，趁热顿服，每日3次。

功效主治：用治风热咳嗽。

方26 橘红蜂蜜汁

配方：橘红60克，生姜30克，蜂蜜250毫升。

制用法：先将橘红、生姜2味用水煎煮，15分钟取煎液1次，加水再煎，共取煎液3次，合并煎液，以小火煎熬浓缩，至黏稠时，兑入蜂蜜，至沸熄火，装瓶备用。每日服3次，每次3汤匙。

功效主治：散寒温肺，化痰止咳。用治风寒咳嗽。

 大蒜泥敷足方

配方：紫皮大蒜1头。

制用法：蒜去皮，捣烂成泥。每晚睡前洗足后，敷于两足底涌泉穴处(足底必须先涂上凡士林)，上面盖一层纱布，足心有较强刺激感时可揭去。如足底无不适感，可连敷3～5次。

功效主治：解毒，镇咳。用治风寒咳嗽、燥咳以及小儿百日咳。

 黄芩清火粥

配方：黄芩、鲜生地黄各30

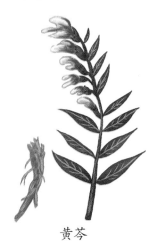

黄芩

克，粳米50克。

制用法：将2药加水适量煎煮1小时，捞去药渣，再加淘清的大米适量，煮烂成粥，1日内分顿连续食用。

功效主治：清火补阴。用治肝火犯肺之咳嗽。

 干丝瓜花饮

配方：干丝瓜花10克，蜂蜜适量。

制用法：丝瓜花放入瓷杯中，以沸水冲泡，温浸10分钟，再调入蜂蜜。趁热顿服，每日3次。

功效主治：用治肺热咽痛、咳吐黄痰、喘息、胸痛等症。

 蕹菜白萝卜汁

配方：蕹菜(瓮菜、空心菜)全棵带根2棵，白萝卜1个，蜂蜜适量。

制用法：蕹菜与白萝卜洗净，共捣烂绞汁1杯。用蜂蜜调服。

功效主治：用治肺热引起的咯血。

方 31 蜂蜜百部汤

配方：蜂蜜20毫升，百部25克，白芨20克，栝楼25克。

制用法：先将上3味水煎，去渣取汁，再调入蜂蜜搅匀，每日1剂，分2次服。

功效主治：润肺止咳，清热止血。用治痰中带血及肺结核久咳。

方 32 罗汉果柿饼汤

配方：罗汉果半个，柿饼3个，冰糖30克。

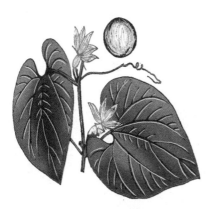

罗汉果

制用法：加清水2.5碗共煮至1.5碗，再下冰糖，去渣。1天分3次饮完。

功效主治：清肺热，去痰火，止咳嗽。用治小儿百日咳及痰火咳嗽等。

方 33 糖豆腐止咳方

配方：豆腐500克，红糖、白糖各100克。

制用法：把豆腐当中挖一窝，纳入红糖、白糖，放入碗内隔水煮30分钟。1次吃完，连服4次。

功效主治：清热、生津、润燥。用治咳嗽痰喘。

方 34 玉米须橘皮汤

配方：玉米须、橘皮各适量。

制用法：共加水煎，日服2次。

功效主治：止咳化痰。用治风寒咳嗽、痰多。

方 35 糖水冲鸡蛋方

配方：白糖50克，鸡蛋1个，鲜姜适量。

制用法：先将鸡蛋打入碗中，搅匀。白糖加水0.5碗煮沸，趁热冲蛋，搅和，再倒入已绞取的姜汁，调匀。每日早晚各服1次。

功效主治：补虚损。用治久咳不愈。

哮 喘

哮喘的症状就是气急。上气不接下气，不仅呼吸困难，且带喘声，喉中咻咻作响，胸喉之间，顽痰淤积梗塞，有的兼有咳嗽。患者面色苍白，甚至发青发紫，眼球突出，冷汗淋漓，坐卧不宁，睡眠不安，有的因呼吸困难而言语不便。

此症致病原因大致分为两种。一为心病性气喘，是因心脏有病而起；另一种是支气管性气喘，这纯粹是支气管本身所引起的疾病。

中医将哮喘分为虚实两大类，又将实证分为寒热两类。寒类表现为咳痰清稀不多，痰呈白色泡沫状，胸闷气窒，口不渴喜热饮，舌苔白滑，脉多浮紧，或兼恶寒、发热等；热类，痰黄稠厚，难以咳出，身热而红，口渴喜饮，舌质红，苔黄腻，脉滑数，有的兼有发热等症状。虚证多为肺虚或肾虚。肺虚则呼吸少气、言语音低、咳嗽声轻、咳痰无力，在气候变化或特殊气味刺激时诱发。肾虚则元气摄纳无权，呼吸气短、动辄易喘等。

发病时，应当先除邪治标，寒证用温化宣肺，热证用清热肃肺，佐以化痰、止咳、平喘之药；病久兼虚，当标本兼治。未发作时，应当用益气、健脾、补肾等法扶正培本。

方 ① **蛋白方**

配方：鸡蛋1~2个，白胡椒7~10粒，白酒(60°)50毫升。

制用法：将鸡蛋去黄留清，白胡椒碾成粉末，两者搅匀放在陶瓷杯内隔水加热至30℃左右，然后倒入白酒，用火点燃，再用筷子搅拌，待鸡蛋清变成白色时，趁热一次服下。每日1次。

功效主治：连服45天可治疗支气管哮喘。

方 ② **麻黄前胡汤**

配方：麻黄、石膏、前胡各

9克。

制用法：水煎服。每日3次。

功效主治：用治哮喘呼吸喘促、头痛发热、咳吐黄痰、痰黏稠，伴有哮鸣音。

 方 3 白茅根桑白皮汤

配方：白茅根、桑白皮各1握。

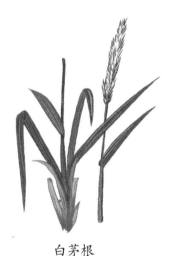

白茅根

制用法：水煎饭后服。

功效主治：**清热解毒**。用治支气管哮喘。

 方 4 丝瓜花蜜饮

配方：丝瓜花10克，蜂蜜15毫升。

制用法：将丝瓜花洗净，放

入杯内，加开水冲泡。盖上盖浸泡10分钟，倒入蜂蜜搅匀即成。每日饮3次。

功效主治：清热止咳，消痰下气。治肺热咳嗽、喘急气促等。

方 5 甜杏仁梨润肺方

配方：甜杏仁9克，梨1个。

制用法：将鸭梨洗净挖一小洞，纳入杏仁，封口，加少许水煮熟。吃梨饮汤，每日1次。

功效主治：润肺止咳。用治慢性气管炎咳喘，肺虚久咳、干咳无痰等症。

方 6 人参核桃汤

配方：人参、核桃仁各6克。

制用法：水煎服。每日2次或3次。

功效主治：补肾温肺。用治肺肾功能不足而致气喘、久嗽等。

方 7 萝卜汁

配方：鲜白萝卜500克。

制用法：将萝卜洗净带皮切碎，绞取汁。内服。

功效主治：化痰热，散瘀血，消积滞。用治急性气管炎咳喘，连服5～7天见效。

方 8 射干麻黄汤

配方：射干9克，麻黄9克、细辛3克，生姜、紫菀、款冬花各9克，半夏9克，五味子3克，大枣7枚。

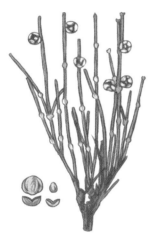
麻黄

制用法：水煎服。每日1剂，分2次服。

功效主治：温肺散寒，化饮平喘。用治哮喘。

方 9 三子平喘汤

配方：紫苏子10克，白芥子9克，炒莱菔子10克，半夏9克，陈皮9克，茯苓10克，甘草6克。

制用法：水煎服。每日1剂，分2次服。

功效主治：燥湿化痰，降逆平喘。用治痰喘。

方 10 补肺汤

配方：人参9克，黄芪24克，五味子6克，熟地黄24克，桑白皮9克，紫菀9克，甘草8克。

制用法：水煎服。每日1剂，分2次服。

功效主治：补肺定喘降气。用治哮喘。

方 11 纳气汤

配方：熟地黄15克，山药20克，山茱萸10克，肉桂5克，附子10克，胡桃肉12克，补骨脂12克，蛤蚧1对，人参15克，五味子9克，甘草9克。

制用法：水煎服。每日1剂，分2次服。

功效主治：补肾纳气，平喘滋肾。用治肾不纳气之哮喘。

方 12 蒸倭瓜方

配方：老倭瓜（即北瓜）1个约1500克，五味子3克，冰糖60克。

制用法：将老倭瓜洗净，挖

空去籽，装入五味子和冰糖，放入锅内蒸熟，然后取出五味子不用。每日吃1个，数次可见功效，久服除根。

功效主治：温中止咳，平喘化痰。用治咳嗽痰喘。

注：改用冬瓜子25克，捣烂加红糖冲服，每日2次，久服亦有效。

 丝瓜藤液

配方：丝瓜藤液。

制用法：秋后在离地不高处，剪断丝瓜藤，套上一个瓶子，茎断处有汁液流出，瓶满再换，滴尽为止。每日饮用数次，每次1小杯。

功效主治：清热解毒，止咳平喘，祛痰。用治急、慢性支气管炎和痰喘、肺脓肿、支气管扩张等，有特效。

注：取鲜嫩丝瓜捣烂绞汁，生饮0.5杯，常服亦有疗效。

 猪板油蜜膏

配方：猪板油120毫升，麦芽糖120克，蜂蜜120毫升。

制用法：将上述3味共熬成膏，每日服数次，每次1汤匙，

口中含化，数日后喘嗽即止。常服，病可除根。忌食生冷及辛辣刺激性食物。

功效主治：润肺平喘。用治咳嗽痰喘。

 糖溜白果

配方：水发白果150克，白糖100克，淀粉25克，清水250克，碱适量。

制用法：将白果去壳，放入锅内加水和少许碱烧开，用炊帚刷去皮，捏去白果心，装入碗内，加清水，上笼蒸熟；在锅内加清水，放入白果、白糖，置火上烧开，撇去浮沫，勾上芡，倒入盘内即成。

功效主治：定痰喘，止带浊。用治气虚哮喘、痰嗽、白带、白浊、遗精、淋病、小便频数等。

方 ⑯ 浮小麦枣汤

配方：浮小麦30克，大枣7枚。

制用法：加水共煎服。每日1剂，分2次服。

功效主治：止咳平喘，敛汗。用治寒热痰喘、大汗不止。

方 ⑰ 卷柏马鞭草汤

配方：卷柏、马鞭草各15克。

制用法：水煎服。

功效主治：用治支气管哮喘。

方 ⑱ 栝楼散

配方：栝楼2枚，明矾1块，萝卜1个。

制用法：将明矾纳入栝楼内烧煅存性，研末，萝卜煮烂。蘸药末服食，以萝卜汤送服。

功效主治：用治支气管哮喘。

方 ⑲ 莱菔子杏仁汤

配方：莱菔子12克，杏仁12克。

制用法：先将莱菔子炒热，同时去掉杏仁的皮尖，然后用水1.5碗，煎成0.5碗服。每日1剂，分3次服。

功效主治：用治哮喘痰多、气急、气短。

方 ⑳ 咖哩粉炖黄母鸡

配方：三黄鸡1只，咖哩粉(或芥子末代)25克。

制用法：将鸡去毛脏切块，同咖哩粉炖熟吃。

功效主治：用治久患哮喘、身体较弱者。

方 ㉑ 杏仁汤

配方：甜杏仁12克，苦杏仁12克，冰糖25克。

制用法：杏仁加水0.5碗煮成大半碗，加入冰糖煮溶，1次服。

功效主治：用治老年哮喘。

方 ㉒ 白糖拌鸡胆汁

配方：鸡苦胆2～4个。

制用法：取胆汁烘干，白糖拌和，每日服2次，5天一疗程。

功效主治：兼治百日咳引起之哮喘诸症。

方 ㉓ 沸水沏鹌鹑蛋

配方：鹌鹑蛋3个。

制用法：将蛋打碎搅匀，沸水冲沏。连用1年可愈。

功效主治：补益气血。用治支气管炎、哮喘、肺结核等。

方 ㉔ 南瓜麦芽姜汁

配方：南瓜5个，鲜姜汁60

克，麦芽1 500克。

制用法：将南瓜去籽，切块，入锅内加水煮极烂为粥，用纱布绞取汁，再将汁煮剩一半，放入姜汁、麦芽，以文火熬成膏。每晚服150克，严重患者早晚服用。

功效主治：平喘。用治多年哮喘，入冬哮喘加重者。

 蛋清糊敷脚方

配方：桃仁、杏仁、巴豆、白胡椒各7粒，黑木耳3片，红米3克，红皮鸡蛋1个。

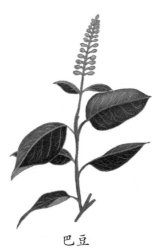

巴豆

制用法：将前6味药共研细末，和以鸡蛋清。男左女右贴脚心，连续15小时。

功效主治：用治哮喘。

注：服药期间忌烟、酒、辣、房事，妇女经期忌用。

 白矾贝母蜜丸

配方：白矾15克，贝母50克，蜂蜜适量。

制用法：将上两种药物共研末，用蜂蜜调制成丸，每丸10克重。每日2次，每服1丸，白开水送服。

功效主治：用治咳喘。

 海马当归煎液

配方：海马(干品)3克，当归6克。

制用法：海马、当归同入沙锅，加水煎煮，取汁去渣，复煎1次，2次煎液混合。分2次服，每日1剂。

功效主治：温肾壮阳，止咳平喘。用治哮喘。

 肉汤送服冬青子方

配方：冬青子(即女贞子)20枚。

制用法：研细末。猪肉汤送服，每日服3次，每次3克。如无果时，可用茎叶3克研末，用无盐肉汤送服，或水煎服。

功效主治：用治寒性哮喘和

过敏性哮喘。

 乌贼骨地龙散

配方： 乌贼骨、地龙各60克，百部15克，白糖120克。

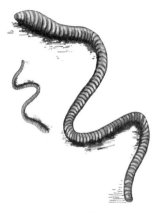

地龙

制用法： 上药共研成细末。每次服6克，每日3次。

功效主治： 清热解毒，化痰止咳。用治慢性支气管炎咳喘多痰。

 猪蹄甲半夏粉

配方： 猪蹄甲10个，枯矾、半夏各50克。

制用法： 将上述3味药共炒黑，研末。每服5克，每日2次，白水送服。

功效主治： 用治久患喘咳，常见喘促气短、呼多吸少、腰酸肢软、气不连续。

麦冬沙参汤

配方： 沙参、麦冬、天冬、百合、玉竹各15克。

制用法： 每选1～2味，水煎服。每日1剂，分2次服。

功效主治： 用治肺虚久咳，症见动则气喘、痰白清稀、自汗等。

支气管炎

本病是由细菌、病毒以及物理或化学刺激等因素引起的支气管炎症。多因外感时邪、烟呛等而致痰饮内聚所致，发病季节以冬春多见。根据病情的长短，支气管炎症分为急性和慢性两种。急性支气管炎常以伤风着凉、疲乏劳累、烟酒过量、上呼吸道感染为常见诱发因素。患病后主要症状为频繁而刺激性干咳、胸骨后疼痛、恶寒发热、鼻塞头痛、肢体酸痛、咽痛，1～2天后咳出黏液性痰，早晚咳嗽为主、痰液转浓、量增多、偶带血丝，神倦、乏力、食欲减退等。好发于冬春季，患者以成人为多见。

慢性支气管炎简称慢支，是常见病、多发病，系由急性支气管炎未及时治疗，经反复感染，长期刺激，如吸烟、吸入粉尘、病毒细菌感染、机体过敏、气候变化、大气污染等诱发而形成。主要症状为反复性慢性咳嗽、咯痰、伴有气喘等。

 吸蒸汽

配方： 水壶，内装小半壶清水。

制用法： 将小半壶水置于炉子上，待水烧沸腾时，口对准壶嘴里冒出的蒸汽，一口一口地吸入，每次持续20～30分钟，每天2次或3次。

功效主治： 对咳嗽疗效十分显著，尤其是对外感风寒所引起的急性气管炎及支气管炎疗效更好。

注： 当口腔对准壶嘴时，口与壶嘴要保持一定距离，在不烫伤口腔的前提下，尽量多吸入蒸气。

 双草汤

配方： 鱼腥草（后下）30克，奶浆草（又名三十六针）、薄荷（后下）各6克，东风橘15克。

制用法： 水煎服。每日1剂，

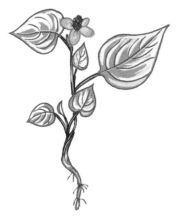

鱼腥草

日服2次。

功效主治：疏风散热，清咽利喉。用治急性支气管炎。

 鲜大罗伞根汤

配方：鲜大罗伞根(又名山大刀)30克。

制用法：水煎服。每日1剂，日服2次。

功效主治：祛痰止咳，清热降火。用治急性支气管炎。

 桔梗黄芩汤

配方：桔梗3克，黄芩、紫菀各5克，忍冬藤6克，甘草15克。

制用法：水煎服。每日1剂，日服2次。

功效主治：用治急性支气管炎。

 酸浆果皮饮

配方：酸浆果皮（又名灯笼草果）5~7个，陈皮9克，冰糖30克。

制用法：水煎代茶饮。

功效主治：用治急性支气管炎。

 闻蒜泥味

配方：大蒜瓣(去皮)适量。

制用法：将大蒜瓣捣成糊状装入一个塑料瓶内。每天早晨散步途中，打开瓶盖，把瓶口对准鼻孔，尽量吸嗅大蒜辛辣味，等辛辣味淡后再换新的。

功效主治：用治慢性气管炎。

 冰糖炖向日葵花

配方：向日葵花2朵，冰糖适量。

制用法：先将向日葵去籽，再加冰糖炖服。

功效主治：用治慢性支气管炎引起的咳喘。

 鸦葱地龙丸

配方：还阳参（即鸦葱）

1000克，地龙90克，红枣、黑豆各500克。

制用法：将参、枣用砂锅煮烂；地龙研粉、黑豆用童便浸透，晒干研粉，上药和匀，炼蜜为丸。早晚各服6克。用红糖水送服。

功效主治：清热，止咳、利尿。用治慢性支气管炎。

 霜丝瓜藤汤

配方：霜丝瓜藤150克。

制用法：将丝瓜藤加水1碗煎服。每日1次，10日为一疗程，连服2个疗程。

功效主治：用治气管炎。

 贝母冬花白及粉

配方：川贝母、款冬花、白芨各15克，细辛6克。

制用法：共研细末。饭后服，每次2克。如病情重，可去白及加杏仁15克，冰糖30克。

功效主治：用治气管炎久咳肺损。

 花生衣汤

配方：花生仁红衣60克，糖

适量。

制用法：加水小火煎约10小时，滤去衣，加糖。分2次服。

功效主治：用治慢性支气管炎。

 南瓜蒸五味子

配方：桃南瓜1个，五味子3克，冰糖适量。

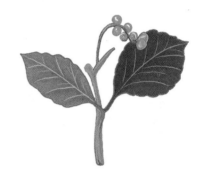

五味子

制用法：南瓜挖去籽，装入五味子、冰糖。蒸半小时，取出五味子。每日服1个。

功效主治：补中益气。用治慢性支气管炎。

 干姜苏叶汤

配方：干紫苏叶100克，干姜10克。

制用法：水煎后制成25%苏叶药液。每日早晚各服100毫升，

10日为一疗程。间隔3日再服第2个疗程。

功效主治：用治慢性支气管炎。

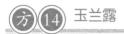

方 14 玉兰露

配方：玉兰叶、花、蕾共500克。

制用法：将玉兰叶、花、蕾加水1 000毫升，经2次蒸馏，取回蒸馏液250毫升。浓度为1∶4即玉兰露。每日服1次，每次20毫升。

功效主治：益肺和气，消痰。用治慢性支气管炎。

方 15 三子汤

配方：炒苏子、炒莱菔子、白芥子各9克。

制用法：上药共捣末，以绢袋包之，水煎服。每服半碗，每日2次。甚效。

功效主治：用治老年慢性支气管炎。

方 16 药水煮鸡蛋

配方：五味子250克，生鸡蛋7个，温水适量。

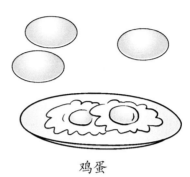

鸡蛋

制用法：将五味子和生鸡蛋同时放入温水盆内(以水面没过鸡蛋为宜)泡7～10天，待蛋壳软化后，取出鸡蛋，用滤出的药水把鸡蛋煮熟。去壳吃蛋。成人睡前1次服完，小儿酌减，7日服1次，3次为一疗程。一般2～3个疗程即可痊愈。

功效主治：用治慢性支气管炎久不愈者。

方 17 北瓜饴糖汁

配方：北瓜(桃南瓜)1个，等量饴糖(麦芽糖)。

制用法：将北瓜切碎加等量饴糖。略加水放陶器中，煮至极烂，去渣，将汁再煮。浓缩后再加生姜汁。约500毫升瓜汁中加姜汁60毫升。每次取1匙(约15克)，1日2～3次。

功效主治：用治老年慢性支气管炎。

方 18 蜂蜜鸡蛋羹

配方：蜂蜜40毫升，鸡蛋1个。

制用法：先将蜂蜜用锅微炒，然后加水少许，待沸后打入鸡蛋。每日早晚空腹各服1次，吃蛋饮汤。

功效主治：补虚润肺。用治慢性支气管炎。

方 19 山药甘蔗糊

配方：鲜山药适量，甘蔗汁半杯。

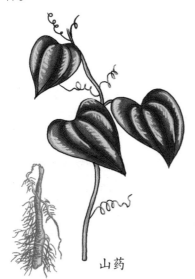

山药

制用法：将鲜山药捣烂和甘蔗汁和匀。炖熟服之，每日2次。

功效主治：用治老年慢性支气管炎。

方 20 秋梨膏

配方：鸭梨20个，鲜藕1000克，生姜300克。

制用法：熬汁后加冰糖400克，浓缩成膏，早晚分服。

功效主治：清心润肺。用治慢性支气管炎。

方 21 八宝粥

配方：白扁豆、莲肉、杏仁、百合、桂圆、沙参、贝母、枇杷叶（包煎）各15克。

制用法：加水煮汁，药汁加粳米80克熬粥，早晚分服。

功效主治：清肺止咳。用治慢性支气管炎。

方 22 灵芝参合汤

配方：灵芝15克，南沙参、北沙参各10克，百合15克。

制用法：水煎服。

功效主治：养阴清肺。用治慢性支气管炎。

肺结核

肺结核是由结核菌感染而来，又称肺痨。此病颇顽固，它的症状是感觉全身不适、疲倦厌食、心跳加速、盗汗、消瘦、精神改变，女性会月经失常，同时咳嗽，引起胸痛，脸颊潮红，有时肺组织损坏会导致吐痰、咯血。

要治愈肺结核，目前来说已不是难事，除了要靠患者的耐心外，肺结核的食疗有一定的作用。

方 1 鱼肝油浸白果仁

配方：鱼肝油1瓶，白果仁56粒。

制用法：将鱼肝油倒入罐内，放入白果仁浸泡100天以上。每日吃2次，每次吃4粒，7天为一疗程。可连续服用几个疗程。

功效主治：润肺、定喘、止嗽。用治肺结核之咳嗽、消瘦、乏力等。

方 2 生菜油浸白果

配方：白果(即银杏)、生菜油适量。

制用法：用生菜油浸泡整白果100天以上。每日早、中、晚各吃1枚(去核)，儿童酌减。本品味甘苦微涩，有小毒，不可用过量。如服后出现身上有红点时，则应暂停，待红点消退后再继续服用。

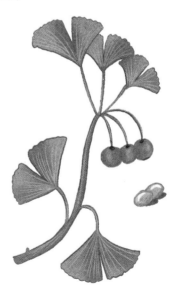

银杏

第一章 内科

29

功效主治：温肺收敛，镇咳祛痰。用治肺结核，有较好功效。

方 3 白果夏枯草汤

配方：白果仁9克，白毛夏枯草15克。

制用法：将白果仁捣碎，同夏枯草共煎汤。每日1剂，分早晚2次服下。

功效主治：温肺益气。用治肺结核。

方 4 蒸猪肺

配方：猪肺（或牛、羊肺）1具，贝母15克，白糖60克。

制用法：将动物肺洗净，剖开一小口，纳入贝母及白糖，上笼蒸熟。切碎服食，每日2次。吃完可再继续蒸食。

功效主治：清热润肺。有促使肺结核病变吸收钙化的作用。

方 5 百合蜜

配方：鲜百合、蜂蜜各适量。

制用法：百合与蜂蜜共放碗内蒸食。每日2次，可常服食。

功效主治：清热润肺生津。

能抑制结核菌扩散，促使结核病灶钙化。

方 6 南瓜藤汤

配方：南瓜藤（即瓜蔓）100克，白糖少许。

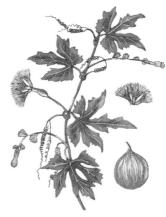

瓜蔓

制用法：加水共煎成浓汁。每次服60克，每日2次。

功效主治：清肺和胃通络。用治肺结核之潮热。

方 7 猪肝白芨粉

配方：猪肝、白芨各适量。

制用法：将猪肝切片，晒干，研成细粉，与白芨粉等量调匀。每服15克，每日3次，开水送下。

功效主治：敛肺止血，消肿生肌。用治肺结核。

方 ⑧ 地榆藕节汤

配方：地榆、藕节、茜草各15克。

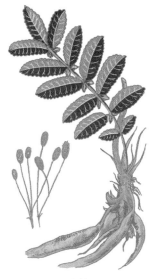

地榆

制用法：水煎服。

功效主治：主治肺结核。

 方 ⑨ 山药白参粥

配方：干怀山药粉100～150克，白面粉100克，天冬10克，百合15克，白人参10克，大枣5枚。

制用法：先将天冬、百合、白参、红枣入瓦罐共煎，去渣取汁，调入怀山药、白面粉，煮成粥糊。将熟时可加少量红糖，稍煮一二沸即成。温热服食，每日1次或2次。

功效主治：滋阴、润肺、健脾。用治阴虚脾弱所致的肺结核。

 方 ⑩ 大蒜泥

配方：大蒜1～2头。

制用法：捣烂为泥。吸其挥发气味，每日1次或2次，每次1～3小时。

功效主治：用治肺结核。

 方 ⑪ 天冬杏仁汤

配方：天冬、麦冬、生地黄、熟地黄、阿胶(化冲)、贝母、百部、甜杏仁各9克。

制用法：水煎服。每日1剂，2次服完。

功效主治：养阴润肺。用治肺结核属气阴两亏者。本方为著名中医印会河治疗肺结核的经验方。

方 ⑫ 天文草汤

配方：天文草3～9克。

制用法：水煎服。日服2次，每日1剂。

功效主治：用治肺结核。

方⑬ 玉米须汤

配方：玉米须100克左右，冰糖少许。

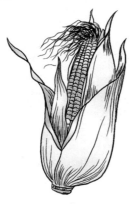

玉米

制用法：煎浓汁饮服。

功效主治：用治肺结核。此方有降血压作用，低血压者不宜服。

方⑭ 蚕豆荚汤

配方：鲜蚕豆荚250克。

制用法：水煎服。每日1次。

功效主治：用治肺结核。

方⑮ 鳖甲地骨皮汤

配方：秦艽9克，鳖甲30克（先煎），银柴胡9克，地骨皮15克，百部、青蒿、阿胶、乌梅各9克。

制用法：水煎服。每日1剂，早晚服。

功效主治：用治阴虚火旺所致的肺结核。

方⑯ 活血草汤

配方：干活血草6～10克。

制用法：研末。每日分3次水煎服。

功效主治：用治肺痨病。

方⑰ 萝卜炖羊腿肉

配方：羊腿肉1 000克，白萝卜60克，干橘皮2只，生姜3片，植物油、细盐、黄酒适量。

制用法：先将羊肉洗净，切片，放油锅内爆炒5分钟，入生姜片、黄酒，加冷水半碗，烧沸10分钟，与萝卜、橘皮一同倒入在砂锅内，加冷水浸没，煮开。加黄酒1匙，细盐适量，改小火慢煨至羊肉、萝卜酥烂，佐餐食。

功效主治：补脾益肺。用治肺脾气虚所致肺结核，其主要症状为咳嗽、咯痰不多，或痰中带血丝、神疲气短、颧红面白、自汗、盗汗、咽干口燥、胃纳不佳、舌红苔白或剥、脉细数无力等。

方⑱ 葽芝甘草汤

配方：葽芝、铁包金、甘草

各6克。

制用法：水煎服。

功效主治：用治肺痨。

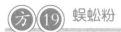

方 19 蜈蚣粉

配方：蜈蚣(去头足)适量。

制用法：焙干研末。内服，每日2条或3条。

功效主治：用治不同类型的结核：如结核性胸膜炎、结核性肋膜炎、散性结核、骨结核、乳腺结核、颈淋巴结核。

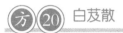

方 20 白芨散

配方：白芨250克。

制用法：研为细末。每服6克，日服3次，须连续服用。

功效主治：收敛止血，消肿生肌。用治空洞型肺结核。

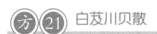

方 21 白芨川贝散

配方：白芨粉240克，川贝母粉、紫河车粉(胎盘粉)各60克，乌贼骨粉15克。

制用法：上药拌匀。每日早晚各服1次，每服9克，白开水送服。

功效主治：收敛止血，清肺止咳。用治空洞型肺结核。

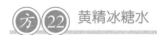

方 22 黄精冰糖水

配方：黄精(中药)50克，冰糖40克。

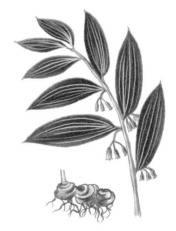

黄精

制用法：将黄精与冰糖共放炖盅内，加清水一碗，隔水炖2小时。每日饮汤2次。

功效主治：补中益气，和胃润肺。用治肺结核之痰中带血。

方 23 玉米须冰糖水

配方：玉米须60克，冰糖60克。

制用法：加水共煎。饮数次见效。

功效主治：利水，止血。用治肺结核之咯血。

高血压

高血压主要是由于高级神经中枢调节血压功能紊乱所引起，是以动脉血压升高为主要表现的一种疾病。

高血压患者，其症状因人而异，其普遍存在的症状有如下几种：

（1）容易发怒，有事在身感到紧张，有时却感到百无聊赖。

（2）对一切不达观，感觉人生无乐趣，日间想睡，夜晚失眠，有神经衰弱现象。

（3）头痛头晕，眩晕状态轻微，如登高俯视会有轻微眩晕的感觉。

（4）常有耳鸣的现象，头顶或眼皮上时感疼痛。

（5）走路两脚不稳，如腾云驾雾般，头重脚轻，头部感觉有重压，行动呼吸急促，腹部有膨胀感，胸口有如枕压，面孔微红，手脚冰冷，这时已达到危险边缘。

高血压患者在日常饮食方面，最忌口的三种食品：①刺激食品，如烈酒、咖啡，红茶也应减少；②浓厚盐类食物；③少吃动物性脂肪。除此之外，中国民间长年流传下来的许多食疗法，都可用来一试，以期降低血压，达到防治的目的。

高血压是当前威胁人类健康的重要疾病，它是脑卒中和冠心病的主要危险因素。在早期和中期，症状往往不明显而为人们所忽视，而一旦出现心脑血管并发症，则变成难以控制的医疗保健问题，因而被称为"无声的杀手"。

当收缩期血压达到18.6千帕，即140毫米汞柱，舒张期血压达到12千帕，即90毫米汞柱时，称为临界高血压。

松花淡菜粥

配方：松花蛋1个，淡菜50克，大米50克。

制用法：松花蛋去皮，淡菜浸泡洗净，同大米共煮作粥，可加少许盐调味。食淡菜粥，每早空腹用。

功效主治：清心降火。用治高血压、耳鸣、眩晕、牙齿肿痛等。

 柠檬荸荠汤

配方：柠檬1个，荸荠10个。

制用法：水煎。可食可饮，常服有效。

功效主治：用治高血压，对心肌梗死患者改善症状也大有益处。

 鲜葫芦蜜汁

配方：鲜葫芦、蜂蜜各适量。

制用法：将鲜葫芦捣烂绞取其汁，以蜂蜜调匀。每服半杯至1杯，每日2次。

功效主治：除烦降压。用治高血压引起的烦热口渴症。

 鲜西红柿蘸糖

配方：鲜西红柿2个。

制用法：将西红柿洗净，蘸白糖每早空腹吃。

功效主治：清热降压，止血。用于高血压、眼底出血。

 菊槐绿茶饮

配方：菊花、槐花、绿茶各3克。

制用法：以沸水沏。待浓后频频饮用，平时可当茶饮。

功效主治：清热散风。用治高血压引起的头晕头痛。

 莲心饮

配方：莲子心(莲子中的胚芽)2～3克。

制用法：以开水沏。代茶饮用。

功效主治：清心涩精，止血降压。用治高血压引起的头晕脑胀、心悸失眠等。

 玉米须煎饮

配方：玉米须60克。

制用法：将玉米须晒干，洗净，加水煎。每日饮3次。

功效主治：利水降压。用治高血压。

 方 8 柿漆牛奶饮

配方：柿漆(即未成熟柿子榨汁)30毫升，牛奶1大碗。

制用法：牛奶热沸，倒入柿漆。每日分3次服。

功效主治：清热降压。用治高血压。对有中风倾向者，可作急救用。

 方 9 猪胆汁绿豆粉

配方：猪苦胆汁200毫升，绿豆粉100克。

制用法：将绿豆粉拌入胆汁内，晒干，研成细末。每次服10克，每日服2次。

功效主治：清热平肝。用治高血压。

 方 10 黄瓜藤汤

配方：干黄瓜藤1把。

制用法：洗净加水煎成浓汤。每日2次，每次1小杯。

功效主治：清热利尿。用治高血压。

方 11 黑木耳柿饼汤

配方：黑木耳6克，柿饼50克，冰糖少许。

制用法：加水共煮至烂。此方为1日服用量，久食有效。

功效主治：清热润燥。用治老年人高血压。

方 12 白芍杜仲汤

配方：生白芍、生杜仲、夏枯草各15克，生黄芩6克。

制用法：将生白芍、生杜仲、夏枯草先煎半小时，再入生黄芩，继煎5分钟。早晚各服1次。

功效主治：用治单纯性高血压头晕、别无他症者。

方 13 海带根粉

配方：海带根适量。

制用法：将海带根晒干粉碎为末。每次服6~12克，每日1次或2次，温水送服。

功效主治：清热利水，祛脂降压。用治高血压。

 方 14 槐花菊花茶

配方：槐花、菊花、绿茶各

5克。

制用法：混匀，沸水冲泡，5分钟后饮服。每日1剂。

功效主治：用治高血压头痛、头晕有较好效果。

 芹菜大枣汤

配方：鲜芹菜(下段茎)60克，大枣30克。

制用法：水煎。日服2次，连服1个月。

功效主治：降血压，降低胆固醇。用治高血压、冠心病、胆固醇过高等。

 山楂茶

配方：山楂10枚，冰糖少许。

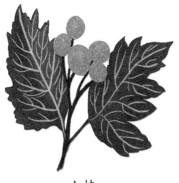

山楂

制用法：将山楂捣碎，加冰糖煎服。

功效主治：软化血管，降低

血脂。用治高血压。

 向日葵叶汤

配方：向日葵叶30克(鲜的用60克)。

制用法：将向日葵叶煎浓汤。服用，早晚各1次，连服7日。

功效主治：降低血压。用治高血压。

 芹菜蜜汁

配方：芹菜(选用棵形粗大者)、蜂蜜各适量。

制用法：芹菜洗净榨取汁液，以此汁加入等量的蜂蜜，加热搅匀。日服3次，每次40毫升。

功效主治：平肝清热，祛风利湿。用治高血压之眩晕、头痛、面红目赤、血淋，对降低血清胆固醇有很好的疗效。

 玉兰鱼球

配方：生鱼肉(草鱼或海鱼肉均可)200克，玉兰花瓣15个，鸡蛋5个，味精、料酒、香油及盐适量。

制用法：将鱼肉去刺切碎，玉兰花切成丝或末，两者混拌成泥。取蛋清，用筷子搅匀发稠，放入少许香油、料酒、味精及盐。然后将鱼肉玉兰泥做成数个小球，放入配好的蛋清中蘸匀，捞出后码在盘子中央。将整盘玉兰鱼球放在开锅的蒸屉上蒸5分钟。食用。

功效主治：养阴润燥祛风。用治高血压之虚火上升头痛尤为适宜。

方⑳ 海参冰糖水

配方：海参50克，冰糖50克。

制用法：海参洗净，加水同冰糖煮烂。每日晨空腹服，吃参饮汤。

功效主治：补益肝肾，养血润燥。用治高血压、动脉硬化。

方㉑ 香蕉西瓜皮饮

配方：香蕉3只，西瓜皮60克(鲜品加倍)，玉米须60克，冰糖适量。

制用法：香蕉去皮与西瓜皮、玉米须共煮，加冰糖调服。每日2次。

功效主治：平肝泄热，利尿润肠。用治肝阳上亢型高血压。

方㉒ 棕皮葵花盘汤

配方：鲜棕皮18克，鲜向日葵盘40克。

制用法：水煎服。每日1剂。

功效主治：用治高血压。

方㉓ 板蓝根汤

配方：西瓜翠衣12克，决明子9克。

制用法：煎汤代茶饮。

功效主治：用治高血压。

方㉔ 荞麦藕节汤

配方：荞麦茎叶60克，藕节30克。

制用法：水煎服。

功效主治：用治高血压。

方㉕ 山楂荷叶茶

配方：山楂25克，荷叶10克。

制用法：水煎。代茶饮。

功效主治：降压降脂。用治高血压。

低血压

低血压主要是由于高级神经中枢调节血压功能紊乱所引起，以体循环动脉血压偏低为主要症状的一种疾病。成人如收缩压持续低于12千帕，并伴有不适症状时，一般即称为低血压。通常表现为头晕、气短、心慌、乏力、健忘、失眠、神疲易倦、注意力不集中等。女性可有月经量少、持续时间短的表现。原发性低血压，又称体质性低血压，女多于男，有家族倾向，多见于体弱与长期卧床的老人。继发性低血压的原因很多，如凡可导致心排血量或循环血量减少的心血管病、甲状腺或肾上腺及垂体前叶功能减退等内分泌病和恶性肿瘤后期、重症糖尿病等慢性消耗性疾病等，均可继发；而体位性低血压可因自主神经功能失调，或压力感受器功能失调引起。

中医学认为，本病的发生与肾精不足、心脾两虚、气血不足以及痰阻气机有关。

 鹿茸粉

配方：鹿茸粉0.3克。

制用法：灌入胶囊，每日1丸，或纳入鸡蛋内蒸熟吃。每日空腹服，连服10～20日，血压正常即停。

功效主治：用治低血压。

 独参汤

配方：人参9克。

制用法：煎汤服。

功效主治：用治低血压。

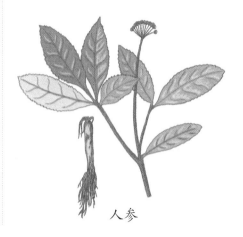

人参

方 3 肉桂甘草茶

配方：肉桂、桂枝、炙甘草各9克。

制用法：开水泡。当茶饮，连服10～20日。

功效主治：用治低血压。

方 4 参麦汤

配方：人参、麦冬、五味子各6～9克。

制用法：煎水。频服，连服1周。

功效主治：用治低血压。

方 5 糯米鱼粥

配方：人参、麦冬、五味子各5克，糯米10克，鱼1条。

制用法：先将上述3药水煎服，取煎液；再把鱼刮鳞去肚杂，与糯米用上述煎液煮粥。食粥，每周2次，连服9周。

功效主治：用治低血压属气阴两虚者，效果较好。

方 6 西洋参茯苓炖瘦肉

配方：西洋参切片6克，茯苓片12克，麦冬15克，五味子6克，生姜3片，精瘦肉100～150克。

制用法：先将药物放入沙锅内，加冷水浸泡20分钟后，武火煮沸入瘦肉，文火炖煮25～30分钟即可，加精盐和味精适量。每日1剂，分2次喝汤食肉，连进5～7剂。

功效主治：用治低血压。

方 7 制附片枸杞子汤

配方：制附片10克，肉桂（后下）、淫羊藿各9克，补骨脂12克，熟地黄、山茱萸各10克，枸杞子9克，黄精12克。

制用法：水煎服。每日1剂，分2次服。

功效主治：温肾填精。用治肾精亏损所致低血压。临床出现的主要症状：头晕耳鸣，健忘，腰酸腿软，神疲嗜睡，怯寒，手足不温，夜多小便。舌质淡胖、苔薄白，脉沉细。

冠心病

　　冠心病是冠状动脉粥样硬化性心脏病的简称，常因冠状动脉血液供应不足或冠状动脉粥样硬化产生管腔狭窄或闭塞，导致心肌缺氧而引起，是临床上最为常见的一种心血管疾病，在我国发病率甚高。其形成原因多与体内脂质代谢调节紊乱和血管壁的正常功能结构被破坏有关。主要表现为心绞痛、心肌梗死、心律失常、心力衰竭或猝死等。发病以中老年人居多。中医认为年老体衰、情志、饮食、劳逸等因素与本病的发生有关，属"胸痹""真心痛""厥心痛"范畴。

 葛根汤

配方：葛根30克。

制用法：煎水常服。

功效主治：用治冠心病，并对脑血栓、突发性耳聋有效。

 丹参茶

配方：丹参20克。

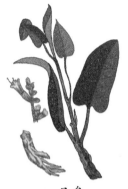

丹参

制用法：煎水常服。

功效主治：用治冠心病、脑血栓，有效。

 川芎茶

配方：川芎10克。

制用法：煎水常服。

功效主治：川芎能通过血脑屏障，有降血压作用。用治冠心病，也能用治脑血栓。

方④ **银杏叶茶**

配方：银杏叶30克。

制用法：煎水常服。

功效主治：降血压。用治冠心病。

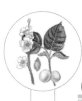

方 5 首乌黑豆炖山甲

配方：何首乌60克，黑豆60克，穿山甲肉250克，油、盐适量。

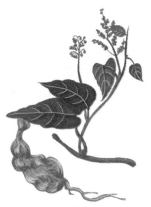

何首乌

制用法：将穿山甲肉洗净切碎，放入砂锅内焗汁炒透，加入何首乌、黑豆，再加清水约3碗。先用旺火，后用文火熬汤，最后加盐、油调味。饮汤吃肉，每日2次。

功效主治：活血逐瘀，降血脂。用治动脉粥样硬化引起的冠心病。

方 6 香蕉茶

配方：香蕉50克，蜂蜜少许。

制用法：香蕉去皮研碎，加入等量的茶水中，加蜜调匀当茶饮。

功效主治：降压，润燥，滑肠。用治冠心病、高血压、动脉硬化及便秘等。

注：每日服蜂蜜2或3次，每次2~3匙，有营养心肌、保护肝脏、降血压、防止血管硬化的效果。

方 7 陈皮兔丁

配方：兔肉200克，食油100毫升，陈皮5克，酱油、盐、醋、料酒、葱、姜、干椒、白糖、味精等各适量。

制用法：将兔肉切作丁，入碗中，加盐、食油、料酒、葱、姜等，拌匀，干辣椒切丝。陈皮温水浸泡切成小块，味精、白糖、酱油加水对汁。铁锅置火上，倒入食油烧至七成热，放干椒丝炸成焦黄色，下兔丁炒，加陈皮、姜、葱，继续炒至兔丁发酥，烹汁和醋，将汁收干，起锅入盘即成。

功效主治：理气健胃，补益心血。用治冠心病、动脉硬化者，食用。

方 8 适量饮酒

配方：葡萄酒或白兰地酒(以低度酒为限)。

制用法：每天用餐时适量酌饮。

功效主治：预防冠心病。

 方 9 白果叶汤

配方：白果叶、栝楼、丹参各15克，薤白12克，郁金10克，甘草45克。

制用法：共煎汤。每日早、晚各服1次。

功效主治：宽胸解郁。用治冠心病心绞痛。

方 10 首乌丹参蜜汤

配方：蜂蜜25毫升，何首乌、丹参各25克。

制用法：先将2味中药水煎去渣取汁，再调入蜂蜜拌匀，每日1剂。

功效主治：益气补中，强心安神。用治冠状动脉粥样硬化性心脏病。

方 11 墨囊粉

配方：乌贼鱼腹中墨囊适量。

制用法：将乌贼鱼腹中墨囊取出烘干研粉。每次1～1.5克，每日2次，用食醋冲服。

功效主治：活血通络止痛。用治冠心病。

 方 12 苦参茶

配方：苦参30克，炙甘草10克。

制用法：煎水。当茶饮，至心律正常为止。

功效主治：用治冠心病心律不齐。

 方 13 灵芝水送服鳓鱼末

配方：鳓鱼适量，灵芝30克。

制用法：将鳓鱼晒干，煅烧研末。灵芝煮水。每次3～6克，每日2次，用灵芝水冲服。

功效主治：滋补强身，益心复脉。用治冠心病心律失常、充血性心力衰竭。

方 14 朱砂蛋黄油

配方：鸡蛋黄油30克，朱砂、珍珠粉各3克。

制用法：共入油内拌匀。每日1剂，分2次服，连服10日。

功效主治：用治冠心病、心肌梗死后心绞痛。

第一章 内科

心绞痛

心绞痛是一种由冠状动脉供血不足、心肌急剧和暂时的缺血与缺氧而致阵发性前胸压榨感或疼痛为特点的临床症候。

心绞痛的发作多在劳累、激动、受寒、饱食、吸烟时。发作时心电图有心肌缺血等表现，即可进行诊断。

 摊敷栀子桃仁糊

配方： 栀子、桃仁各12克，炼蜜30毫升。

制用法： 将2药研末，加蜜调成糊状。把糊状药摊敷在心前区，纱布敷盖，第一周每3日换药1次，以后每周换药1次，6次为一疗程。

功效主治： 用治心绞痛。

 栝楼白酒饮

配方： 栝楼、薤白各12克，白酒适量。

制用法： 将3药慢火同煎服；1日2次，饭后服用。

功效主治： 用治心绞痛。

 榕树根汤

配方： 老榕树根30克，蒿草根15克，余甘根30克。

制用法： 上药共入锅煎水。饭后服，每周服药6天，连服4周为一疗程。

功效主治： 用治心绞痛。

 青柿子蜜汁

配方： 七成熟的青柿子1000克，蜂蜜2 000毫升。

制用法： 将柿子洗净去柿蒂，切碎捣烂，用消毒纱布绞汁，再将汁放入砂锅内，先用大火后改小火煎至浓稠时，加蜂蜜，再熬至黏稠，停火，冷却，装瓶。开水冲饮，每次1汤匙，日3次。

功效主治： 用治心绞痛。

 西洋参琥珀粉

配方： 西洋参、川三七、鸡

内金、琥珀、珍珠粉各10克，人工麝香0.3克。

制用法：上药共研细末，调匀。每次服2克，日服2～3次，温水送服。

功效主治：用治心绞痛。

 延胡索草果粉

配方：延胡索、五灵脂、草果、没药各等份。

制用法：上药共研为末。每服6～9克。

功效主治：用治心绞痛。

 黄芪当归汤

配方：黄芪30克，当归、白芍各12克，川芎9克，生地黄15克，炙甘草6克。

制用法：水煎服。每日1剂，日服2次。

功效主治：用治心绞痛。

注：本方为刘玉瑛老中医治心绞痛秘方。

 香蕉蜜饮

配方：香蕉50克，蜂蜜少许。

制用法：将香蕉去皮研碎，加入等量的茶水中，加蜜调匀当茶饮。每日频繁饮之。

功效主治：用治心绞痛。

方 9 马齿苋韭菜馅包子

配方：马齿苋、韭菜各等份，葱、姜、猪油、酱油、盐、鸡蛋各适量。

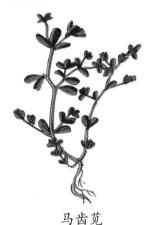

马齿苋

制用法：将马齿苋、韭菜分别洗净，阴干2小时，切碎末，将鸡蛋炒熟弄碎，然后将马齿苋、韭菜、鸡蛋拌在一起，加上精盐、酱油、猪油、味精、葱、姜末为馅，和面制成包子，蒸熟食用。根据食量食用。

功效主治：用治心绞痛。

方 10 当归汤送服三七肉桂粉

配方：三七粉3克，肉桂粉

15克，当归30克。

制用法：用当归煎汤冲服三七粉和肉桂粉。1日分3次服。

功效主治：用治心绞痛。

 方 ⑪ 银杏叶茶

配方：银杏叶5克。

制用法：将银杏叶洗净，切碎，开水闷泡半小时，取汤，代茶而饮。每日1次。

功效主治：用治心绞痛。

 方 ⑫ 蛋黄朱砂粉

配方：鸡蛋25枚，朱砂3克，珍珠粉3克。

制用法：将鸡蛋煮熟，取出蛋黄，放锅内用文火炒，至出黑烟为度。然后放在双层纱布里榨取蛋黄油；榨后再炒至第二次为止；再将朱砂，珍珠粉加入蛋黄内搅匀。每日服1剂，连服10剂。

功效主治：用治心绞痛。

 方 ⑬ 薤白桂枝汤

配方：薤白15克，桂枝10克，荜茇10克，高良姜9克，细辛6克，香附9克，血竭9克，乳香10克，没药9克。

制用法：水煎服。每日1剂，分2次服。

功效主治：温通散寒，活络止痛。用治心绞痛。

 方 ⑭ 地黄麦冬汤

配方：生、熟地黄各15克，麦冬12克，枸杞子12克，制首乌10克，山茱萸9克，当归、白芍、丹参各10克，郁金12克。

制用法：水煎服。每日1剂，分2次服。

功效主治：滋肾养心，活血通络。用治心绞痛。

动脉硬化

该病最常见的是动脉粥样硬化，即动脉血管壁增厚，失去弹性而变僵硬，胆固醇与其他脂肪类物质沉积在动脉管壁上，使动脉管腔变得狭小，组织器官缺血，血管壁变硬，发脆易破裂出血。较易发生的部位是主动脉、脑动脉和心脏的冠状动脉。中年以后最易发生动脉粥样硬化，早期病理变化是胆固醇和脂质沉积于动脉内膜中层，并可由主动脉累及心脏的冠状动脉及脑动脉、肾动脉，从而引起管腔狭窄、血栓形成甚至闭塞，导致有关器官的血液供应发生障碍。其主要致病因素是脂肪代谢紊乱和神经血管功能失调。治疗方法主要在于调整脂肪代谢和神经血管功能。适当的体力活动、少吃动物性脂肪和不吸烟为重要防治措施。此外，该病还有动脉中层硬化和小动脉硬化等形式。

方 ① 泽泻白术汤

配方：泽泻30克，白术12克，天麻12克，半夏12克，决明子20克，潼蒺藜18克，刺蒺藜18克，牛膝12克，钩藤（后下）25克，桑寄生18克，胆南星6克，杏仁12克（后下），牡丹皮12克，全蝎5克。

制用法：水煎服。

功效主治：用治脑动脉硬化，以及眩晕、耳鸣、记忆力减退、舌红苔黄等。

注：本方有平肝潜阳、化痰通络之功能，并可降血压和降胆固醇。

方 ② 川芎荆芥汤

配方：川芎15克，荆芥10克，防风10克，细辛3克，香附10克，薄荷（后下）10克，羌活10克，白芷10克，菊花15克，赤芍15克，延胡索10克，龙胆草12克。

制用法：以茶叶为引，水煎服。

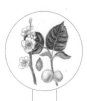

功效主治：用治脑动脉硬化、偏正头痛或巅顶作痛、目眩。

注：本方具有疏散风邪、活血散瘀、通脑活络作用。

 方 3 槐花山楂合液

配方：槐花、山楂、丹参、木贼各25克，赤芍、黄精、川芎、徐长卿（后下）、牛膝、虎杖、何首乌各15克。

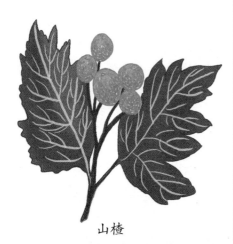

山楂

制用法：加水煮沸20分钟，滤出药液，再加水煎20分钟。去渣，两煎此汤药液对和，分服，日1剂。

功效主治：用治动脉硬化。

 方 4 鳖甲牡蛎合液

配方：鳖甲15克，牡蛎30克，生地黄、熟地黄、女贞子、甘蔗各20克。

制用法：加水煮沸20分钟、滤出药液，再加水煎20分钟。去渣，两煎此汤药液对和，分服，每日1剂。

功效主治：用治主动脉硬化。

 方 5 山楂龙眼合液

配方：山茱萸肉、山楂肉、龙眼肉各20克、石决明、决明子、菊花、何首乌各15克，生地黄、金银花、蒲公英、赤芍、甘草各10克。

制用法：加水煮沸20分钟、滤出药液，再加水煎20分钟。去渣，两煎此汤药液对和，分服，日1剂。

功效主治：用治脑动脉硬化、失眠、多梦。

 方 6 瓜苓汤

配方：冬瓜皮500克，茯苓300克，木瓜100克。

制用法：水煎，去渣后沐浴，每日1次，20～30日为一疗程。

功效主治：用治动脉硬化引起的肥胖病。

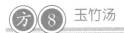 **山楂汤**

配方：山楂肉30克。

制用法：泡水代茶饮或服食。每日1剂。

功效主治：用治动脉硬化。

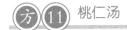 **玉竹汤**

配方：玉竹12克，白糖20克。

制用法：加水煮熟，饮其汤，食其药，每日1剂。

功效主治：用治动脉硬化。

方⑨ **人参汤**

配方：人参5克。

制用法：将人参切成薄片，泡水代茶饮，日1剂。

功效主治：用治动脉硬化、心悸、健忘、多梦。

方⑩ **陈醋鸡蛋**

配方：陈醋100毫升，鲜鸡蛋1个。

制用法：将陈醋放入带盖的茶杯内，再将鲜鸡蛋放入，盖上密封4天后，将鸡蛋壳取出，把鸡蛋和醋搅匀，再盖上盖密封3日后即可用。1剂可服7次，1次

口服5毫升，每日3次。

功效主治：预防动脉硬化。

方⑪ **桃仁汤**

配方：桃仁20克。

制用法：加水煮熟，饮其汤，食其仁，每日1剂。

功效主治：用治动脉硬化。

方⑫ **海带茶**

配方：海带15克。

制用法：将海带冲水当茶，频饮，每周饮3日。

功效主治：预防脑动脉硬化，常吃可软化脑血管。

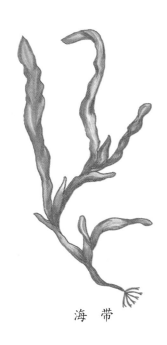

海　带

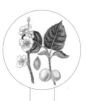

其他心血管疾病

方 1 鸽子山甲汤

配方：鸽子1只，炙山甲6克。

制用法：鸽子去毛及内脏，洗净切块。中药炙山甲与鸽子用清水煮烂，去掉山甲不用。所余肉和汤1日内吃完，连服10剂。

功效主治：养血活血，通络化瘀。用治早期风湿性心脏病，有较好疗效。

方 2 鱼鳞羹

配方：鱼鳞(鱼种不限)。

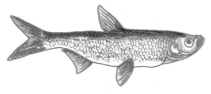

白鱼

制用法：吃鱼时不要将鱼鳞扔掉，可将其洗净，捣碎，用文火熬成胶状，配以适口佐料，待凉即成鱼鳞羹。

功效主治：鱼鳞中含有丰富的蛋白质、脂肪和多种矿物质，其中钙、鳞含量很高。鱼鳞中的多种不饱和脂肪酸，可在血液中以结合蛋白的形式帮助传送和乳化脂肪，减少胆固醇在血管壁的沉积，具有防止动脉硬化、预防高血压及心脏病等多种功用。鱼鳞中还含有较多卵鳞脂，可益脑、可增强记忆力、抑制脑细胞退化。

方 3 洋葱炒肉片

配方：洋葱150克，瘦猪肉50克，酱油、盐、油、味精适量。

制用法：将油少许倒入锅内烧至八成热，放入猪肉煸炒，再将洋葱下锅与肉同炒片刻，倒入各种调料再炒少时即成。

功效主治：预防动脉粥样硬化。

方 4 生腌茄子

配方：茄子200克，盐、醋、

酱油、味精及香油各少许。

制用法：将茄子洗净去皮切成片或细丝，用盐、醋、酱油腌半小时，再加入味精、香油拌匀即成。

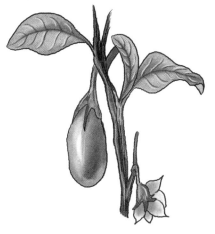

茄子

功效主治：茄子所含的维生素B_1、维生素B_2、磷、铁与番茄差不多，其中蛋白质和钙的含量比番茄高。特别值得向高血压、咯血和皮肤紫斑患者推荐的是：紫色的茄子中所含的维生素P极多，可以增加人体微血管的抵抗力，防止微血管破裂出血。而生腌茄子可以使维生素不致因加热受到破坏。

 方 5 醋泡花生

配方：米醋、花生仁各适量。

制用法：以好醋浸泡优质花生仁，醋的用量以能浸透花生仁为度。浸泡1周后即可食用。每日早晚各吃1次，每次10～15粒。

功效主治：通脉降脂。用治高脂血症、冠心病。

注：花生含有丰富的维生素E，它可以减少血小板在血管壁的沉积。花生中含有丰富的可溶性纤维，它能减少体内胆固醇的含量，对防治冠心病有一定的作用。

 方 6 双耳汤

配方：白木耳、黑木耳各10克，冰糖5克。

制用法：黑、白木耳温水泡发，放入小碗，加水、冰糖适量，置蒸锅中蒸1小时。饮汤吃木耳。

功效主治：滋阴益气，凉血止血。适用于血管硬化、高血压、冠心病患者食用。

 方 7 常食猕猴桃

配方：鲜猕猴桃。

制用法：可洗净吃，亦可榨汁饮用，常食有益。

功效主治：防止致癌物亚硝胺在人体内生成，有降低血胆固醇及甘油三酯的作用，对高血压等心血管疾病，肝、脾肿大均有疗效。

 方 8 枸杞炒肉丝

配方：猪里脊肉500克，枸杞嫩头400克，鸡蛋清1只，麻油100克，酒、糖、盐、味精、水淀粉适量。

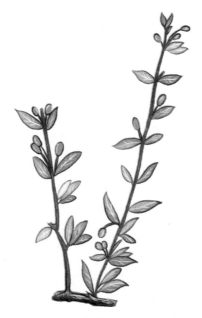

枸杞子

制用法：猪肉切丝放入碗中，用酒、蛋清、盐、味精上浆。旺火锅热下麻油，到六成热时放入肉丝煸炒拨散，熘至半生后倒入漏勺。原锅留油少许，下枸杞炒，加盐、糖，酌加汤、味精，水淀粉着芡，倒入肉丝颠炒，淋上麻油即可。

功效主治：养血脉，润燥益阴。预防和治疗高血压、心脏病、动脉硬化。

 方 9 饮水

配方：温开水1杯。

制用法：头天晚上晾半杯开水，次日晨洗漱后，再加半杯开水温服，养成晨起即饮温水的习惯。

功效主治：延缓衰老，预防脑血栓、心肌梗死等血液循环系统疾病。

注：在血管中流动的血液中有55％是红细胞等有形物质，如果体内水分不足，血液浓度增高，正常流速受到干扰，有形物质就可能堵塞血管，出现血液凝固趋势，从而引起循环系统疾病。这种现象最易发生在早晨起床后的3个小时内。因此，起床后喝点开水，对老年人尤其重要。

呕 吐

呕吐是指胃内容物和部分小肠内容物通过食管反流出口腔的一种反射性动作。多由胃寒、胃热、伤食、痰浊、肝气犯胃等导致。胃寒多见呕吐清稀、口中多涎、喜热恶冷、舌苔白润等，治宜温胃降逆。胃热多见食入即吐、吐物酸苦、口臭、喜冷恶热、舌苔黄腻等，治宜和胃清热。伤食引起的多见胃脘胀满不舒、嗳气腐臭、呕吐宿食、舌苔厚腻等，治宜消导和胃。痰浊引起的多有眩晕、胸闷、心悸、呕吐痰涎或清涎、舌苔清腻等，治宜和胃化痰。肝气犯胃，多见胁痛脘胀、呕吐酸苦等，治宜泄肝和胃。本症可见于胃炎、幽门梗阻、颅内压增高等多种疾患。

方 1 生姜汁

配方：生姜适量。

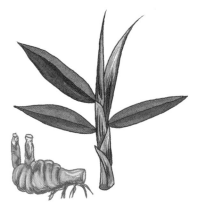

生姜

制用法：将生姜捣汁。开水冲服少许，呕吐即止。

功效主治：用治反胃呕吐不止。

方 2 绿豆胡椒汤

配方：绿豆100粒，白胡椒10粒。

制用法：共捣碎，水煎服。

功效主治：用治反胃呕吐不止。

方 3 生姜橘皮茶

配方：生姜、橘皮各适量。

制用法：煎水代茶饮。日服

3次。

功效主治：用治反胃呕吐不止。

 方 4 姜汁丁香丸

配方：丁香15个，姜汁、甘蔗汁各等份。

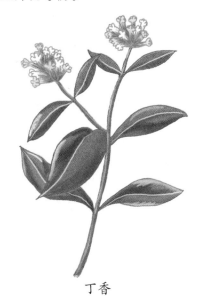

丁香

制用法：和为丸，如莲子大，服之。每次服4～5丸。

功效主治：用治胃炎、呕吐。

 方 5 胡椒生姜汤

配方：胡椒1克，生姜30克。
制用法：将姜微煨切碎，上药以水2碗，煎至1碗，去渣。分3

次温服。

功效主治：用治反胃呕秽吐食，数日不止。

 方 6 甘蔗姜汁

配方：甘蔗汁半杯，鲜姜汁1汤匙。

制用法：甘蔗汁是将甘蔗剥去皮，捣烂绞取的汁液。姜汁制法与此同。将两汁和匀稍温服饮，每日2次。

功效主治：清热解毒，和胃止呕。用治胃癌初期、妊娠反应、慢性胃病等引起的反胃吐食或干呕不止。

 方 7 蜂蜜姜汁

配方：蜂蜜2汤匙，鲜姜汁1汤匙。

制用法：上述2味加水1汤匙调匀，放锅内蒸热。稍温顿服。

功效主治：和胃止呕。用治反胃呕吐。

 方 8 嚼生姜

配方：生姜50克，水果糖1块。

制用法：将生姜洗净，在临

行前口嚼服下，然后口里含1块水果糖。

功效主治：健胃止呕。预防运动性呕吐，如晕车、晕船、晕机时的头晕目眩、恶心呕吐等。

 醋渍胡椒丸

配方：胡椒适量。

制用法：醋浸，晒干，再浸，再晒，如此反复浸晒，次数越多越好。研为细末，以醋为丸，如梧子大。每服10丸。

功效主治：用治反胃欲吐。

 绿矾鲫鱼粉

配方：活鲫鱼1条，绿矾末适量。

制用法：鱼去肠留胆，纳入绿矾末填满缝口，以炭火煅令干黄研末。每服3克，用陈米汁调下，每日服3次。

功效主治：用治反胃。

 半夏胡椒丸

配方：半夏(汤洗数次)、胡椒各等份，姜汁适量。

制用法：将前2味共研细末，姜汁为丸，如梧子大。每服3~5

克，姜汤送服。

功效主治：用治反胃呕吐不止、不思饮食。

 蒸柿饼

配方：柿饼(带蒂)5个。

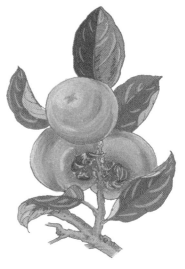

柿子

制用法：将柿饼在饭上蒸熟后食。

功效主治：温胃，降逆。用治胃寒呕吐、反胃。

注：将柿饼蒸熟后，蘸米酒吃，每日食2次，亦有止呕疗效。

 姜汁炖砂仁

配方：生鲜姜100克，砂仁5克。

制用法：将鲜姜洗净，切片，捣烂为泥，用纱布包好挤汁。将姜汁倒入锅内，加清水半碗，放入砂仁，隔水炖半小时，去渣即成。

功效主治：益胃止呕。用治胃寒呕吐、腹痛、妊娠呕吐等。

 豆腐汤

配方：豆腐2块，盐适量，味精少许。

制用法：水开后下料，煮20分钟。食饮。

功效主治：凉胃，止呕。用治饭后腹胀不舒、口苦发黏、舌苔厚、食无味或反酸嗳气，以及水土不服而引起的恶心呕吐等。

 黄连紫苏汤

配方：黄连、紫苏梗各10克。

制用法：加水煎，去渣，频服。每日1剂。

功效主治：用治呕吐。

 双皮汤

配方：陈皮10克，青皮6克，姜半夏8克，竹茹3克。

制用法：水煎服。

功效主治：用治呕吐。

 鸡内金香橼皮汤

配方：鸡内金15克，香橼皮10克。

制用法：鸡内金炒成焦黄，研为细粉，以香橼皮煎汤送服。

功效主治：用治呕吐。

葡萄根竹叶汤

配方：葡萄根30克，淡竹叶10克。

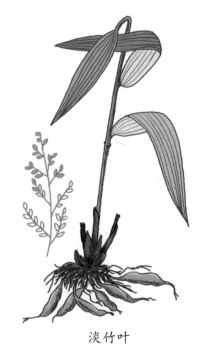

淡竹叶

制用法：加水适量，煎汁服用。

功效主治：用治呕吐。

 生地黄竹叶粥

配方：生地黄20克，淡竹叶3克。

制用法：加水煮取药汁，放入粳米50克，熬粥食用。

功效主治：用治呕吐。

 砂仁藕粉饮

配方：砂仁2克，木香1克。

制用法：研成细末，加入20克藕粉中，开水冲熟后饮用。

功效主治：用治呕吐。

 陈皮梅汤

配方：陈皮梅10个。

制用法：加水煮烂后去渣，放入蜂蜜少许，服用。

功效主治：用治呕吐。

 竹沥绿豆汤

配方：绿豆50克。

制用法：熬汤，服用时对入鲜竹沥50毫升，饮用。

功效主治：用治呕吐。

方 23 生姜茶

配方：鲜姜60克，醋、红糖各适量。

制用法：先将生姜洗净切片，以醋浸泡一昼夜。用时取3片，加红糖以开水冲泡，代茶饮用。

功效主治：用治食欲不振、反胃及胃寒引起的胃痛。

方 24 白酒浸龙眼

配方：龙眼肉(即桂圆肉)、上等白酒各适量。

制用法：将龙眼肉浸入酒内百日。每顿饭后饮用。

功效主治：壮阳益气，补脾胃。用治气虚水肿、脾虚泄泻及妇女产后水肿、健忘、怔忡、自汗、惊悸、体倦、厌食等。

方 25 白胡椒汤

配方：白胡椒、生姜、紫苏各5克。

制用法：水煎服，每日2次。

功效主治：健胃止呕。用治食荤腥宿食不消化引起的呕吐及腹痛。

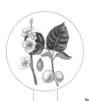

胃　炎

　　胃炎是胃黏膜炎性疾病，分急性、慢性两大类。急性胃炎主要是指因食物中毒、化学品或药物刺激、腐蚀、严重感染等引起的胃黏膜急性病变。主要诱因有烈酒、浓茶、咖啡、辛辣食物、药物、物理因素(粗糙食物)、细菌等。在夏秋季，起病急，主要表现为发热、恶心、呕吐、腹泻、腹痛、脱水、休克、脐周压痛等，有时与溃疡相似，应及时治疗。中医认为，本病属于湿热下注、脾胃失调所致，治疗时应清热利湿、解痉止痛、调理脾胃。

　　中医将下腹受风寒而致的急性胃炎又分两种：一种是食积泄泻，腹痛与泄泻交并阵发，粪便如糊状，有酸腐味，舌苔白，食欲不振；另一种是湿热泄泻，腹痛与泄泻交并，粪便像水，小便短少，色如浓茶，有口渴症状。

　　慢性胃炎属中医胃脘痛、痞满等症范畴。中医认为由气滞、脾虚、血瘀、诸邪阻滞于胃或胃络失养所致。该病以胃黏膜的非特异性慢性炎症为主要病理表现，病因可能除急性病外，还与胃黏膜受理化因素、细菌或毒素反复刺激和直接损害有关，其中尤以青壮年男性为多。临床表现为上腹部慢性疼痛、消化不良、食欲不振、恶心、呕吐、泛酸、饱胀、嗳气、纳差、大便不调，胃镜检查胃黏膜充血、水肿、糜烂、变薄。本病从病理表现可分为浅表性胃炎、慢性萎缩性胃炎、糜烂性胃炎和肥厚性胃炎4种，第一种为多见。本病预后良好，但严重者可有癌变的可能。胃痛及炎症与肝脾密切相关，肝脾气失和常易导致胃病。治疗本病以理气和胃为主。若属虚者，应温中补虚、养阴益胃；若属实者，应疏肝、泄热、散瘀为主。

方 1 蒲公英汤

配方：蒲公英叶和根以2∶1的比例混合。

制用法：水煎服。

功效主治：强化胃肠。用治因饮食不慎而导致的消化不良。

 方 2 黄蒿汤

配方：黄蒿6~12克。

制用法：水煎服。

功效主治：用治脾胃虚寒、消化不良。

方 3 三棱莱菔子汤

配方：三棱、莱菔子各9克。

制用法：水煎服。

功效主治：用治胃炎、消化不良。

方 4 五灵二丑香丸

配方：五灵脂、香附各250克，黑丑、白丑各30克。

制用法：将香附去毛，水浸1日，与五灵脂研末；二丑共研为末，一半微火炒黄，一半生用，和匀，以醋糊为丸，如萝卜籽大。晚卧时先服1次，次晨再服1次。每次服2~3克，姜汤送下。

功效主治：此方药料寻常，功效甚大，消食、消积、消痞、消肿、消痛、消气、消血、消嗝、消胀、消虫、消痢。用治食积肿痛。

 方 5 紫苏子汁

配方：紫苏子适量。

制用法：捣汁煎饮。每次口服4.5~9克。

功效主治：用治胃炎、反胃、呕吐。

方 6 山楂汤

配方：山楂120克。

制用法：煎水服。

功效主治：用治食肉不化。

方 7 炒麦芽汤

配方：炒麦芽20克。

制用法：水煎服。

功效主治：用治面食伤食。

 方 8 粟米粉丸

配方：粟米粉(即小米粉)适量，盐少许。

制用法：水和为丸，如梧子

大。煮令熟，放盐，和汤汁空腹吞下。

功效主治：用治脾胃虚弱、食而不化、汤饮不下、呕逆反胃。

 猪血粉

配方：猪血(不着盐)适量。

制用法：去水晒干，研为细末。每服6~9克，酒服，取泻。

功效主治：用治中满腹胀。旦食，不能暮食。

 黄兰果粉

配方：黄兰果适量。

制用法：将黄兰果晒干，研粉。内服，每次0.3~0.6克，白开水送服。

功效主治：用治胃寒、消化不良、胃痛。

 清炖山羊肉

配方：生姜200克、山羊肉500克。

制用法：文火清炖，去汤吃肉。

功效主治：适用于长期消化不良、胃冷痛饱满、口涎多的患者。

 生姜茶

配方：生姜连皮1大块。

制用法：黄泥包火煨，闻香气后取出，去泥切片，开水泡当茶饮。

功效主治：用治嗳气。

 陈皮茶

配方：陈皮30克。

制用法：将陈皮土炒至皮黄色、起珠，取出研细末，每服9克，冲白糖空腹服。

功效主治：用治胸胃胀痛。

方14 **吴茱萸汤**

配方：吴茱萸(开水泡去苦水)9克。

制用法：水煎服，或可加生姜3克，共煎服。

功效主治：用治恶心、吐酸。

方15 **马兰汤**

配方：马兰20克。

制用法：以鲜全草入药，水煎服，每日3次，每日1剂。

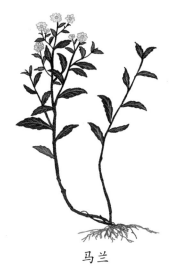

马兰

功效主治：行气止痛，活血化瘀，清热解毒。彝医广泛用治慢性胃炎、胃痛、胃溃疡，疗效确切。

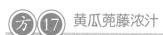
方 16 韭菜籽蜂蜜丸

配方：韭菜籽30克，蜂蜜30毫升。

制用法：先将韭菜籽研成细末，再同蜂蜜和为丸。早晚各服10克。

功效主治：用治胃痛。

方 17 黄瓜蔸藤浓汁

配方：黄瓜蔸藤一大把。

制用法：用水煎成浓汁一大碗，于胃痛剧烈时口服。

功效主治：用治胃痛。

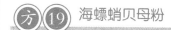
方 18 海螵蛸阿胶粉

配方：海螵蛸30克，阿胶9克。

制用法：共炒研末。日服3次，每次服3克。

功效主治：止酸、止痛。用治胃酸、气痛。

方 19 海螵蛸贝母粉

配方：海螵蛸15克，贝母6克，甘草6克。

制用法：共研细末。每服6克，每日3次。

功效主治：止酸、止痛。用治胃酸、气痛。

方 20 枸杞子末

配方：宁夏枸杞子若干克。

制用法：将上好的宁夏枸杞子洗净、烘干打碎。每日20克，分2次空腹嚼服，2个月为一疗程。

功效主治：用治慢性萎缩性胃炎。

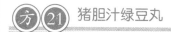
方 21 猪胆汁绿豆丸

配方：新鲜猪胆汁100毫升，绿豆粉500克。

制用法：将上药混合拌匀，制成丸如梧桐子大。成人每服6~9克，儿童1克，每日服3次或4次。

功效主治：用治急性胃肠炎、腹泻。

 醋泡生姜

配方：上好陈醋500毫升，老生姜100克。

制用法：将醋倒入有盖的容器里，将生姜洗净切片，放入醋中，泡2日后即成。每天吃醋泡姜2~3次，每次2~3片。

功效主治：用治胃寒者。

 鸡蛋壳粉

配方：鸡蛋壳20个。

制用法：洗净蛋壳，在锅内焙干研末，加白糖100克。每日饭前开水冲服，早晚各1次，每次5克，一般1剂可用治愈。

功效主治：用治胃酸胃痛。

 海蛤香附散

配方：海蛤壳、香附各90克。

制用法：先煅海蛤壳，再与香附一并粉碎研末。每日服3次，每次9克，温开水冲服。

功效主治：行气止痛，清热利湿。用治浅表性胃炎。

 凤凰衣壳粉

配方：凤凰衣壳60克，红糖120克。

制用法：将凤凰衣壳研粉，与红糖拌匀。每日服3次，每次9克。连服7日为一疗程。

功效主治：用治胃炎、胃气痛。

 红参黄芪汤

配方：红参切成薄片20克，黄芪、附子各15克。

制用法：水煎服。每日1剂。

功效主治：用治急性胃炎。

 火炭母猪血汤

配方：鲜火炭母60克(小儿减半)，猪血150~200克。

制用法：上料加清水适量煲汤，用食盐少许调味，饮汤食猪血，但要注意肠炎腹泻者只饮汤，不吃猪血。

功效主治：清热解毒，消胀满，利大肠。用治急性胃肠炎。

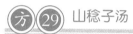

方 28 龙眼核粉

配方：龙眼核（即桂圆核）适量。

制用法：将龙眼核焙干研成细粉。每次25克，每日2次，白开水送服。

功效主治：补脾和胃。用治急性胃肠炎。

方 29 山稔子汤

配方：鲜山稔子30克。

制用法：水煎服。每日3次。

功效主治：用治急性胃肠炎、呕吐、腹泻。

方 30 大蒜内服外敷方

配方：去皮大蒜6克，精盐适量。

制用法：共捣烂。温开水冲服，每日服2次或3次。另用大蒜适量捣烂，外敷脐孔和足心。

功效主治：用治急性胃肠炎、腹泻、腹痛。

方 31 马齿苋野荠菜汤

配方：马齿苋、野荠菜各50克，白萝卜干20克，生姜3片。

制用法：水煎服。每日1次或2次。

功效主治：清热利湿。用治湿热型急性胃肠炎。

方 32 马齿苋绿豆汤

配方：新鲜马齿苋120克（干者30克），绿豆30～60克。

制用法：煎汤服食，每日1次，连服3～4次。

功效主治：清热解毒。用治急性胃肠炎。

方 33 木棉花煎液

配方：木棉花9～15克，白砂糖适量。

制用法：用清水2.5碗煎至1碗，去渣饮用。

功效主治：利湿清热。用治急性胃肠炎。

方 34 韭菜汁

配方：连根韭菜适量。

制用法：洗净捣烂取汁约100毫升，温开水冲服，每日2次或3次，连服3～5天。

功效主治：温阳祛寒。用治虚寒所致的急性胃肠炎。

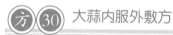

第一章 内科

方 35 黄连吴茱萸丸

配方：黄连180克，吴茱萸(盐水泡)30克。

制用法：共研细末，水泛为丸。日服2～3次，每服3～6克，白开水送服。

功效主治：用治慢性胃炎，症见胁痛、吐酸、呕吐。

方 36 生大黄粉

配方：生大黄适量。

制用法：将大黄磨研成粉，过80目筛。每服3克，日服3次或4次，温开水冲服。

功效主治：用治慢性胃炎、消化道出血。

方 37 枣树皮红糖汤

配方：枣树皮20克，红糖15克。

制用法：水煎去渣，加红糖调服，每日1次。

功效主治：消炎止泻固肠。用治肠胃炎、下痢腹痛、胃痛。

方 38 蒲公英砂仁粉

配方：蒲公英30克，砂仁9克，陈皮18克。

制用法：共混合捣研为末。日服3次，每服0.6～1克，饭后白开水送服。

功效主治：用治胃弱、消化不良、慢性胃炎、胃胀痛。

方 39 牛奶煮鹌鹑蛋

配方：牛奶200毫升，鹌鹑蛋1个。

制用法：牛奶煮沸，打入鹌鹑蛋再沸即成。每日早晨空腹服1次，连续饮用。

功效主治：补胃益胃。用治慢性胃炎。

方 40 姜韭牛奶羹

配方：生姜25克，韭菜250克，牛奶250毫升。

制用法：姜与韭菜洗净，捣汁，将汁放入锅中见沸，再加入牛奶煮沸。趁热饮用，每日早晨饮1次，连日饮用。

功效主治：补虚调胃，祛寒散滞。用治慢性胃炎。

方 41 莲子糯米粥

配方：莲子、糯米各50克，

红糖1匙。

制用法：将莲子开水泡胀，剥皮去心，入锅内加水煮30分钟后加粳米，至成粥，早餐服食。

功效主治：温胃祛寒。用治虚寒所致的慢性胃炎。

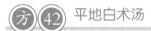 方 42 平地白术汤

配方：平地木、代赭石（先煎）、八月札各15克，白芍、香附、白术、旋覆花各9克，紫苏梗、黄芩各5克，炙甘草3克。

制用法：水煎服。每日1剂。

功效主治：用治慢性胃炎、胃脘疼痛、脘腹胀满、口苦咽干。

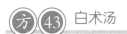 方 43 白术汤

配方：白术12克，白芍、当归、茯苓、延胡索各9克，吴茱萸、砂仁（后下）、炮姜各5克，丁香3克，大红枣3枚。

制用法：水煎服。每日1剂。

功效主治：用治慢性胃炎。

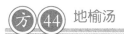 方 44 地榆汤

配方：生地榆、决明子各20克。

制用法：水煎服。每日1剂。

功效主治：用治慢性胃炎。

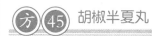 方 45 胡椒半夏丸

配方：白胡椒、半夏各30克。

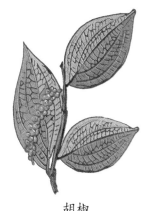

胡椒

制用法：研末为丸，绿豆大。每次服10丸，每日3次。

功效主治：用治慢性胃炎。

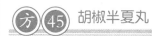 方 46 蒸大葱

配方：洗净大葱4棵，红糖120克。

制用法：共捣烂，放锅内隔水蒸熟。日服3次，每次9克。

功效主治：用治慢性胃炎，症见胃痛、胃酸过多、消化不良。

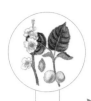

胃下垂

胃下垂多半与胃迟缓一起发生，所以其症状相似，至于纯粹的胃下垂，其特征是胃有压迫感，腰痛时，腹部会有裂开般剧痛。此症会有头痛及不眠的情形发生。

中医学认为胃下垂是气虚下陷，主张补中益气，故宜食用易消化而富含营养的食品，包括糯米粥、蛋、奶、瘦肉、鱼、家禽、猪肝、蔬菜等。酵母类食物尤为相宜。但要少量多餐、汤水少喝。

 方 1 白胡椒猪肚方

配方： 猪肚250克，白胡椒15克。

制用法： 将猪肚、白胡椒一起煮烂食用。每日1剂，连服7日。

功效主治： 用治胃下垂。

方 2 蓖麻子膏

配方： 蓖麻子仁、五倍子各15克。

制用法： 共研成细末，水调成糊状，备用。敷于疼痛中心处，再用胶布固定。贴后每日早晚用热水袋熨5～10分钟，第4日晨揭去膏药。休息1日，如法再贴第2疗程，连续6次可愈。

功效主治： 用治胃下垂患者。

 方 3 苏枳壳山楂汤

配方： 苏枳壳25克，野山楂15克。

制用法： 用水煎，去渣，每日2次分服，要持续使用才有效。

功效主治： 用治胃下垂。

方 4 人参砂仁胶囊

配方： 人参、砂仁各30克，苍术60克，陈皮20克，九香虫30克。

制用法： 共研细末装入胶囊，每次2克，日服3次。

功效主治： 用治胃下垂。

方⑤ 荷叶蒂

配方：新鲜荷叶蒂4个，莲子60克，白糖适量。

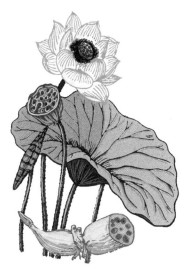

荷叶

制用法：将荷叶蒂洗净，对半切两刀，备用。莲子洗净，用开水浸泡1小时后，剥衣去心。把上2者倒入小钢精锅内，加冷水2大碗，小火慢炖2小时，加白糖1匙，再炖片刻，离火；当点心吃。

功效主治：补心益脾，健胃消食。用治脾虚气陷、胃弱食滞的胃下垂患者。

方⑥ 炙黄芪汤

配方：炙黄芪120克，防风3克，炒白术9克，炒枳实15克，煨葛根12克，山茱萸15克。

制用法：水煎服。每日1剂，分2次服。

功效主治：益气举陷升阳。用治中气下陷脾胃虚火型之胃下垂。

方⑦ 柴胡汤

配方：柴胡9克，白术、白芍、茯苓各12克，枳实、党参各15克，山药、黄芪各30克，生麦芽20克，炒葛根15克，桂枝、炙甘草各6克。

制用法：水煎服。每日1剂。

功效主治：用治胃下垂。

方⑧ 龟肉汤

配方：乌龟肉250克，炒枳壳20克。

制用法：共煮熟去药。可加盐或酱油调食。

功效主治：补虚调中。用治胃下垂、子宫脱垂。

方⑨ 炖笋鸡

配方：笋鸡(童鸡，以母鸡最好)1只，干姜、公丁香、砂仁各

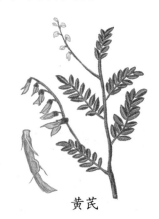

3克。

制用法：将笋鸡杀死，去毛洗净，保留心、肝、肺。切成小块，加入干姜、公丁香、砂仁(皆研细粉)炖煮。分2次吃完，每3天吃1只，一般用1~5只鸡即可收效。

功效主治：调气补中。用治胃下垂。

方 10 鲫鱼黄芪汤

配方：鲫鱼500克，黄芪40克，炒枳壳15克。

制用法：将鲫鱼洗净，同两味中药加水煎至鱼熟烂。食肉饮汤，每日2次。

功效主治：补中益气。用治胃下垂、脱肛等。

方 11 敷脐法

配方：蓖麻子仁3克(选饱满洁白者为佳)，五倍子15克。

制用法：上2味料为1次用量。将两味捣碎，研细，混匀后加水，制成形似荸荠状、上尖下圆的药团，大小可根据患者脐眼大小而定。将药团对准脐眼塞上，外用橡皮膏固定，每日早、中、晚各1次。用热水袋放于脐眼上热敷，每次热敷5~10分钟，以感觉温热不烫皮肤为度。一般4天后取掉药团。贴敷3次为一疗程。1个疗程后可做X线造影复查。如胃的位置已复原，应停止用药；未复原，可再进行第2疗程。

功效主治：除湿通络，敛肺涩肠。用治胃下垂。

方 12 潞党参黄芪汤

配方：潞党参10克，黄芪50克，升麻10克，五倍子2.5克，乌梅4枚，小茴香5克。

黄芪

制用法：加水1碗煎取半碗，空腹温服，连用3次即愈。

功效主治：用治胃下垂及妇女子宫下坠。

方 13 茯苓黄芪汤

配方：茯苓35克，枳壳、

黄芪各20克，白术12克，佛手9克，升麻、炙甘草、肉桂（后下）各6克。

制用法：加水煎沸15分钟，滤出药液，再加水煎20分钟，去渣，两煎所得药液对匀。分服。每日1～2剂。

功效主治：用治胃下垂、餐后腹胀，并有下坠感、食欲减退、倦怠、腹泻。

方 14 蚕蛹粉

配方：蚕蛹。

制用法：焙燥，研粉。每服2.5～5克，每日2次，但此种粉须干燥保存，最好存入胶囊，以免失效。

功效主治：用治胃下垂。

方 15 佛手散

配方：佛手60克，桂花树根、橄榄、梅花树根各15克。

制用法：共为细末。每次冲服10克，每日3次。

功效主治：用治胃下垂。

方 16 石菖蒲枳壳散浸酒

配方：石菖蒲、枳壳、小茴香各60克。

制用法：研为粗末，投入1000毫升白酒中，浸泡10天。每次饮酒20毫升，每日3次。

功效主治：用治胃下垂。

方 17 首乌散

配方：何首乌30克，五倍子2克，肉桂1克。

制用法：研为末。分3次冲服。每日1剂。

功效主治：用治胃下垂。

方 18 黄芪防风汤

配方：黄芪60克，大黄3克，枳壳、防风、鸡内金、白芍、当归、柴胡、升麻、神曲、陈皮、半夏各10克。

制用法：水煎服。每日1剂。

功效主治：用治胃下垂、脘腹胀闷、重坠不适、食少纳呆、短气乏力。

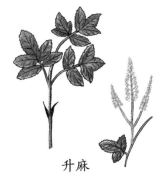

升麻

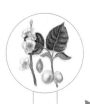

胃、十二指肠溃疡

　　胃溃疡和十二指肠溃疡虽然发生的部位不同，但发生溃疡的原因是一样的，所以疗法也大致相同。胃溃疡发生的原因及症状如下。

　　胃溃疡的发生，现代医学认为因胃黏膜的血液循环不良，该部位的抵抗力减低，在这些抵抗力较弱的地方，由于受到过多的胃酸刺激而产生溃疡，所以，胃酸过多是溃疡的主因。

　　它的症状是痛的部位常在胸骨之下，也就是我们常说的人字骨之下的心窝部分，有时因神经的传布，会痛到胸部两面下侧，以至于背后和肩部都痛，这个痛，大多是在饭后痛，和饮食有关。胃溃疡痛时，吃了东西，反觉好一点，但又不能多吃，因为吃多了，会发胀，结果痛势更厉害。除了疼痛之外，有时会吐酸水、呕吐，大便经常秘结，有时下血或吐血。

　　十二指肠溃疡症状和胃溃疡差不多，发生的原因也大致相同，但是疼痛的部份是在心窝部偏右方，比胃溃疡痛的部位稍稍向右又要低一点，表面上易区别的是疼痛的时间，十二指肠溃疡大多在饥饿时，或是食后半夜作痛。

　　严重的溃疡会大量出血而成休克状态，也有迁延不治，导致穿孔、幽门狭窄与严重的腹膜炎等并发症，都能危及生命，所以平常如见所解大便为深咖啡或黑色时，就能自行诊断，可能是胃溃疡的征兆。

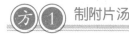 **制附片汤**

配方： 制附片、炒白术、高良姜、香附末、炒枳壳、干姜炭各10克，醋煅大黄炭6克。

制用法： 水煎，头煎、二煎混合均匀，早、午、晚饭后分服。

功效主治： 温中散寒，行气止痛。用治慢性胃炎、胃及十二指肠溃疡病。

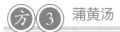 **党参养胃汤**

配方：党参9克，黄芪10克，白术6克，茯苓9克，桂枝、干姜各6克，白芍5克，甘草3克，木香8克，砂仁（后下）9克，陈皮10克。

制用法：水煎服。每日1剂，早、晚服。

功效主治：温脾养胃。用治脾胃虚寒所致的溃疡病。

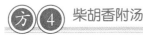 **蒲黄汤**

配方：蒲黄（包煎）9克，五灵脂（包煎）12克，赤芍药、丹参各9克，延胡索10克，檀香（后下）、砂仁（后下）各6克，枳壳9克。

制用法：水煎服。每日1剂，分2次服。

功效主治：活血通络。用治血瘀络阻所致的溃疡病。

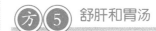 **柴胡香附汤**

配方：柴胡9克，香附6克，枳壳10克，川芎9克，白芍6克，甘草、广木香、砂仁（后下）各5克，陈皮9克。

制用法：水煎服，每日1剂，分2次服。

功效主治：疏肝和胃。用治肝胃不和所致的溃疡病。

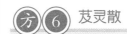 **舒肝和胃汤**

配方：当归12克，炒白芍12克，乌贼骨15克，生薏苡仁24克，五灵脂（包煎）12克，佛手15克，白檀香(后下)9克，川楝子12克，炙甘草9克。

制用法：水煎服。每日早晚分服。

功效主治：用治胃及十二指肠球部溃疡和慢性胃炎。

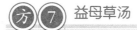 **芨灵散**

配方：白芨、枳实各45克，碳酸氢钠10克，痢特灵片3克，共研细末贮瓶备用。

制用法：饭前内服，每日3次，每次3克，小儿用量酌减。

功效主治：用治胃及十二指肠溃疡。

方 7 益母草汤

配方：白屈菜100克，益母草200克，万年蒿300克，蜂蜜500毫升(草药用鲜品疗效更佳，但用量要加倍)。

制用法：加水浸泡2小时，煎煮1小时，过滤，再将残渣加水煎煮1小时，过滤。2次药液合并，浓缩为4000毫升，冲入蜂蜜加热调匀即成，每日3次，每次口服150毫升，1剂为一疗程，10日服完。

功效主治：用治胃及十二指肠溃疡。

方 8 蚌贝散

配方：淮蚌粉90克，贝母50克，甘草30克，红糖60克，共为细面。

制用法：日服3次，每次3克。

功效主治：用治胃及十二指肠溃疡。

方 9 溃疡散

配方：黄芪3克，党参3克，白芍3克，延胡索3克，白芨2克，三七1.5克，煅瓦楞子3克，川楝子3克，象贝母3克。

制用法：共研极细末，过筛混合，日服3次，每服6克，温开水送下。亦可将药粉分装胶囊中吞服。

功效主治：用治胃及十二指肠球部溃疡。

方 10 甘陈汤

配方：生甘草12克，陈皮6克，蜂蜜60毫升。

制用法：先煎前2味药至200~400毫升，冲入蜂蜜，每日3次分服。

功效主治：用治胃及十二指肠溃疡。

方 11 二皮苏打散

配方：白鲜皮200克，牡丹皮、乌贼骨、炒苍术各100克，药用碳酸氢钠50克。

制用法：将前4味药研末过100目筛，加入小苏打拌匀备用。成人每次服10~15克，小儿酌减。日服2~3次，饭前或发作时用温开水送下。

功效主治：用治胃及十二指肠溃疡。

方 12 生姜猪肚

配方：猪肚1个，生姜250克。

制用法：将猪肚洗净后，塞入生姜(切碎)，结扎好后放入瓦锅，加水若干，以文火煮至猪肚熟而较烂为度，使姜汁渗透到猪肚。服时只吃猪肚和汤，不吃姜。如汤味辣，可冲开水。每个猪肚可吃3～4日，连续吃8～10个。

功效主治：用治寒、湿、虚证的胃及十二指肠溃疡。

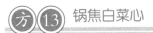 锅焦白菜心

配方：深黄色锅焦1大碗，白菜心或小白菜100克，虾米6克，猪油、细盐适量。

制用法：白菜心洗净，切碎，备用；将锅焦放入铁锅内，加冷水两大碗，用中火烧开煮烂，约沸5分钟，然后放入白菜心、虾米、猪油、细盐，再煮5分钟，盛碗。溃疡患者中餐食之甚宜。

功效主治：补气运脾，消食止泻，制酸，并可促进溃疡面愈合。用治溃疡面。

方⑭ 糯米枣粥

配方：糯米100克，红枣8克。

制用法：按常法煮粥，极烂。日常食用。

功效主治：养胃健脾。对胃及十二指肠溃疡、慢性胃炎有辅助治疗功效。

 蜂蜜方

配方：蜂蜜适量。

制用法：每次饭前1个半小时或饭后3小时服用，坚持1个疗程(2个月)，治愈率可达80％左右。

功效主治：润肠通便。对胃及十二指肠溃疡有较为明显的疗效。它不仅能健胃、润肠和通便，还能抑制胃酸分泌，减少对胃黏膜的刺激而缓解疼痛。

方⑯ 牛奶蜂蜜方

配方：牛奶250毫升，蜂蜜50毫升，白芨粉10克。

制用法：将牛奶煮沸，调入蜂蜜及白芨粉。每日1次，经常服用收效。

功效主治：温中补虚。用治胃及十二指肠溃疡。

方⑰ 土豆汁蜂蜜方

配方：土豆汁100毫升，白芨60克，诃子肉90克，枳实60克，蜂蜜500毫升。

制用法：先将3味中药共研

成细粉，再加入土豆汁、蜂蜜搅拌均匀，装在容器内备用。每日3次，每次1汤匙，2周为一疗程。病情较重者可连续服1个月。服药期间忌吃辛辣和黏硬不易消化等食品。

功效主治：和中养胃。用治胃及十二指肠溃疡。

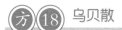

方 18 乌贝散

配方：乌贼骨120克，川贝母15克。

制用法：将乌贼骨去盖研末，川贝母去心研末，两药混合拌匀，瓶装备用。空腹日服2次，每次6克。重者夜加一服。服后休息30分钟，即有舒服感觉，轻者2~3日愈，重者5~7日愈。

功效主治：收敛止血，收湿敛疮。用治十二指肠溃疡。

方 19 芦荟酒

配方：芦荟叶、白酒、蜂蜜适量。

制用法：取芦荟叶，去刺，细捣，加其1倍的白酒和1/4白酒量的蜂蜜，放置20日便成芦荟酒。芦荟酒越陈越好。1次1酒盅，每日服3次。

功效主治：长期服用，可根治十二指肠溃疡。

方 20 蛋壳延胡索粉

配方：鸡蛋壳、延胡索各等份。

制用法：共研细末。每次服5克，每日2次。

功效主治：用治胃及十二指肠溃疡之吐酸、疼痛。

方 21 贝母蛋壳粉

配方：天花粉30克，贝母15克，鸡蛋壳10个。

制用法：共研细末。每服6克，白开水送服。

功效主治：解毒，消肿。用治十二指肠溃疡。

方 22 乌芨汤

配方：海螵蛸(乌贼骨)30克，白芨15克，党参、延胡索12克。

制用法：将上4味放入砂锅内煎煮，取汁去渣；再煎1次，2次煎液混合。每日1剂，分2次饭前温服。

功效主治：清热利湿。用治胃及十二指肠溃疡。

胃 痛

胃痛是指以上腹胃脘部近心窝处经常发生疼痛。其发病原因是由于饮食不调、情志刺激、脾阳素虚、感受外寒、胃失和降所致。

方 1 吴茱萸苍术汤

配方：吴茱萸5克，生姜5克，半夏5克，神曲5克，党参5克，枣2粒，苍术10克，砂仁（后下）5克。

制用法：水煎服。

功效主治：用治胃痛。

方 2 逍遥散

配方：柴胡15克，当归15克，白芍15克，茯苓20克，白术15克，甘草5克，薄荷2.5克。

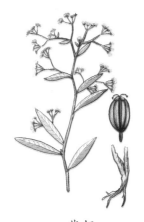

柴胡

制用法：共研为散调服。

功效主治：用治胃痛。

方 3 匀气散

配方：丁香10克，白豆蔻15克，檀香15克，木香15克，藿香15克，砂仁（后下）10克，甘草5克。

制用法：共研为散调服。

功效主治：用治胃痛。

方 4 调胃散

配方：柴胡15克，白芍20克，枳壳15克，甘草2.5克，木香10克，香附10克，乌药10克，青皮7.5克，川芎10克，延胡索15克，五灵脂15克。

制用法：研为散调服。

功效主治：用治胃痛。

方 5 桂花根酒汤

配方：桂花根、橄榄根、狗

尾草各20克。

制用法：酒水各半炖服，加入瘦猪肉也可以。

功效主治：用治胃痛不适。

 山羊血

配方：山羊血86克。

制用法：装砂锅置炭火浓缩为末，分3次服，服用时可加白糖少许。

功效主治：止痛如神。用治胃疼。

 香灵调胃散

配方：广木香9克，五灵脂9克，延胡索9克，共研细面备用。

制用法：每次9克，黄酒60毫升送服，每隔3小时服1次。如无黄酒，白开水送服。

功效主治：用治胃口痛、胸满气郁、两胁发胀。

 蛋壳粉

配方：取鸡蛋壳烤焦，研为末。

制用法：早晨用米汤或用酒服。

功效主治：用治胃痛，疗效佳。

 胡椒杏仁粉

配方：胡椒9粒、大枣3枚、去皮杏仁5粒，研末。

制用法：用热米酒服下。

功效主治：尤对虚寒胃痛有特效。

 仙人掌方

配方：取仙人掌晒干研末。

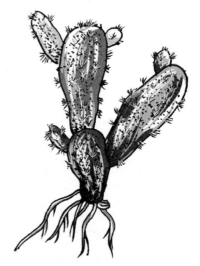

仙人掌

制用法：1次3～4克，清水送服。或取鲜仙人掌30～40克，细切，与牛肉70克共炒，服牛肉和仙人掌。

功效主治：用治胃痛。

方 ⑪ 胡椒热敷

配方： 取胡椒80克，研细末。

制用法： 装布装，敷痛处，在其上边再用热水袋加湿，发汗，治愈。

功效主治： 尤其对胃寒作痛有效。

方 ⑫ 桂皮山渣汤

配方： 桂皮6克，山楂肉10克，红糖30克。

制用法： 先用水煎山楂，后入桂皮，待山楂将熟去火，滤汁入红糖，调匀，热饮。

功效主治： 用治饮食寒凉的胃痛。

方 ⑬ 连香散

配方： 黄连(炒炭)6克，黄柏(炒炭)3克，大黄(炒炭)4.5克，乳香9克，干姜2.4克。

制用法： 共研细末备用。胃痛不出血。每次服0.6～0.9克；胃痛出血，每次服1.5～3克；大量出血，每次服6～9克，白开水温服，每日3次，或每隔3小时

服1次。

功效主治： 用治胃脘痛、胃出血、吞酸、呕吐等症。

方 ⑭ 双丑丸

配方： 黑丑、白丑各60克，香附150克，五灵脂15克。

制用法： 共为细末，炼蜜为丸，每丸9克，每次1丸，日服3次。

功效主治： 用治胃气疼痛。

方 ⑮ 延胡索汤

配方： 延胡索、白芍、川楝子、生甘草、海螵蛸、制香附各9克，蒲公英15克，沉香曲12克，乌药6克。

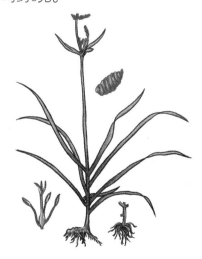

香附

制用法：水煎服。每日1剂，分2次服下。

功效主治：用治胃痛。

 桂枝汤

配方：桂枝9克，白芍12克，甘草4克，生姜5片，大枣7枚，当归9克，生黄芪12克。

制用法：水煎服。每日1剂。

功效主治：用治虚寒胃痛。

 寄生汤

配方：苦楝木寄生、沙梨树寄生、葵扇子各30克(捣碎)，黄皮木寄生15克。实热型加救必应寄生、白节藤各15克；虚寒型加桂木寄生30克。

制用法：加水煎至1碗，早晚分服。

功效主治：用治胃痛。

 药料猪肚

配方：胡椒15克，肉桂9克，白术、葱头各15克，猪肚1个，食盐适量。

制用法：将猪肚洗净，再把药料拌适量盐，填入猪肚中，放入砂锅，加适量的水，先用武火煮沸，再用文火至猪肚烂熟，空

腹时吃猪肚，饮汤。每次1小碗，每日2~3次。

功效主治：用治虚寒性胃痛。

方 19 茴香胡椒丸

配方：小茴香10克，胡椒12克。

制用法：两者共为细面，酒糊为丸，每服3~6克，温酒送下。

功效主治：散寒理气止痛。用治胃寒疼痛。

方 20 人参青皮汤

配方：人参、青皮、陈皮、丁香各7克，白术5克，炮附子、草果仁、炮干姜各4克，姜制厚朴、炙甘草各2克，生姜3片，红枣2枚。

制用法：水煎服。每日1剂，分2次服。

功效主治：温中祛寒。用治胃脘胀满疼痛。

方 21 猪肚粳米粥

配方：猪肚(狗肚更佳)1具，粳米100~150克，丁香、肉桂、茴香各适量。

制用法：将上述各味一齐

放入锅中，再加入一些调料，如姜、葱、盐、酒、酱，文火炖至极烂，粳米煮粥对入，空腹服，每日3次。

功效主治：健脾温中。用治胃部疼痛。

方 22 代赭石汤

配方：代赭石（先煎）、橘红、白茯苓、炒竹茹、旋覆花、栝楼、左金丸、金铃子、法半夏、炒薤白、生姜、金石斛各50克。

制用法：水煎服，每日1剂，分2次服。

功效主治：用治胃脘疼痛又呕吐酸水。

方 23 鲫鱼方

配方：鲫鱼250克，生姜30克，橘皮20克，胡椒3克。

制用法：鲫鱼去鳞、鳃、内脏，洗净；生姜洗净，切片，与橘皮、胡椒同包扎在纱布袋中，填入鱼肚，置锅内，加水适量，小火煨熟，加盐少许，空腹饮汤食鱼，每日2次。

功效主治：用治受寒后之胃部疼痛。

方 24 安胃汤

配方：蒲公英30克，生白芍10克，生甘草6克，红花8克，徐长卿（后下）12克，陈皮8克，浙贝母12克。

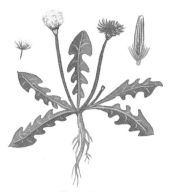

蒲公英

制用法：水煎服。每日1剂，分2次服。

功效主治：安胃，止痛，散结。用治胃脘痛、滞胀纳呆属气滞络阻者。

方 25 高良姜粳米粥

配方：高良姜30克，粳米50克。

制用法：先用高良姜加适量的水，在砂罐内煎取药汁；再用药汁和粳米煮粥，空腹食之。每日1次，连服3～7日。

功效主治：暖胃，散寒，理气。用治胃寒性胃疼。

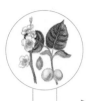

呃 逆

本病是气逆上冲，喉间呃逆连声、声短而频，令人不能自制的一种病症。一般同寒气蕴蓄、燥热内盛、气郁痰阻、气血亏虚导致胃失和降、上逆动膈而形成。若在其他急慢性疾病过程中出现，则每为病势转向严重的预兆。其临床表现为：呃呃连声、响亮而急促，或呃声低怯并伴有脘中冷气、口渴便秘、虚烦不安、心腹胀满等为主症。

方 1 橘皮汤

配方：橘皮120克，生姜30克，开口川椒10粒。

制用法：将上药入锅内，兑两大碗水，煎至1碗时即可。

功效主治：理气健脾，调中，止呃。用治呃逆。

方 2 荔枝干方

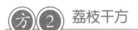

配方：荔枝干7个。

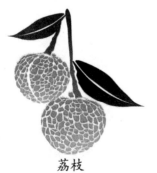

荔枝

制用法：连皮核烧存性，研为细末。白开水送下。每次9克，每日2次。

功效主治：止呃。用治呃逆。

方 3 干姜附片热敷

配方：干姜、附片、丁香、木香、羌活、小茴香各12克，食盐适量。

制用法：将前味药混合共碾成细末，贮瓶密封备用。用时取药末适量，以温开水调成糊状，敷于患者的脐孔上，盖以纱布、胶布固定。再将香盐炒热，用布包裹，趁热熨于肚脐处，冷则再炒再烫，持续40分钟，每天2次或3次。

功效主治：止呃。用治呃逆。

方 ④ 白糖汤

配方：白糖1汤匙。

制用法：打呃时立即吃1汤匙白糖。持续打呃6周以上者，可重复使用此法数次。

功效主治：止呃。对呃逆有较好疗效。

方 ⑤ 冰糖芦根水

配方：鲜芦根100克，冰糖50克。

制用法：加水共煮。代茶饮。

功效主治：清热生津，祛烦止呕。用治胃热引起的口臭烦渴、呃逆、呕吐等。

方 ⑥ 沙参汤

配方：沙参15克，法半夏10克，柿蒂6克，麦冬15克，石斛15克，山药18克，枇杷叶（包煎）10克，甘草3克。

制用法：水煎服。

功效主治：用治呃声急促而不连续、口干舌燥、舌红脉细者。

方 ⑦ 党参汤

配方：党参15克，丁香15克，炒柿蒂15克，吴茱萸10克，木香15克，陈皮10克，甘草6克，干姜6克。

制用法：水煎服。

功效主治：用治胃寒性呃逆。

方 ⑧ 二石龙牡汤

配方：代赭石（先煎）、磁石、生龙骨、生牡蛎各（先煎）20克，陈皮12克，人参10克，木香6克。

制用法：水煎服。每日1剂，6剂一疗程，病情好转停药1～2日，再服第2个疗程。

功效主治：理气健脾，调中，燥湿，化痰。用治顽固性呃逆。

方 ⑨ 益气止呃汤

配方：人参、高良姜、干姜、柿蒂各6～9克，旋覆花（包煎）适量。

制用法：前药与代赭石（先煎）、吴茱萸、丁香、炙甘草各

6~12克，炒白术9~20克，共同煎汁，每天1剂，早晚分服，进食困难者可分数次服。

功效主治：止呃。用治癌症呃逆。

 方 10 柴胡汤

配方：柴胡、郁金各20克，半夏、青皮、枳壳、竹茹各15克，紫苏梗20克，香附15克。

制用法：水煎服。每日3次。

功效主治：用治呃声频繁、响声连连、神情忧郁、形体消瘦。

方 11 加减六味地黄汤

配方：熟地黄、泽泻、桃仁、赤芍各10克，山茱萸、山药、茯苓、麦冬各15克。若热象重者，加金银花、连翘。

制用法：水煎服。每日1剂。

功效主治：用治术后顽固性呃逆。

方 12 熟山汤

配方：熟地黄30克，山茱萸、生山药各20克，云茯苓15克，牡丹皮30克，泽泻12克，五味子15克，吴茱萸、公丁香各12克，葛根15克。

制用法：煎30分钟取汁，约500毫升，每日1剂，分3次服。

功效主治：用治重病及术后引起的顽固性呃逆。

方 13 首乌鸡蛋汤

配方：何首乌30~40克，鸡蛋2个。

制用法：将何首乌放在锅内加水500毫升，煎至300毫升，去渣后打入鸡蛋，每日2次，服药吃鸡蛋，连服3日。

功效主治：用治顽固性膈肌痉挛致呃逆。

方 14 猪胆粉

配方：猪胆1只，赤小豆20粒。

制用法：把赤小豆放入猪胆内，挂房檐下阴干后共研细粉备用。每日服2克，分2次，用白开水冲服。

功效主治：清热，润燥，解毒。用治顽固性呃逆。

消化不良

消化不良者没什么痛苦症状，因为只是腹内食物多而未消化，不像一般的腹胀，会感到不舒服，若因食物未完全消化而无法吸收，致身体日益消瘦，不能不加以注意。

 麦芽神曲汤

配方：大麦芽、六神曲各20克。

制用法：水煎服。早晚各1次空腹服。

功效主治：益气调中，化食下气。用治胃肠虚弱而致的消化不良、饱闷腹胀。

 药料炖野鸭

配方：野鸭1只，怀山药50克，党参、生姜各25克，盐少许。

制用法：将野鸭去毛及内脏，洗净，同其他4味加水共炖。食鸭肉饮汤，每日2次。

功效主治：平胃消食。用治肠胃虚弱而致的消化不良、食欲不佳。

 煮鹌鹑

配方：鹌鹑1只，党参25克，怀山药50克，盐少许。

制用法：鹌鹑去毛及内脏杂物，与其他各味加水共煮熟。吃肉饮汤。

功效主治：补中益气，强筋壮骨。用治脾胃虚弱之不思饮食、消化不良等。

 山药粟米粥

配方：粟米(即小米)50克，怀山药25克，白糖适量。

制用法：按常法共煮作粥，后下白糖。每日食用2次。

功效主治：补益脾胃，清热利尿。治消化不良及作小儿脾胃虚弱调养之用。

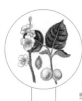
方 5 芡莲猪尾汤

配方：猪尾1个(细小的加倍)，芡实75克，莲子75克，红枣7个，酱油、盐少许。

制用法：把猪尾上的肥肉切去，洗净，切成小段。红枣去核。然后将芡实、莲子放进砂锅内，加水3大碗，大火煎煮。水沸下入猪尾，煮2小时以上，尾烂放调料即成。

功效主治：健脾补肾，止泻祛湿。用治脾虚弱引起的消化不良、腹胀、便溏，或小便不利、肢体水肿，甚而对身体困倦、气短懒言等有效。常人食用，对健康也有裨益。

方 6 五香锅粑散

配方：锅粑焦100克，砂仁（后下）、小茴香、橘皮、花椒、茅术各10克。

制用法：将以上各味一起捣碎，研成细末。每日2次，每服5～10克。

功效主治：健脾开胃，消食化水。用治消化不良、胸闷胀饱、不思饮食，对慢性胃炎亦有疗效。

方 7 萝卜酸梅汤

配方：鲜萝卜250克，酸梅2枚，盐少许。

制用法：将萝卜洗净，切片，加清水3碗同酸梅共煮，煎至1.5碗，加食盐调味。

功效主治：化积滞，化痰热，下气生津。用治食积、饭后烧心、腹胀、肋痛、气逆等。

方 8 萝卜饼

配方：白萝卜150克，面粉150克，瘦猪肉60克，姜、葱、盐、油各适量。

制用法：将白萝卜洗净切丝，用豆油翻炒至五成熟时待用。将肉剁碎，调成萝卜馅。将面粉加水合成面团，揪成面剂，擀成薄片，填入萝卜馅，制成夹心小饼，放锅内烙熟即成。

功效主治：健胃理气，消食化痰。用治食欲不振、消化不良、咳喘多痰等。

方 9 胡萝卜粥

配方：胡萝卜500克，糯米100克，红糖适量。

制用法：胡萝卜洗净，切成

小块，同糯米加水煮粥，调入红糖。温服。

功效主治：补中益气，消胀化滞。用治脘胀食滞。

 咖啡粉

配方：咖啡粉10克，白糖少许。

制用法：将咖啡粉与白糖拌匀。用开水冲服，日服2次。

功效主治：消食化积。用治腹痛。

 炖牛肉

配方：牛肉1500克，砂仁（后下）、陈皮各5克，生姜25克，桂皮5克，胡椒粉5克，葱、盐、酱油各适量。

制用法：锅内水沸后，上述各味同煮，再沸，改用文火炖至肉烂，取出牛肉切片。食用。

功效主治：用治脾胃虚寒所致不思饮食、身体瘦弱。

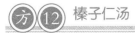 **榛子仁汤**

配方：榛子仁100克，党参25克，怀山药50克，砂仁（后下）4克，陈皮10克，莲子25克。

制用法：水煎服。每日1剂。

功效主治：补益脾胃。用治脾胃虚弱所致的饮食减少、身体瘦弱、气短乏力等。

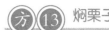 **焖栗子鸡**

配方：栗子250克，鸡半只，盐、酱油各适量。

制用法：栗子去皮，鸡收拾干净，切块，加盐、酱油调味，置砂锅焖煮至栗熟起粉即成。

功效主治：健脾开胃。用治食欲不振、体倦乏力等虚症。

方⑭ **枸杞炖鲫鱼**

配方：枸杞子15克，活鲫鱼2条(500克)，香菜5克，葱、姜、醋、胡椒粉、料酒、盐、味精、猪油、奶汤各适量。

制用法：将活鱼宰杀，去内脏及鳞，洗净，在鱼身上斜刀切成十字花，香菜及葱切小段。铁锅烧热放入猪油，下葱、姜末，随后放入少量清水、奶汤、盐、醋，再放鱼和洗净的枸杞，烧沸后，用中火炖15分钟，下香菜、味精即成。

功效主治：用治脾虚胃弱、不思饮食、精神倦怠等。

痢疾

痢疾是由痢疾杆菌、溶组织阿米巴所引起的肠道传染病的总称，它有细菌性痢疾和阿米巴痢疾两类，前一类常见。中医称为肠癖、滞下，因症状不同分为赤痢、白痢、赤白痢、噤口痢、休息痢、疫毒痢等。初起时多属湿热积滞，久痢多属虚寒。该病从口中进入，在肠中发展，引起结肠炎、溃疡和出血等。

中医认为，气分热而腐化成汁，下泻为白痢；血分热而下溃则为赤痢；肠胃热灼、津液不升、舌干咽涩、不能进口就成噤口痢；肝气太盛就成为暴注；瘀热留在腹膜内成休息痢。虽然变化多端，不外乎表里寒热之分。一般赤痢为热，白痢为寒；头疼身热筋骨疼痛、胀满恶食、渴饮、畏热喜冷、脉强都是"实"，反之则"虚"。

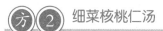 方 ① 乌梅汤

配方：乌梅3个，陈茶叶、紫苏叶、老生姜、白糖各9克。

制用法：用水适量，煎取400毫升。白痢即时服，赤痢将煎液露一宿温服，无不应。

功效主治：温脾利湿，补虚止痢。用治赤痢、白痢。

方 ② 细菜核桃仁汤

配方：细菜6克，核桃仁30克，生姜、红糖各9克。

制用法：上用水共煎40分钟，取液400毫升，分2次空腹热服。

功效主治：温中健脾，补肾止痢，用治寒湿痢。

方 ③ 诃子肉生姜粥

配方：诃子肉15克，生姜10克，粳米100克。

制用法：先煎前2味，去渣取汁，入米煮粥，随意食。

功效主治：涩肠止泻。用治久泻久痢不止、滑泻不固。

方 4 铁苋菜方

配方：鲜铁苋菜250克（或干品50～100克）。

制用法：水煎服。每日2次。如用散剂，每日3次，每服3克。

功效主治：用治急性菌痢。

方 5 白芍当归汤

配方：白芍15克，当归9克，黄芩12克，地榆15克，木香、槟榔各9克，金银花15克，甘草6克。

制用法：水煎服。每日1剂，分2次服。

功效主治：清热利湿，调气和血。用治暑热湿毒蕴结于肠中所致的湿热痢。

方 6 胖大海方

配方：胖大海15克，开水200毫升。

制用法：将胖大海放碗中冲开。如赤痢加白糖15克，白痢加红糖15克，服汁并食胖大海肉。

功效主治：用治痢疾。一般

1～3剂可愈。

方 7 马鞭龙芽草饮

配方：马鞭草、龙芽草各900克，海蚌含珠600克，大蒜120克。

制用法：洗净，置锅内，加水10 000毫升，煎至6 000毫升，去渣，浓缩至4 400毫升，酌加食糖适量调味。成人每日服200～300毫升，分3次服，10岁左右儿童每日服80～150毫升，小儿酌减。孕妇忌服。

功效主治：用治痢疾。

方 8 金银花黄连汤

配方：金银花15克，黄连4克。

制用法：共浓煎，为1次剂量，每日服4次。

功效主治：用治急性细菌性痢疾。金银花对慢性阑尾炎也有效果。

方 9 薏苡仁茶

配方：薏苡仁适量，甘草少许。

制用法：将薏苡仁捣粹，

取6～10茶匙，加1.8升水，入甘草少许，煮沸后用文火继续煎20～30分钟，制成薏苡茶，平时代茶饮，疗效佳。

功效主治：用治痢疾。此方对肺病、胸膜炎也有效果。

 地胆紫汤

配方：地胆紫30克，桉叶、十大功劳叶各15克。

制用法：加水过药面，开锅后文火煎煮，2小时后捞渣，浓缩至60毫升，每日1剂，早晚分服。

功效主治：用治急慢性菌痢。

 川黄连胶囊

配方：川黄连末40克。

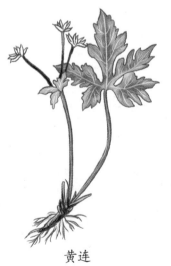

黄连

制用法：将药装入胶囊温开

水冲服，每日4粒，每日3次。症状减轻改为每日2粒，每日3次。小儿酌减。

功效主治：用治细菌性痢疾。

 仙鹤草粉

配方：取仙鹤草(鲜品，连根)适量。

制用法：切除整棵的上段2/3，留取下段1/3的茎部，洗净后切碎烤干，研成细粉，装瓶备用。成人每日4次，每次服5克。

功效主治：用治菌痢。

 白头翁浓汁

配方：白头翁50克，金银花、木槿花、白糖各30克。

制用法：前3味煎取浓汁200毫升，入白糖溶后温服，每日3次。

功效主治：清热解毒，凉血止痢。用治疫毒痢。

 如圣散

配方：当归、地榆、缩砂仁、赤石脂、陈皮、石榴皮、诃子肉、罂粟壳、干姜、甘草各等份。

制用法：上为粗末，每服15克，水1.5盏，入陈霜梅1个，煎至3.5克，去滓，赤痢冷服，白痢热服，赤白痢温服，年高孕妇、小儿皆可服，忌生冷油腻食物。

功效主治：用治一切痢疾，或赤或白，或赤白相杂，日夜无度，悉能治之。

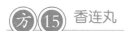 香连丸

配方：黄连去须500克，吴茱萸50克，同炒，令赤色，去茱萸不用，木香120克，不见火。

制用法：上为细末，醋糊为丸，如梧桐子大，每服五七十丸，食前用米汤送下。

功效主治：用治冷热不调、下痢赤白、脓血相杂、里急后重。

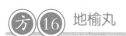 地榆丸

配方：地榆微炒、当归微炒、阿胶糯米炒、黄连去须、诃子取肉、炒木香晒干、乌梅去核取肉，秤，以上各25克。

制用法：上为细末，炼蜜为丸，如梧桐子大，每服20～30粒，空心用陈米饮吞下。

功效主治：用治泻痢或血痢。

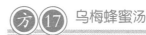 乌梅蜂蜜汤

配方：乌梅5个，蜂蜜100毫升。

制用法：用水1碗，煮熟服，每日1次。

功效主治：用治久痢不止。

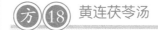 黄连茯苓汤

配方：黄连6～8克，茯苓12克，白芍15克，黄芩、阿胶（烊化）、制半夏各9克。

制用法：水煎服，随证加减，每日1剂，分3次服。

功效主治：用治急性细菌性痢疾。

方 19 枳实厚朴汤

配方：枳实25克，厚朴、山楂、金银花、白头翁各20克，槟榔、大黄、甘草各15克，滑石（包煎）10克。

制用法：随证加减，水煎服，1昼夜服尽。

功效主治：用治急性细菌性痢疾。

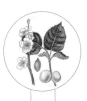

便 秘

便秘指大便干结、排出困难、排便间隔时间延长，通常两三天不大便，或有便意，但排便困难者。本病发生原因常有燥热内结、气虚传送无力或阴虚血少等。

 当归汤

配方： 当归60克，白芍9克，火麻仁30克，郁李仁15克，肉苁蓉15克，黑芝麻24克，甘草6克。

制用法： 水煎，冲蜂蜜60毫升，温服。

功效主治： 用治年老或久病津液短少所致的便秘。

 沙参玉竹鸭

配方： 沙参、玉竹各50克，老雄鸭1只，调料适量。

制用法： 将鸭去毛及内脏，洗净，与沙参、玉竹同入砂锅内，加葱、姜、水烧沸，文火焖煮1小时，至鸭肉烂熟，入盐、味精随意食。

功效主治： 用治肺虚久咳、胃阴亏损之肠燥便秘。

 双仁丸

配方： 麻仁、杏仁、栝楼各等份，白蜜适量。

制用法： 3味共为细末，白蜜炼为丸如枣大，日服2～3丸，温开水送下。

功效主治： 清热润肠。用治热结所致的便秘。

方 4 松仁糯米粥

配方： 松仁15克，糯米30克。

制用法： 先煮粥，后将松仁和水作糊状，入粥内，待2～3沸，空腹服用。

功效主治： 用治气血不足所致便秘。

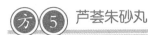

配方： 芦荟56克，朱砂40克。

制用法：将上药研细末和好酒为小豆大小的丸剂，1次4~6克，热水送服。

功效主治：本方是便秘的特效药，早晨服晚上见效，晚上服翌日早晨见效。

 冰糖香蕉羹

配方：香蕉1~2个，冰糖适量。

制用法：将香蕉去皮，加冰糖适量，隔水炖服，日1~2次，连服数日。

功效主治：用治津枯肠燥之便秘。

 人参白术汤

配方：人参9克，白术、茯苓各12克，黄芪15克，黄精、当归各10克，柏子仁10克(冲)，松子仁10克(冲)，甘草7克。

制用法：水煎服。每日1剂，分2次服。

功效主治：用治气虚便秘。

 猪脊瘦肉粥

配方：猪脊瘦肉、粳米各100克，茴香、食盐、香油、川椒粉各少许。

制用法：先将脊肉切成小块，在香油中稍炒，后入粳米煮粥，将熟，入茴香、川椒、食盐等，再煮1~2沸，早晚空腹食。

功效主治：用治热病伤津之便秘。

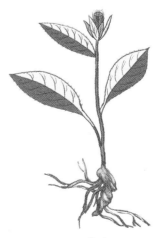 白术苍术汤

配方：白术、苍术、肉苁蓉各50克，枳壳10克。

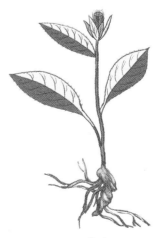

苍术

制用法：上药共煎2次，每次以文火煎1小时以上，取浓液1碗，然后将渣除去，再将2次药液煮至半碗，1次温服。7岁以下儿童适当减量。

功效主治：用治气虚性便秘。

 决明子汤

配方：决明子30克。

制用法：上药加水3碗，煎至1碗。服时加少许蜜糖，日服1次，7日为一疗程。要坚持按时排便的习惯。

功效主治：清肝明目，通便。用治老人体弱便秘。

 枇杷叶汤

配方：枇杷叶（包煎）20克，天冬、麦冬各10克。

制用法：水煎服。

功效主治：用治便秘。

方 ⑫ 白芍甘草汤

配方：白芍30克，赤芍12克，生甘草10克。

制用法：水煎服。

功效主治：用治便秘。

 青菜汤

配方：青菜汁。

制用法：炖温服，每服半碗。

功效主治：用治便秘。

 芝麻秆方

配方：黑芝麻秆120克。

制用法：切碎水煎，调冬蜜适量服，连服3次。

功效主治：润肠通便。用治老年便秘干结。

 红萝卜方

配方：红萝卜适量。

制用法：捣汁，加糖调服。

功效主治：用治便秘。

 韭菜汤

配方：韭菜叶或根。

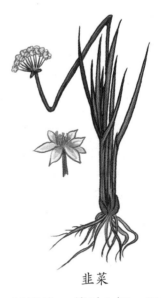

韭菜

制用法：捣汁1杯，温开水略加绍酒冲服。

功效主治：用治慢性便秘。

腹泻

腹泻不同于传染病中的痢疾或霍乱症，恰与便秘相反，时时有稀便排泄，有时会大便失禁，其发生的原因，有的是因胃消化力衰弱或食物未曾嚼烂，此种未经完全消化的食物，进入大肠后，受大肠细菌作用，便发生腐败，肠黏膜受此腐败物刺激，而使肠道分泌亢进，肠道内细菌繁殖愈快又多，不仅会腹泻，有时还会发高热。

 番石榴汤

配方：番石榴2～3个，蜂蜜少许。

制用法：将番石榴去外壳，取果肉，加水1.5碗，煎至大半碗，去渣，加蜜糖少许调味，1天内分2～3次饮用。

功效主治：用治消化不良所致的腹泻。

 姜丝红茶

配方：红茶、干姜丝各3克。

制用法：两者放瓷杯中，以滚水100毫升冲泡加盖10分钟，代茶随意服，饮完可再冲。

功效主治：用治感受寒邪所致腹泻。

 山药羊肉粥

配方：鲜山药500克，羊肉、糯米各250克。

制用法：将羊肉去筋膜，洗净，切碎，与山药同煮烂，研泥，下糯米，共煮为粥，早晚餐温热服食。

功效主治：用治脾肾阳虚所致的慢性腹泻。

 黄连粉

配方：生姜160克，黄连40克。

制用法：上方切成黄豆粒大小的小块。用文火烤，待生姜烤透时，去生姜，只将黄连研末，1次4克，空腹频服。

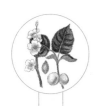

功效主治：用治慢性腹泻。

 老鹳草汤

配方：老鹳草7.5~11克。

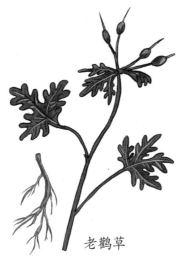

老鹳草

制用法：用180毫升水煎至一半服用。

功效主治：抗菌，消炎，止泻。用治腹泻、腹痛。

注：老鹳草在立夏前后采集的疗效最佳。

 三鲜饮

配方：鲜藿香15克，鲜荷叶9克，鲜扁豆叶9克，六一散（包煎）9克。

制用法：水煎服。每日1剂，分3次服下。

功效主治：用治暑热腹泻。

 茄根榴皮汤

配方：茄子根15克，石榴皮4.5克。

制用法：水煎服。每日1剂。

功效主治：用治慢性腹泻。

 防风汤

配方：防风15克。

制用法：水煎服。每日1剂，服1次，连服20日。

功效主治：用治慢性腹泻。

 二术汤

配方：白术30克，苍术15克，车前子（包煎）15克，干姜6克。

制用法：水煎，每日1剂，分2次服下。

功效主治：健脾益气，燥湿利水。用治寒湿性腹泻。

 朱蕉汤

配方：朱蕉、桐根、朱槿根各适量。

制用法：以上3味药各取10~15克，水煎服，每日1剂，分3次温服。

功效主治：用治各种原因引起的腹泻、腹胀、腹痛，亦可用于治疗痢疾便下红白、里急后重等症。

 方 ⑪ 敷脐方

配方：田螺2粒，羊屎14粒，槟榔9克，鲜车前草5株。

制用法：将上药共捣烂如泥，以纱布包裹后熏热，外敷脐部约半小时以上，待小便通利后揭去。

功效主治：用治湿热型泄泻。

 方 ⑫ 赤石脂汤

配方：赤石脂（包煎）18克，炒白术9克，干姜3克，麦芽15克。

制用法：每日1剂，水煎2次服。

功效主治：涩肠，温中散寒。用治虚寒型久泻。

 方 ⑬ 黄芪汤

配方：黄芪15克，白术10克，公丁香2克，茯苓10克，陈皮6克，条参10克，法半夏10克，

诃子6克，白豆蔻6克，薏苡仁15克，粟壳4克，甘草5克。

制用法：水煎服。每日1剂，每日服3次。

功效主治：主要用治慢性腹泻，尤其适宜于婴幼儿因长期腹泻用西药治疗不效者。

 方 ⑭ 黄芪白术汤

配方：黄芪15克，炒白术10克，苍术10克，柴胡6克，羌活3克，防风3克，升麻3克，陈皮3克，葛根3克，六曲3克，猪苓3克，泽泻3克。

制用法：水煎服。

功效主治：用治久泄。

注：泄泻日久属脾虚清阳不升者，当以升发清阳为主。

 方 ⑮ 车前子汤

配方：防风5克，柴胡5克，陈皮10克，白术10克，炒薏苡仁30克，茯苓15克，焦六曲10克，车前子（包煎）15克，黄连3克。

制用法：水煎服。

功效主治：用治泄泻日久不愈、便稀不成形、嗳气食少、稍多食或情绪紧张之时则泄泻。

方 ⑯ 石榴皮粉

配方：冻石榴皮。

制用法：酸者焙干，研细末，每次服15克，米汤送服。

功效主治：用治顽固久泻不止者。

方 ⑰ 无花果叶方

配方：无花果鲜叶100克，红糖适量。

制用法：将无花果鲜叶切碎，加入红糖同炒研末。以开水送服，1次喝下。

功效主治：解毒消肿，行气止痛。用治经年腹泻不愈。

方 ⑱ 葛粉饮

配方：葛粉30克。

制用法：以一杯水的分量煮葛粉，饮用前加入少许砂糖。服用这种食品，能治疗肠、胃炎。

功效主治：用治感冒引起的泄泻，也有很好的治疗效果。

方 ⑲ 地肤子地榆汤

配方：地肤子15克，地榆25克，石榴皮10克。

制用法：水煎服。每日2次或3次分服。

功效主治：用治肠炎泄泻。

方 ⑳ 吴萸丸

配方：吴茱萸、肉豆蔻各50克，小米100克。

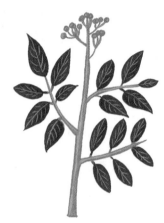

吴茱萸

制用法：炒焦，研细，共为蜜丸，每次服10克，每日2次，温水送下。

功效主治：用治肠炎引起的久泻。

方 ㉑ 葛根黄连汤

配方：葛根20克，黄连5克，黄芩10克，生甘草7.5克。

制用法：水煎服。

功效主治：用治急性肠炎引起的腹泻。

肝 炎

肝为五脏之一，形窍于目，有藏血、疏泄等功能。肝脏发生炎性病变，就是肝炎。肝炎的病因有病毒、细菌、阿米巴等感染，也可由于毒素、药物、化学品中毒等引起，有急性、慢性之分。症状上共同之处为恶心、食欲差、脘腹胀闷、大便时溏时秘、易疲劳、发热、出虚汗、肝区不适或疼痛、隐痛、肝功能异常、肝肿大、乏力等。传染性肝炎又叫病毒性肝炎，多由肝炎病毒引起。现在已知肝炎至少可有甲、乙、丙、丁、戊等多种。该病预后危险，且极易传播，故确诊后应与患者分床分食，对患者进行隔离。治疗以中西医结合为佳。

 黄豆白菜干汤

配方：黄豆60克，白菜干45克，茵陈30克，郁金9克，栀子6克，柴胡6克，通草6克。

制用法：黄豆与白菜干煎汤饮服，早晚另煎服茵陈等五味中药服。

功效主治：疏肝理气，退黄。用治病毒性肝炎。

方 ② 当归炖母鸡

配方：当归、党参各15克，母鸡1只，葱、姜、料酒、盐各适量。

制用法：将母鸡开膛去内脏，洗净。将当归、党参放入鸡腹内，置砂锅内，加水，下葱、姜、料酒、盐各适量。砂锅放旺火上烧沸，改用文火煨炖至烂。吃肉饮汤，分次吃完。

功效主治：补血强体。用治肝脾血虚之慢性肝炎和各种贫血。

 田螺黄酒汤

配方：大田螺10~20个，黄酒半小杯。

制用法：田螺放于清水中漂洗干净，捣碎去壳，取螺肉加入黄酒拌和，再加清水炖熟。饮其汤，每日1次。

功效主治：清热利湿，通便解毒。用治湿热黄疸、小便不利及水肿。

 三根汤

配方：白花蛇舌草、白茅根各15~30克，夏枯草12~15克，甘草6~12克，板蓝根、山豆根各10~15克。

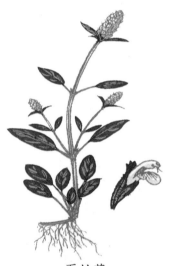

夏枯草

制用法：水煎服，每日1剂。

功效主治：用治慢性乙型肝炎。

 柴芩汤

配方：柴胡9克，黄芩12克，

白芍9克，三棱9克，甘草9克，鳖甲15克，丹参18克，佛手9克，郁金9克，法半夏9克，太子参9克，生姜3片。

制用法：水煎服。

功效主治：用治慢性肝炎。

 米醋煮鲜猪骨

配方：米醋1000毫升，鲜猪骨500克，红、白糖各120克。

制用法：共煮，不加水，沸后30分钟取出过滤，成人每服30~40毫升。

功效主治：用治急、慢性传染性肝炎。

 沙冬汤

配方：沙参、天冬、女贞子、熟枣仁各15克，石斛18克，玉竹24克，茉莉花9克，䗪虫、九香虫各6克。

制用法：水煎服。

功效主治：用治慢性肝炎。

方 8 炖甲鱼

配方：怀山药、桂圆肉各15~25克，甲鱼1只。

制用法：先用热水烫甲鱼，

使其排尿后切开洗净去肠腔，然后将甲鱼肉与壳一起连同怀山、桂圆肉放炖盅内，加水适量，隔水炖熟服用。

功效主治：治阴补阳。用治慢性肝炎之症见气血不足者。

方 9 麻连汤

配方：净麻黄5克，连翘、杏仁各6克，赤小豆30克(先煎)，桑白皮、甘草各6克，茵陈15克，鲜生姜3片，红枣6枚。

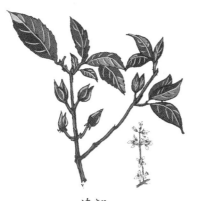

连翘

制用法：水煎服。

功效主治：用治急性黄疸型肝炎。

方 10 健脾解郁汤

配方：党参、板蓝根、白术、丹参各15克，白芍、柴胡、郁金、陈皮、黄芪、茵陈各10

克，半夏曲12克。

制用法：水煎服。每日1剂，30日为一疗程，一般治疗2~3个疗程。麝香草酚浊度试验（TTT）或硫酸锌浊度试验（ZnTT）试验长期阳性者加服当归丸(片)。

功效主治：用治慢性肝炎。

方 11 玫瑰棉汤

配方：玫瑰棉30克，川楝子12克，香附9克，白术12克，橘络6克，丹参12克，甘草3克，生姜2片，大枣3枚。

制用法：水煎服。

功效主治：用治慢性肝炎。

方 12 芍药大黄汤

配方：赤芍药30~60克，大黄10~30克，茵陈30克，板蓝根30克，泽兰、车前子（包煎）各15克，郁金12克。

制用法：加水煎沸15分钟，滤出药液，再加水煎15分钟，去渣，两煎所得药液兑匀，分服，每日1剂。

功效主治：用治高黄疸肝炎（其中有急性重症肝炎、慢性重症肝炎、淤胆型肝炎、急性黄疸型肝炎)。

方 ⑬ 馒头黑矾丸

配方：馒头2个，黑矾30克，微火焙干，大枣肉120克，核桃仁60克，桃仁10克，杏仁泡去皮尖10克。

制用法：共杵为丸，每次服6克，日服2次。

功效主治：用治黄疸型肝炎。

方 ⑭ 茵陈蜜丸

配方：茵陈50克，柴胡25克，龙胆草、郁金、延胡索各20克，甜瓜蒂0.3克。

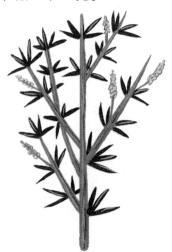

茵陈

制用法：共为细末，蜜为丸。每服5克，日3次。

功效主治：用治慢性肝炎。

方 ⑮ 茵陈蜜丸

配方：茵陈120克，板蓝根250克，大枣200克，鸡内金18克，生姜21克，胎盘粉50克，百合100克。

制用法：共为细末，炼蜜为丸，每丸重6克。每日3次，每次1丸。

功效主治：用治慢性肝炎。

方 ⑯ 茵陈黄芪汤

配方：茵陈、党参、黄芪各30克，冬瓜皮、木通各15克，茯苓、当归各12克，熟附子、鸡内金、枸杞子、干姜、白术、泽兰各10克，石菖蒲6克。

制用法：水煎服。每日1剂。

功效主治：清热利湿，退黄。用治阴黄型肝炎。

方 ⑰ 白蒿汤

配方：茵陈蒿、白鲜皮各30克。

制用法：加水煎2遍，去渣，分服。每日1剂。

功效主治：保肝利胆，退黄。用治黄疸型肝炎。

方 18 薏苡根汤

配方：薏苡根适量。

制用法：加水煎汤，频频饮服。

功效主治：清热，利湿。用治黄疸型肝炎。

方 19 绵黄芪

配方：绵黄芪、女贞子各10～15克，生大黄、龙胆草各3～5克，虎杖5～10克，白花蛇舌

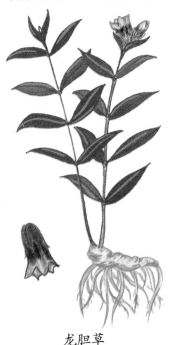

龙胆草

草10～15克，粉猪苓12～15克，淫羊藿、菟丝子、鹿衔草各6～12克，生麦芽12～20克，鸡骨草6～12克。

制用法：随证加减，水煎服，每日1剂。

功效主治：用治乙肝病毒携带者。

方 20 大麦芽汤

配方：大麦芽50克，茵陈50克，橘皮25克。

制用法：水煎汤。每日早晚分服。

功效主治：用治急慢性肝炎后遗症，如胸闷、痞胀、食欲不振等。

方 21 蜂蜜猪胆汁

配方：猪苦胆1枚，蜂蜜100毫升。

制用法：取苦胆汁同蜂蜜调匀，放锅内蒸20分钟。饮服。

功效主治：清热解毒祛湿。用治肝炎。

**方 22 虎杖根汤**

配方：虎杖根500克，北五味

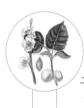

子250克，蜂蜜1000毫升。

制用法：将虎杖、五味子洗净，用砂锅加水浸泡半小时，水量以浸没药物为度，中火煎沸后，改用小火煎半小时，等剩下1大碗药液时，滤出头汁；再加水2大碗，煎2汁，约剩下1大碗药液时，滤出，弃渣；最后将头汁、二汁及蜂蜜一起倒入大砂锅内，小火煎沸5分钟后，离火，冷却，装瓶，盖紧，每日3次，每次1匙，饭后开水冲服，2个月为一疗程。

功效主治：柔肝解毒，去疼止痛，利湿。用治慢性肝炎。

 柴胡枳壳汤

配方：柴胡、枳壳、川芎、香附各12克，郁金、太子参、茯苓各15克，陈皮、半夏各12克，白术、黄芩各15克。

制用法：水煎服。每日1剂，早晚服。

功效主治：疏肝理气，健脾和胃。用治慢性迁延性肝炎。

 金钱草汤

配方：金钱草、车前子(包

煎)、泽泻、薏苡仁各12克，决明子15克，山楂12克，牡丹皮10克，丹参15克，白花蛇舌草15克，草河车12克，桑枝30克，大黄炭10克，生地15克，桃仁10克，黄精15克，生黄芪5克，何首乌12克。

制用法：水煎服。每日1剂，分2次服。

功效主治：清除里邪，扶正补虚，调理气血。用治慢性乙型肝炎。

 柴胡茵陈汤

配方：柴胡9克，茵陈20克，板蓝根15克，当归9克，丹参20克，莪术、党参、炒白术各9克，黄芪、女贞子各20克，五味子15克，茯苓9克。

制用法：水煎服，每日1剂。头两煎药液相混，早、中、晚分3次服。亦可共碾为末炼蜜为丸，每丸重9克，日服3丸。

功效主治：舒肝解郁，活血化瘀，清解祛邪，培补脾肾。用治慢性、毒性肝炎及早期肝硬化、肝脾肿大、肝功能异常等。

肝硬变

肝硬变是慢性弥漫性肝脏病变，可由多种疾病所引起。由于种种原因，肝细胞破坏后，得不到修复，形成脂肪浸润和纤维组织增生，造成肝硬变。早期表现与慢性肝炎相似，此时若不注意治疗调养，可发展到肝脾肿大、腹水，甚或呕血、昏迷等。常用的有效临床偏方、验方主要如下。

 苍术泽泻汤

配方：苍术、白术各10克，青皮、陈皮各9克，厚朴9克，枳实9克，香附6克，丁香6克，砂仁（后下）10克，茯苓10克，大腹皮15克，猪苓15克，泽泻15克，灯心6克，生姜3片。

制用法：水煎服。

功效主治：燥湿，化浊，止痛。用治肝硬变腹水。

 山甲三棱汤

配方：穿山甲、三棱、莪术、䗪虫各9克，鳖甲、当归、北黄芪、白术、法半夏各30克，田七3克(研末冲服)，郁金15克，党参18克，云茯苓24克，灸草、干姜各6克，桃仁12克。

制用法：以水5碗，先煎鳖甲、穿山甲成2碗。纳诸药煎成一碗半，分2次冲服田七末，每日服1剂，至症状消失为止。如患者发热，则去参、芪、术、草。加秦艽18克，青蒿、黄芩各9克，地骨皮18克。

功效主治：用治晚期肝硬变。

 香白芷汤

配方：香白芷50克。

制用法：水煎服。每日1剂，分2次服完。

功效主治：用治肝硬变。

 半边莲汤

配方：半边莲50克。

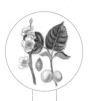

制用法：水煎服。每日1剂，2次服完。

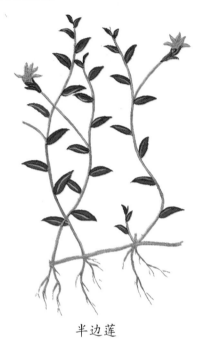

半边莲

功效主治：用治肝硬变。

方 5 健脾分消汤

配方：黄芪、山药、丹参各20克，薏苡仁、车前子（包煎）、大腹皮各30克，党参、茯苓、白术、淫羊藿、鳖甲（先煎）各15克，泽泻、郁金、青皮、陈皮各12克，附子、甘草各6克。

制用法：水煎服。每日1剂，10日为一疗程。

功效主治：用治肝硬变水肿。

方 6 消胀万应汤

配方：大腹皮30克，香橼、莱菔子、神曲各20克，川厚朴、鸡内金各15克，砂仁（后下）、干蟾蜍（分2次冲服）各10克，益母草100克，鳖甲（先煎）30克。

制用法：上药水煎至300毫升，每日1剂，分2次服。

功效主治：用治肝硬变腹水。

方 7 半枝莲汤

配方：白花蛇舌草、半枝莲、黄芪各30克，党参、丹参、白术、当归、赤芍、白芍、鸡内金、熟地黄、枳实、枳壳、大腹皮、车前子（包煎）、木香、香附各10克，三棱、莪术、桃仁、红花、甘草各5克。

制用法：水煎服。每日1剂。

功效主治：用治肝硬变。

方 8 地黄汤

配方：生地黄15克，沙参、麦芽、鳖甲、猪苓各12克，麦冬、当归、枸杞子、郁金各9克，川楝子、丹参各6克，黄连3克。

制用法：加水煎沸15分钟，

滤出药液，再加水煎20分钟，去渣，两煎所得药液对匀。分服，每日1剂。

功效主治：用治肝硬变。

 方⑨ 柴胡甘草汤

配方：柴胡15克，甘草10克，杭白芍15克，枳壳10克，川芎15克，香附、青皮各10克，苍术15克，厚朴10克。

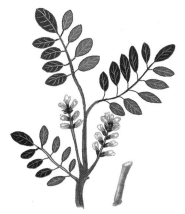

甘草

制用法：水煎服。每日1剂，分2次服。

功效主治：疏肝理气，消满除胀。用治气滞肝郁型之肝硬变。

 方⑩ 当归白芍汤

配方：当归、白芍各9～15克，丹参14～30克，郁金9～15克，败酱草15～30克，栀子、牡丹皮各6～12克，鳖甲（先煎）15～30克，生地黄9～15克，白术6～12克，茯苓9～15克，黄花15～30克，茵陈9～30克。

制用法：水煎服。每日1剂，分2次服。

功效主治：疏肝祛湿，软坚化瘀。用治肝郁热蕴型肝硬变。

 方⑪ 当归党参汤

配方：当归6～12克，白芍9～15克，丹参、黄芪各15～30克，党参、苍术、茯苓各9～15克，山药15～30克，黄精9～15克，肉豆蔻6～9克，炙鳖甲（先煎）9～15克，木香、茵陈各6～12克。

制用法：水煎服。每日1剂，分2次服。

功效主治：适血化瘀，健脾燥湿。用治脾虚、气虚之肝硬变。

 方⑫ 虎杖根汤

配方：虎杖根、竹节黄、金樱根、绒毛鸭脚木(根皮)、土杜仲(根皮)、奶汁藤(藤茎)、三叉苦钩藤各10克。

制用法：每日1剂，水煎分2次服。另用炮穿山甲，一匹绸叶各等量，捣烂敷脐部，每日1次。

功效主治：活血祛瘀，通络除湿。用治肝硬变腹水。

 当归赤芍汤

配方：当归、赤芍各9～15克，丹参15～30克，郁金9～15克，小蓟15～30克，太子参、生地黄各9～15克，鸡白花、鳖甲（先煎）各15～30克，炮穿山甲、牡丹皮各6～12克，桃仁、砂仁（后下）各3～9克，茵陈9～15克。

制用法：水煎服。每日1剂，分2次服。

功效主治：活血化瘀。用治血瘀所致的肝硬变。

 二甲丸

配方：穿山甲500克，醋炙鳖甲300克，鸡内金500克，蜂蜜2 000毫升。

制用法：前3味药共为细末，

炼蜜为丸，每丸10克。日服3次，每次1丸。

功效主治：用治肝硬变。

注：忌生冷、腥荤油腻食物。

 鳗鱼脑方

配方：海鳗鱼脑、卵及脊髓适量。

制用法：将海鳗鱼卵、脑及脊髓焙干研末。每次3～6克，温开水冲服。

功效主治：滋补强壮。辅助治疗肝硬变及脂肪肝。

 海带汤

配方：海带30克，牵牛子15克。

制用法：将上2味放入砂锅，加水煎煮，取汁去渣。每日1剂，分2次服。

功效主治：软坚散结，清热利水。用治肝硬变腹水。

急性胆囊炎

急性胆囊炎是由于胆汁淤积和细菌感染而引起的胆囊炎症，常因胆囊内结石阻塞胆道使胆汁滞留形成对胆囊的慢性刺激所引起，也可因肝脏的长期炎症，使肝周围组织发生炎性病变所引起。本病多发于中年女性。患病以后可有上腹疼痛及消化不良等症状。腹痛可为针刺样或刀割样，并有规律性发作。有时还会引起恶心、呕吐、发热。常因饱餐、进食高脂肪、油类食物或寒冷刺激等因素诱发。急性胆囊炎如治疗不及时或伴有胆囊内结石时常发展为慢性胆囊炎。

 大黄芒硝散

配方：大黄、芒硝各30克。

制用法：共为细末。每次服10克，每日3次。

功效主治：泻热通肠，凉血解毒。用治急性胆囊炎。

 茵陈散

配方：茵陈20克，熊胆、郁金、姜黄各10克。

制用法：共为细末。每次冲服3克，日3～4次。

功效主治：用治急性胆囊炎，右上腹疼痛。

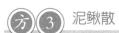 泥鳅散

配方：泥鳅适量。

制用法：焙干，研末。每次冲服9克，每日3次。

功效主治：用治急性胆囊炎、腹痛、呕吐。

注：对肝炎、黄疸也有很好的治疗作用。

方 4 大黄雪金汤

配方：生大黄、郁金各10克，山楂、金铃子各120克，积雪草20克。

制用法：祛瘀止血。水煎服。每日1剂。

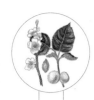

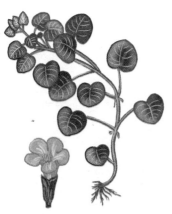

功效主治：用治急性胆囊炎。

方5 蒲公英汤

配方：蒲公英90克。

制用法：加水煎，去渣。顿服，每日1～2剂。

功效主治：清热解毒，利尿散结。用治急性胆囊炎。

方6 金钱草汤

配方：金钱草60克，郁金15克，鸡内金15克，延胡索15克，赤芍15克，丹参15克，枳壳12克，槟榔12克，茯苓15克，陈皮12克，广木香10克，柴胡12克。

金钱草

制用法：水煎服。

功效主治：用治急性胆囊炎或慢性胆囊炎急性发作，属肝胆郁结、湿热停滞者，症见右胁下胀痛或绞痛、口干口苦、恶心呕吐、腹胀纳呆、小便黄赤、舌红苔腻、脉弦而数。

方7 大黄黄柏汤

配方：大黄、黄柏、柴胡各12克，白芍、枳实、半夏、郁金各9克，龙胆草6克，干姜10克。

制用法：水煎服。每日1剂，分2次服完。

功效主治：清热解毒，凉血破瘀。用治急性胆囊炎。

方8 苍术汤

配方：苍术10克，陈皮6克，枳壳10克，川楝子12克，厚朴9克，广木香6克，甘草10克，大黄6克。

制用法：水煎服。每日1剂，分2次服完。

功效主治：清热解毒，泻火燥湿。用治急性胆囊炎。

方9 黄白汤

配方：大黄45克，白芍60克。

制用法：加水煎，去渣。顿服，以缓泻为度。每日2次。

中医经典偏方大全

功效主治：柔肝安脾，缓急止痛。用治急性胆囊炎。

 扁竹根汤

配方：扁竹根、淫羊藿各40克。

制用法：水煎服。每日2次服完。

功效主治：消肿止痛。用治急性胆囊炎。

 嫩柳枝猪胆汤

配方：嫩柳枝20克，猪苦胆1只。

制用法：将嫩柳枝煎成约50毫升液，然后趁热将猪苦胆汁混入，用白糖水送服，每次25毫升，每日2次。

功效主治：祛风利湿，解毒消肿。用治急性胆囊炎。

 麦秆茶

配方：鲜嫩小麦秆100克(采取春天已灌浆、尚未成熟的小麦)，白糖少许。

制用法：麦秆加水煮半小时左右，加白糖使之微甜代茶饮，每次半小碗，每日3次。

功效主治：消炎利胆。用治胆囊炎。

 西瓜方

配方：红瓤西瓜14克，冻粉1.5克，白糖60克，香蕉油1滴，清水90毫升。

制用法：西瓜瓤去掉种子、切碎，挤出西瓜汁，冻粉切成寸段，在瓜汁中加白糖15克，放入冻粉煮化，搅均匀，凉透，凝结成冻，即为西瓜酪。清水加入剩余白糖烧开，凉透，加上香蕉油。把西瓜酪割成小块，在盘子四周浇上糖水即成。

功效主治：清热解毒，利胆降压。用治胆囊炎、胆石症。

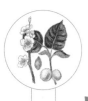

慢性胆囊炎

慢性胆囊炎是最常见的胆囊疾病。本病有时为急性胆囊炎的后遗症，但多数病例以往并无急性发作史。大多数的慢性胆囊炎都有胆道梗阻或胆汁流通不畅等因素存在。慢性胆囊炎的临床表现，随病理变化的程度及有无并发症而表现有所不同，轻者可无症状，一般患者有轻重不同的腹胀、上腹部或右上腹不适感、持续性疼痛或肩胛区放射性疼痛、胃中有灼热感、嗳气、反酸，特别是在饱餐后或食油煎及高脂肪食物后加剧。

中医认为本病是由于饮食不节、进食油腻食品、寒温不调、情志不畅及虫积等因素，导致肝胆气滞、湿热壅阻、通降失常而成。

 大黄冰片方

配方：大黄30克，冰片5分。

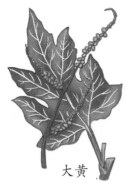

大黄

制用法：研成细末，用适量醋调成糊状，敷于胆囊区(右乳直下肋缘边左右)，每日数次。

功效主治：清热，解毒，祛瘀。用治慢性胆囊炎。

方 2 黑豆散

配方：鲜牛胆2枚，黑豆100克，郁金、半夏、枳壳、木香、白术各30克。

制用法：将药物装入牛胆，待胆汁渗完，焙干，为末。每次冲服5克，日3～4次。

功效主治：健脾利湿，除热解毒。用治慢性胆囊炎。

 柴胡白芍汤

配方：柴胡12克，白芍15克，党参10克，白术12克，黄芪19克，黄连6克，半夏10克，陈皮、茯苓、泽泻各12克，防风10克，羌活、独活各8克，炙甘草、生姜、大枣各10克。

制用法：水煎服。每日1剂，分2次服。

功效主治：利胆和胃。用治慢性胆囊炎。

 柴胡青蒿汤

配方：柴胡、青蒿、枳实、茯苓、郁金、陈皮、法半夏各10克，白芍6～10克，威灵仙15～30克，生甘草3克。

制用法：水煎服。每日1剂，分2次服。

功效主治：疏肝利胆和胃。用治慢性胆囊炎。

 连翘白蔻仁汤

配方：连翘、白豆蔻各10克，板蓝根20克。

制用法：水煎服。

功效主治：清热解毒。用治慢性胆囊炎。

 柴胡香附汤

配方：柴胡、川楝、香附各15克。

制用法：水煎服。

功效主治：清热解毒。用治慢性胆囊炎。

 柴胡郁金汤

配方：柴胡10克，白芍、郁金各15克，绵茵陈30克，香附12克，青皮5克，延胡索、木香各10克，甘草5克。

制用法：水煎服。每日1剂，分2次服。

功效主治：疏肝利胆。用治慢性胆囊炎。

 玉米须茵陈汤

配方：玉米须60克，茵陈30克，栀子、郁金各15克。

制用法：水煎服。每日1剂。

功效主治：清热利湿。用治慢性胆囊炎。

 白芍柴胡汤

配方：白芍20克，柴胡、黄芩、丹参、延胡索、连翘各15克，甘草5克。

制用法：清热解毒。水煎服。每日1剂。

功效主治：清热解毒。用治慢性胆囊炎。

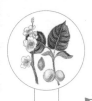

胆石症

　　胆石症是指胆囊或肝内外胆管任何部位发生结石的一种疾病。胆石形成与代谢紊乱、胆汁郁滞引致胆汁成分异常和胆道系统感染有关。胆石按成分可分为纯胆固醇结石、胆色素结石、钙盐及混合性结石三类，我国以胆色素结石最多见，可呈单个、多个或泥沙样，常伴有胆囊炎及胆管炎，二者互为因果。平时无症状。病发时突然发生剧烈难忍的右上腹阵发性绞痛，称为胆绞痛。有时可伴有黄疸和发热。中医认为本病由肝胆气滞、湿热瘀积所致。采用以清热利湿、行气止痛、利胆排石的中草药为主的中西医结合治疗，如屡有发作，需手术治疗。

 金钱草汤

　　配方：金钱草30克，鸡内金10克。

　　制用法：水煎服。

　　功效主治：用治胆石症。

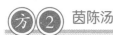 茵陈汤

　　配方：茵陈30克，海金沙（包煎）15克，枳实10克。

　　制用法：水煎服。

　　功效主治：用治胆石症。

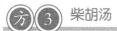 柴胡汤

　　配方：柴胡、白芍、青皮、丝瓜各10克。

　　制用法：水煎服。

　　功效主治：用治胆石症。

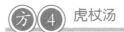 虎杖汤

　　配方：三棵针、虎杖各20克。

　　制用法：水煎服。

　　功效主治：用治胆石症。

方 5 鸡内金粉

　　配方：鸡内金30克，滑石20克，玄明粉10克。

　　制用法：共研细末，分装30包，早晚各1包。一疗程15日。

　　功效主治：用治泥沙型胆

结石。

 党参金钱汤

配方：党参、白术、茯苓、木香、砂仁（后下）、柴胡、白芍各15克，金钱草20克，海金沙（包煎）、鸡内金各10克，甘草5克。

制用法：水煎服。每日1剂。

功效主治：用治胆石症，症见肝郁脾虚、身倦乏力、食少腹胀、胁肋隐痛、大便不实。

 金钱草柴胡汤

配方：金钱草30克，柴胡9克，枳实9克，白芍9克，炙甘草3克，郁金9克，螵蛸9克，浙贝母9克。

制用法：水煎服。

功效主治：疏肝利胆，解郁止痛，清热化石。用治胆石病，见上腹部间歇作痛，右胁尤剧，或呕吐苦水，或嗳气泛酸、恶心。

 金钱草威灵仙汤

配方：金钱草30克，威灵仙15克，炒白术12克，茯苓15克，厚朴12克，青皮、陈皮各10克，鸡内金15克，生山楂15克，丝瓜络15克，片姜黄10克。

制用法：水煎服。

功效主治：健脾祛湿，宣窍通络。用治胆石病，症见形体肥胖、肩背酸困、右上腹闷胀疼痛、恶心纳呆、舌苔白腻、脉弦而滑者。

 虎杖金钱草汤

配方：虎杖、金钱草、海金沙（包煎）、广郁金、鸡内金各15克。

制用法：水煎服。每日1剂。疼痛加白芍、川楝子、延胡索，湿热重加茵陈、黄芩；大便干加生大黄。

功效主治：用治胆道结石症。

 三金汤

配方：金钱草、海金沙（包煎）、鸡内金各15克，柴胡、枳实、半夏、大黄、白芍各10克，甘草5克。

制用法：加水煎沸15分钟，滤出药液，再加水煎20分钟，去渣，两煎所得药液兑匀。分服。每日1～2剂。

功效主治：用治胆石症之肝胆湿热、往来寒热、胸胁苦满、胁痛掣背、厌食油腻、尿黄。

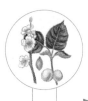

肺　炎

　　肺炎主要因感染病毒、病原体、细菌、真菌等引起。本病分为大叶性、小叶性、间质性、病原体性、非典型性、中毒性等多种形式，由分泌凝固性的渗出物充堵在肺胞内及细胞气管内的一种严重疾病。它是由病原体侵入机体，尤以细菌感染如肺炎球菌、金黄色葡萄球菌、军团菌、真菌、克雷白肺炎杆菌等，最为常见，是细菌或过滤性病毒所引起的。发病之初，伴有轻微的感冒现象，几小时后，高热、呼吸急促、咳嗽、面红、胸痛或咳出铁锈色样脓痰，小儿时有痉挛发生。病重者神态模糊、嗜睡、谵妄、下痢、蛋白尿、烦躁不安等。该病来如闪电，去得也快，很容易引发胸膜炎、心包炎等，甚至导致生命危险，患者千万不能忽视。

方 1　石仙桃汤

　　配方：石仙桃全草(又名石山莲)30克，冰糖100克。

　　制用法：水适量煎浓汁。日服2次。

　　功效主治：用治肺炎。

方 2　鱼腥草汤

　　配方：鲜鱼腥草（后下）50克，桑白皮、东风橘各25克，白糖少许。

　　制用法：上药加水适量，纳入砂锅中煎浓汁。每日1剂，冲少许白糖，分2次饮服。

　　功效主治：用治大叶性肺炎。

方 3　大青叶芦根汤

　　配方：鲜大青叶60克，芦根30克，猪胆汁20毫升。

　　制用法：将前2味药水煎，取汁。用煎汁冲服猪胆汁5克，每日2次。

　　功效主治：用治大叶性肺炎。

矮地茶陈皮汤

配方：矮地茶50克，枇杷叶（包煎）7片，陈皮25克。

制用法：水煎服。每日3次。

功效主治：用治肺炎。

麒麟菜汤

配方：麒麟菜、海带各30克，贝母9克。

制用法：将上3味放入砂锅内煎煮，取汁去渣，每剂煎2次。将2次煎液混合，分2次服，每日1剂。

功效主治：清肺消痰。用治感染性肺炎。

金银花当归汤

配方：金银花30克，当归15克，玄参、蒲公英各6克。

制用法：砂锅煎服。

功效主治：用治肺炎。

桑白皮石膏汤

配方：琼枝、桑白皮各15克，麦冬9克，地骨皮、石膏（先煎）各30克。

制用法：上5味连煎2次，2次煎液混合后服。每日1剂，分2次服。

功效主治：清热化痰止咳。用治感染性肺炎。

昆布海带根汤

配方：昆布、海带根各30克，知母15克，桔梗、浙贝母各10克。

制用法：上药连煎2次，2次煎液混合后服。每日1剂，分2次服。

功效主治：清热化痰止咳。用治肺炎、支气管炎。

文蛤粉汤

配方：文蛤粉、麒麟菜、芦根、薏苡仁各30克，桃仁10克，冬瓜仁15克。

制用法：上6味放入砂锅，加水煎煮，连煎2次，将2次药液混合。每日1剂，分2次服。

功效主治：清肺解毒，化痰止咳。用治肺炎。

炙麻黄汤

配方：炙麻黄5克，生石膏（先煎）30克，杏仁（后下）10

克，生甘草、葶苈子（包煎）各5克，桑白皮10克，鱼腥草（后下）、板蓝根各30克。

制用法：水煎服。

功效主治：用治痰热咳嗽型肺炎。

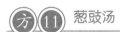 方 11 葱豉汤

配方：麻黄、杏仁（后下）、生草、葱白各15克，淡豆豉、紫苏子、陈皮各10克。

制用法：水煎服。

功效主治：用治发热无汗、呛咳气急、痰少稀白、苔薄白、脉弦紧为主要症状且由风寒所致的轻度肺炎。

 方 12 鱼腥草汤

配方：鱼腥草（后下）30克，蒲公英30克。

制用法：水煎分2次口服。

功效主治：用治支气管肺炎。

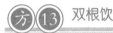 方 13 双根饮

配方：白茅根、鲜芦根各适量。

制用法：捣烂绞汁，代茶频饮。

功效主治：用治支气管肺炎。

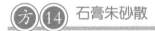 方 14 石膏朱砂散

配方：生石膏、川贝母各9克，天竺黄、朱砂各6克，麝香、牛黄各0.6克。

制用法：研末服。

功效主治：用治细菌性肺炎。

方 15 银翘薄荷散

配方：金银花、连翘各10克，桔梗、牛蒡子、薄荷各6克，荆芥穗、淡竹叶各4克。

制用法：捣为末，用开水冲服。

功效主治：用治发热恶寒、咳嗽气促、汗出口渴、咽红、舌质红苔薄黄、脉浮数为主要症状且由风热所致的肺炎。

方 16 马勃白矾丸

配方：马勃粉200克，白矾粉20克。

制用法：调蜜为丸服用。

功效主治：治支气管肺炎。

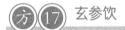 方 17 玄参饮

配方：玄参、生地各40克，

麦冬20克，贝母、天花粉、金银花、黄芩各15克，菊花、甘草各10克，石斛25克，薄荷（后下）5克。

制用法：以上各药材用水煎服，可治肺炎；如果咳出红痰，则须加黄连10克，效果较好。

功效主治：用治肺炎。

鱼腥草饮

配方：鱼腥草（后下）30克，桑白皮15克，东风橘15克。

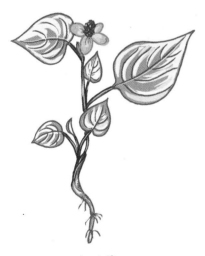

鱼腥草

制用法：白糖为引，水煎服。每日1剂，日服3次。

功效主治：清热消炎，降火泻肺。用治大叶性肺炎初期用之疗效颇佳，小儿尤为适宜。

方19 桔梗饮

配方：桔梗50克，甘草50克，草河车50克，红曲50克。

制用法：以上4味，分别挑选。粉碎成细粉。过筛，混匀，即得。每日3～4次，每次2～4克。用水50～100毫升，煎30分钟，等凉服。

功效主治：清热止咳祛痰。是用治肺热、咳嗽、多痰、胸背刺痛等肺热疾病的传统蒙医方。

方20 射干饮

配方：射干20克。

制用法：用根入药，水煎服。每日3次，每日1剂。

功效主治：行气化滞，止痛，清肺热，止咳化痰。用治肺热型肺炎。

方21 茜草饮

配方：茜草30克，藏紫草30克，紫草茸26克。

制用法：以上3味，共研为粗粉，混匀，备用。每日2～3次，每次1小匙(约2～3克)，煎汤内服。

功效主治：清热消炎止咳。

用治肺炎、咳嗽、背胀痛、音哑、口干及肺气肿等症。

 方 22 绵大戟汤

配方：绵大戟6克。

制用法：药用干品根，放在火边热灰中炮熟。取出研粉，每次用1克，与鸡蛋调匀煎服，日服2次。

功效主治：主要用治大叶性肺炎（为纳西族民间治疗肺炎的单验方）。

 方 23 白茅根汤

配方：白茅根30克，鱼腥草（后下）30克，金银花15克，连翘10克。

制用法：水煎服。每日1剂，日服3次，连服3日。

功效主治：清热解毒，消炎。用治肺炎。

 方 24 芥末糊

配方：芥末20～40克，面粉40～80克。

制用法：芥末加面粉，和成糊状。摊贴胸背5～10分钟，皮肤发红取下。

功效主治：刺激性较弱，适宜于1岁以下儿童呼吸困难的肺炎。

 方 25 麻黄汤

配方：甘草、麻黄各3克，杏仁（后下）6克，生石膏（先煎）9克。

制用法：水煎服。分多次服，每日1剂，连服2～3日。

功效主治：用治小儿高热无汗或微汗而喘之肺炎，症见烦渴、发绀、气促、鼻翼翕动、大小便不畅、肺炎症状明显者。

 方 26 麻杏石甘汤

配方：炙麻黄3克，苦杏仁（后下）6克，生石膏（先煎）12克，黄芩6克，金银花6克，连翘6克，板蓝根10克，山栀子6克，枇杷叶（包煎）6克，葶苈子6克。

制用法：水煎服。每日1剂，分2次服。

功效主治：用治小儿急性肺炎发热效佳。

 方 27 二石散

配方：生石膏30克，滑石30

克，大黄15克，甘草9克，朱砂3克，共为细面。

制用法：1岁每服1.5克，每增1岁加0.6克，每日3次，开水冲服。

功效主治：用治肺炎、高热不退。

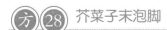
方 28 芥菜子末泡脚

配方：芥菜子末适量。

制用法：将热水39℃左右盛于盆内，纳入芥菜子末1匙。于睡前浸脚3~5分钟。

功效主治：用治1岁以下乳儿呼吸困难的肺炎。

方 29 翘花汤

配方：连翘15克，金银花15克，桔梗12克，天花粉15克，贝母6克。

制用法：水煎服。5岁1日2剂，1剂分2次服；1岁1剂，分3次服。

功效主治：用治肺炎、高热口渴。

方 30 二根汤

配方：癞肚皮棵15克，蚯蚓1条，白茅根15克，芦根15克。

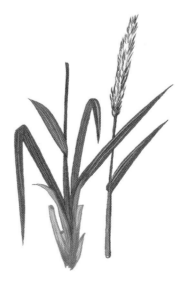
白茅根

制用法：水煎服。5岁1日2剂，1剂分2次服；1岁1剂，分3次服。

功效主治：用治肺炎、高热。

方 31 桔贝汤

配方：桔梗6克，贝母6克，桑白皮9克，炒杏仁（后下）3克。

制用法：水煎服。5岁1日2剂，1岁1剂，分2次服。

功效主治：用治肺炎、咳嗽吐痰。

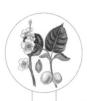

肺气肿

肺气肿是慢性支气管炎最常见的并发症。由于支气管长期炎症，管腔狭窄、阻碍呼吸，导致肺泡过度充气膨胀、破裂，损害和减退肺功能而形成。常见有两种损害形式，一是先天性，缺少某类蛋白质抑制的分解酶素，从而侵犯肺泡壁而变薄，气压胀大使肺泡破裂，壮年为多；另一种因空气污染、慢性支气管炎发作、肺上端受侵害所致。其主要祸首是抽烟。慢性支气管炎、支气管哮喘、矽肺、肺结核均可引起本病。主要症状有咳嗽、多痰、气急、发绀，持续发展可导致肺心病。阻塞性肺气肿起病缓慢，主要表现是咳痰、气急、胸闷、呼吸困难，合并感染加重导致呼吸衰竭或心力衰竭。中医认为本病属于咳嗽、喘息、痰饮的范畴。治疗上包括去除病因、控制感染、中医施治和适宜的运动锻炼、改善呼吸功能和肺部状态。

方 1 党参茯苓汤

配方： 党参、茯苓各15克，白术、法半夏各9克，炙甘草、陈皮各6克。

制用法： 水煎服。上、下午各服1次，每日1剂。

功效主治： 益气补肺。用治肺气虚弱型慢性气管炎、肺气肿、病后虚弱、面色苍白、气短喘促、声低懒言、乏力自汗、咳嗽无力、痰稀白、易感冒等。

方 2 桑白皮汤

配方： 桑白皮6克，麻黄、桂枝各4.5克，杏仁（后下）14粒(去皮)，细辛、干姜各4.5克。

制用法： 上药加水煎服。

功效主治： 用治水饮停肺、胀满喘急。

方 3 鸡骨丹汤

配方： 鸡骨丹(即紫玉簪花)茎、叶、花9～15克。

制用法：上药加水煎服。

功效主治：用治肺气肿、咳喘。

方④ 甘草汤

配方：甘草、白术各6克，麦冬、山茱萸、茯苓、枸杞子各15克，知母、熟地黄各12克，核桃5个，紫河车粉10克，党参30克。

制用法：煎浓汁，弃渣服汁，加入紫河车粉，分3次服，每日1剂。

功效主治：用治慢性支气管炎、肺气肿合并症者。

方⑤ 紫苏汤

配方：紫苏12克，白前10克，百部8克，甘草6克。

制用法：水煎服，早晚各1次。

功效主治：用治肺气肿。

方⑥ 麻黄汤

配方：麻黄30克，乌梅60克，款冬花40克，地龙20克。

制用法：水煎成浓汁后，加适量冰糖浓缩成膏状，每次服6～9克，每日3次。

功效主治：用治肺气肿。

方⑦ 南瓜汤

配方：南瓜3个，麦芽1000克，鲜姜汁50毫升。

制用法：南瓜去籽，切块，加水煮烂取汁，添入麦芽及生姜汁，文火熬成膏，日服70克，早晚分服。

功效主治：用治肺气肿。

方⑧ 天竺黄汤

配方：天竺黄15克，浙贝母12克，枳壳10克，黑豆30克。

制用法：共研细末，每次服6克，早晚各1次。

功效主治：用治肺气肿。

方⑨ 茄子根红糖膏

配方：茄子根30克，红糖15克。

制用法：茄根洗净，切碎，煎成浓汁，加入红糖成膏，早、晚分服。

功效主治：用治肺气肿。

方⑩ 五味子浸鸡蛋

配方：五味子250克，鸡蛋10

第一章 内科

个。

制用法：将五味子水煎半小时，冷却，放入鸡蛋，浸泡10日后，每晨取1个，糖水或热黄酒冲服。

功效主治：用治肺气肿症。

方⑪ 熟地黄汤

配方：熟地黄、山茱萸、五味子各9克，肉桂（后下）2.5克，补骨脂、胡桃肉各9克。

制用法：水煎服。每日1剂，2次服。

功效主治：补肾纳气。用治肾衰所致的肺气肿者。

方⑫ 苏子汤

配方：紫苏子10克，白芥子9克，莱菔子10克，山药15克。

制用法：水煎服。每日1剂，日服2次。

功效主治：扶正祛邪，降气化痰。用治痰涎壅盛所致的肺气肿。

方⑬ 莱菔子粳米粥

配方：莱菔子适量，粳米100克。
制用法：将莱菔子炒熟后研末，每次取10~15克，同粳米煮粥。

功效主治：化痰平喘，行气消食。用治咳嗽多痰、胸闷气喘、不思饮食、嗳气腹胀之肺气肿。

方⑭ 川贝粳米汤

配方：粳米60克，川贝母5~10克，砂糖适量。

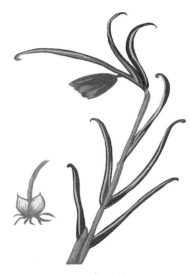

川贝母

制用法：先以粳米60克，砂糖适量煮粥，待粥将成时，调入川贝母极细粉末5~10克，再煮二三沸即可。温热服食。

功效主治：润肺养胃，化痰止咳。用治肺气肿、咳嗽气喘等症。

方 ⑮ 黑苏子陈皮汤

配方： 黑苏子、陈皮、半夏、当归、厚朴各9克，沉香末（冲）、肉桂各（后下）2.5克，前胡、杏仁（后下）各9克。

制用法： 水煎服。每日1剂，分2次服。

功效主治： 除痰降气。用治肺气肿。

方 ⑯ 黄芩栝楼仁汤

配方： 黄芩、栝楼仁、半夏、胆南星、橘皮、杏仁泥（后下）、枳实、姜竹茹各9克。

制用法： 水煎服。每日1剂，早、晚服。

功效主治： 清肺化痰。用治痰热所致的肺气肿者。

方 ⑰ 沙参汤

配方： 沙参12克，麦冬、五味子、杏仁（后下）、玉竹、贝母各9克。

制用法： 水煎服。每日1剂，分2次服。

功效主治： 补气生津。用治

气津两伤所致的肺气肿。

方 ⑱ 鳖甲汤

配方： 鳖甲12克，阿胶9克，芦根20克。

制用法： 水煎服。每日1剂，日服3次。

功效主治： 养阴润肺，化痰止咳平喘。用治肺气肿。

方 ⑲ 洋铁叶根汁煮鸡蛋

配方： 洋铁叶根50克，红壳鸡蛋1个。

制用法： 鲜洋铁叶根洗净切片，水煎取汁，用此汁煮红壳鸡蛋吃，喝少量汁，每日1次。

功效主治： 用治气管炎、肺气肿，均收到满意效果。

方 ⑳ 猪肺汤

配方： 猪肺100克，鲜鱼腥草（后下）60克。

制用法： 水煎服。每日1剂，分3次服。

功效主治： 清热润肺，止咳化痰平喘。用治肺气肿。

肾结石

肾结石是指某些无机盐物质在肾脏内形成的结晶。多发生于20～40岁的中青年人，结石常是由于机体内胶体和晶体代谢平衡失调所致，与营养代谢紊乱、感染、尿郁积、泌尿系异物以及地理气候等因素有关。结石较少时常无明显的症状表现，只是在X线摄片检查时才可发现。结石较大时可出现疼痛，为同侧腰痛、肾绞痛、尿内带血等。中医属淋症范畴。

方 1　玉米芯茶

配方：玉米芯10个。

制用法：加水适量煎20分钟，取汁当茶饮。

功效主治：用治肾结石。

方 2　薏苡仁汤

配方：薏苡仁120克，猫须草60克。

制用法：水煎服。每日1剂，分2次服完。

功效主治：用治肾结石。

方 3　威灵仙汤

配方：威灵仙、金钱草各60克。

制用法：水煎服。每日1剂，日服2次，连服5日。

功效主治：用治肾结石。

方 4　草珊瑚汤

配方：草珊瑚30克。

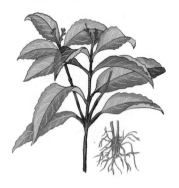

草珊瑚

制用法：水煎服。每日1剂，分2次服，亦可用酒泡服。

功效主治：用治肾结石。

 野荸荠汤

配方：野荸荠90克，金钱草30克，生大黄30克。

制用法：水煎服。日服3次。

功效主治：用治肾结石。

 金钱草汤

配方：金钱草18克，琥珀（冲服）3克，沉香（后下）3克，锦大黄6克，木通12克，冬葵子12克，生地黄12克，归尾9克，大枣18克。

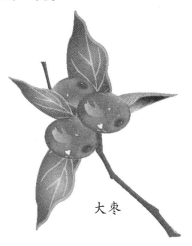

大枣

制用法：净水1000毫升，煎至300毫升，每日1剂，渣复煎1次，分2次服。

功效主治：用治肾结石，效果显著。

注：药后自然排出；若有血尿加蒲黄9克，怀牛膝9克。

 二茴汤

配方：大茴香、小茴香各4.5克，大黄6克，金钱草（后下）18克，萹蓄30克。

制用法：水煎服。煎服黄豆卷汤以助药力。

功效主治：用治肾结石。

 肾茶汤

配方：肾茶20克。

制用法：鲜品洗净切片，水煎内服，每日3次。

功效主治：用治肾结石、膀胱结石效果好，泡茶饮有预防作用。

膀胱炎

　　膀胱炎常见于女性，因为女性的尿道比男性短，又接近肛门，肠道细菌较易侵入，在一旦感冒或感觉到疲劳，或在小便后，总有一种涩涩的感觉，且有残尿感，虽然没有发热，但排尿时，尿道有一种烧灼似的疼痛，由于急性膀胱炎治疗不当，往往会转变为慢性膀胱炎，所以在日常生活中，会有很大的不便。

 桐树花汤

　　配方：带蒂泡桐树花30枚。

　　制用法：水煎服，去渣。顿服，每日1～2剂。

　　功效主治：清热解毒。用治急性膀胱炎。

 小蓟汤

　　配方：小蓟30克，藕节、山药各20克，连翘15克，生地黄、滑石（包煎）、当归、甘草各10克。

　　制用法：煎服法同上。每日1～2剂。

　　功效主治：清热解毒，补血活血。用治急性膀胱炎。

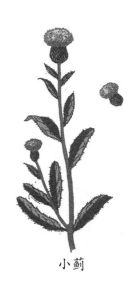

小蓟

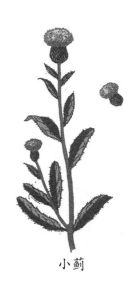 木蝴蝶汤

　　配方：木蝴蝶50克，黑面神40克。

　　制用法：均为鲜品，洗净切片水煎内服，每日1剂，分3次服。

　　功效主治：消炎利尿。用治

膀胱炎。

 青金竹叶汤

配方：青金竹叶15克，生石膏（先煎）30克。

制用法：用鲜青金竹叶、生石膏研碎，水煎服。每日1剂，分3次。

功效主治：用治急慢性膀胱炎。对减轻症状、消炎、止痛、利尿效果佳。

 一把箴汤

配方：一把箴30克。

制用法：水煎服。每日1剂，分2次服。

功效主治：清热利尿，散瘀活血。用治膀胱炎。

 蒲公英汤

配方：蒲公英絮不拘量。
制用法：水煎，过滤后服。
功效主治：用治膀胱炎。

 蝼蛄汤

配方：蝼蛄4只，鲜荷叶2片。
制用法：水煎服。
功效主治：用治膀胱炎。

 茴铃汤

配方：小茴香、金铃子、泽泻、猪苓、木通、云茯苓各6克，牛膝9克，桂枝3克，白术3克。

制用法：水煎服，1次服下。

功效主治：用治膀胱胀痛。

 旋车汤

配方：旋花茄15克，车前草15克。

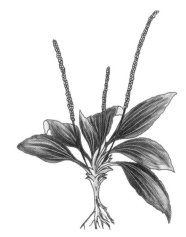

车前草

制用法：以上2味药切碎水煎服，每日1剂，分3次温服。

功效主治：清热利湿，解毒消炎。用治膀胱炎、尿道炎引起的尿急、尿频、尿痛，以及体内热盛引起的小便热痛、小便出血等症。

方 ⑩ 马木汤

配方：马鞭草20克，木贼草10克。

制用法：水煎服。每日1剂，分2次服。

功效主治：清热解毒，利湿通淋。用治急性膀胱炎。

方 ⑪ 莲藕甘蔗

配方：莲藕汁1小茶杯，甘蔗汁1小茶杯。

制用法：两汁混合，1日分3次喝完。

功效主治：生的莲藕汁与甘蔗汁有清热消炎的功能，所以用治膀胱炎和尿道炎，颇有奇效。

方 ⑫ 金针菜汤

配方：金针菜60克，砂糖60克。

制用法：加3杯水煮，熬至剩2杯的量时，喝其汁液。

功效主治：金针菜有利尿抗炎的功能，即所谓利湿热的作用，而且它还有镇定精神的好处，能治好因尿道炎、膀胱炎引起的失眠。

方 ⑬ 鲜地肤汤

配方：以鲜地肤全草1握，捣烂绞汁，约1杯，分2次服。也可以用地肤子50克、海金沙（包煎）15克、甘草10克。

制用法：水煎服。每日2次，至好为止。

功效主治：用治膀胱炎。

方 ⑭ 蒲黄丸

配方：蒲黄、葵子、赤茯苓、黄芪各50克，车前子、当归微炒、荆鸭跖草实以上各1.5克，麦冬去心、生地黄各100克。

制用法：上为细末，炼蜜和捣200~300杵，丸如梧桐子大，每服30丸，食前用米饮送下。

功效主治：用治虚损、膀胱有热、尿血不止。

方 ⑮ 鸭跖草汤

配方：鲜鸭跖草60克，鲜车前草50克，天胡荽15克。

制用法：水煎2次，去渣，分2次服，服时加少量白糖。

功效主治：清热，解毒，利尿。用治膀胱炎、水肿。

阳痿

阳痿是指在性交时阴茎不能勃起或举而不坚，不能进行性交的一种性功能障碍现象。正常情况下，性兴奋刺激从高级中枢神经传导到勃起中枢，勃起神经(盆神经)传导到阴茎海绵体神经丛引起海绵体充血、勃起。发生阳痿的原因是多方面的，多数是因为神经系统功能失调而引起，往往有头昏眼花、头痛脑胀、腰酸背痛、四肢无力、失眠、出冷汗等。另外，一些肿瘤、损伤、炎症等也可引起神经功能紊乱而导致性功能衰退。有的则可能由于内分泌系统的疾病、生殖器本身发育不全或有损伤、疾病而引起。

 海狗肾人参散

配方：海狗肾2具，人参、黄芪、玉竹、白术、白茯苓各9克，陈皮6克，沉香3克。

制用法：上药共研细末。每次服6～12克，每日2次，温开水或白酒送服。

功效主治：用治气虚、体弱、阳痿。

 鲜淫羊藿汤

配方：鲜淫羊藿200克。

制用法：将药物剪碎烧干，水煎服，开水泡亦可。每日3次。

功效主治：壮阳。用治阳痿。

 鹿鞭酒

配方：鹿鞭1条，鹿茸30克，蛤蚧1对，白酒1000毫升。

制用法：将前3味药泡酒7日后。早晚各饮30克。

功效主治：壮肾阳。用治阳痿。

 牛尾当归汤

配方：牛尾巴1条，当归50克。

制用法：水煎分服。连服2剂。

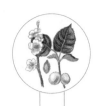

功效主治：用治阳痿。

方⑤ 阳起石酒

配方：阳起石15克，白酒1500毫升。

制用法：将阳起石研末，浸酒1日。每日3次，每次50克或2酒杯饮服。

功效主治：用治阳痿。

方⑥ 补肾壮阳酒

配方：海狗肾3具，肉苁蓉、山茱萸各50克，巴戟肉40克，白酒适量。

制用法：将上述前4味药切细，置白酒中浸泡2～3日，以全部成分浸出为度，再加酒至1000毫升。每次服5～10毫升，每日3次。

功效主治：补肾壮阳。用治肾阳不足、性欲减退、阳事不举。

方⑦ 肝胆丸

配方：雄鸡肝4个，鲤鱼胆4个，菟丝子粉(中药)30克，麻雀蛋1枚。

制用法：将鸡肝、鲤鱼胆风干，百日后研细，加菟丝子粉、麻雀蛋清(蛋黄不用)拌匀，做成黄豆大药丸烘干或晒干。每日3次，每次1粒，温开水送服。

功效主治：补肾助阳。专治阳痿。

方⑧ 炖虫草鸡

配方：冬虫夏草5枚，草鸡1只，盐、味精适量。

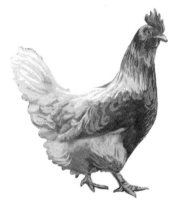

母鸡

制用法：将鸡开膛取出杂物，洗净入锅，冬虫夏草放入锅内加水炖1个半小时，待鸡肉熟烂时下盐和味精少许。吃肉饮汤，日服2次，可连续服食3～5日。

功效主治：补肺益肾。用治肾虚之阳痿、遗精及腰痛、腿软等。

黄酒送服苦瓜子粉

配方：苦瓜子、黄酒各适量。

制用法：苦瓜子炒熟研末。黄酒送服，每次15克，每日3次，10日为一疗程。

功效主治：润脾补肾。用治阳痿、早泄。

 羊肉羹

配方：羊肉250克，葱、姜、虾米各适量。

制用法：将羊肉切片，同葱、姜、虾米焖至烂熟。食之，每日1次。

功效主治：益肾壮阳。用治阳痿、遗精。

 附片炖狗肉

配方：熟附片30克，生姜150克，狗肉1000克，葱、蒜各适量。

制用法：先煎熬附片2小时，然后放入狗肉、生姜、葱、蒜，一同炖烂。分多餐服食。

功效主治：用治阳痿、夜多小便、畏寒、四肢冰冷等，对虚寒引起的支气管炎、慢性肾炎也有一定疗效。

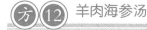 **羊肉海参汤**

配方：羊肉、海参、盐、姜各适量。

制用法：海参浸发洗净，共切片，加调料，同羊肉煮汤。可连续食用。

功效主治：补虚损，壮肾阳。用治阳痿、遗精、腰酸腿软。

方⑬ 烫活虾

配方：活虾100克，热黄酒半杯。

制用法：将活虾洗净，用滚热黄酒烫死。吃虾喝酒，每日1次，连吃7日为一疗程。

功效主治：补肾壮阳。用治阳痿、遗精。

方⑭ 葱叶海虾粉

配方：海虾仁7个，大葱叶(取粗绿含黏液多者为佳)3条。

制用法：将虾仁装入葱叶内，晒干，轧成粉。每日服2次，茶水送下。

功效主治：补肾益精，通阳利气。用治阳痿不举、早泄等。

方⑮ 对虾酒

配方： 新鲜大对虾1对，白酒(60°)250毫升。

制用法： 将虾洗净，置于瓷罐中，加酒浸泡并密封，约10日即成。每日随量饮酒，待酒尽后，将对虾烹炒。单独食用或佐餐。

功效主治： 温阳填精。用治阳痿、遗精等。

方⑯ 白羊肾羹

配方： 肉苁蓉50克，荜茇10克，草果10克，陈皮5克，胡椒10克，白羊肾4个，羊脂200克，盐、葱、酱油、酵母粉各适量。

制用法： 将白羊肾、羊脂洗净，放入锅内。将肉苁蓉、荜茇、草果、陈皮、胡椒用纱布包扎好，放入锅内，加水适量置于炉火上烧沸，水开后改用文火炖熬，待羊肾熟烂时，下葱、盐、酱油、酵母粉，如常法做羹。

功效主治： 补肾温阳。用治阳痿、遗精、腰膝无力、脾虚食少、胃寒腹痛等。

方⑰ 海参羹

配方： 水发海参100克，冬笋片20克，水发冬菇5克，熟火腿末3克，猪油3克。

制用法： 海参切丁，冬菇、冬笋切碎，猪油烧熟，放入葱姜末爆焦，倒入白汤，然后加入海参、冬菇、冬笋、盐、料酒、味精等，煮沸勾芡，倒入火腿末并洒上胡椒粉即成。

功效主治： 补肾益精。用治肾虚阳痿。

方⑱ 鹿鞭炖鸡

配方： 鹿鞭(雄鹿的外生殖器)100克，枸杞子15克，肉苁蓉20克，巴戟天15克，杜仲15克，熟地黄20克，龙眼肉15克，陈皮5克，生姜5片，嫩母鸡1只(以不超800克为佳)，白酒适量。

制用法： 先将鹿鞭切成薄片，用白酒浸泡至身软，然后配合上述中药同放在砂锅内，放入母鸡，加水适量煮沸后，改用小火炖至鸡烂熟为度。吃鸡饮汤，连吃多次。

功效主治： 补肾益精。对男子房事过度引致的阳事不举、夜尿频数，以及眼冒金花、耳鸣、腰膝酸痛、四肢乏力等，有很好的改善作用。

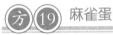 麻雀蛋

配方： 麻雀蛋6个，盐末。

制用法： 将雀蛋蒸熟剥皮蘸盐末吃。每次吃3个，日用2次，可连吃3～5日。

功效主治： 补肾壮阳强身。用治肾虚阳痿不举、举而不坚及早泄。

 附桂汤

配方： 制附子、肉桂各3克，熟地黄12克，川芎、白术各6克，白芍酒炒、当归、党参、枸杞子、仙茅、巴戟天各9克，黄芪24克。

制用法： 水煎服。

功效主治： 用治阳痿。

 蛤蚧汤

配方： 蛤蚧1对，海马、鹿茸各10克，赤参15克，枸杞子50克，淫羊藿30克，五味子30克。

制用法： 将上药洗净后，放入2500毫升白酒中，浸泡7日后即可饮用。每晚睡前饮35毫升，2个月为一疗程。

功效主治： 用治阳痿。

 黄芪附子汤

配方： 鹿衔草、黄芪各30克，制附子（先煎）9克，枸杞子20克，补骨脂12克，菟丝子、川芎、赤芍各10克，鹿角霜、韭菜子各6克。

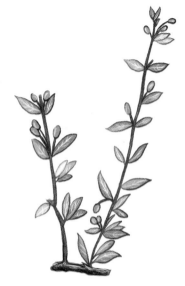

枸杞子

制用法： 水煎服。每日1剂。

功效主治： 用治男性性功能障碍（阳痿、早泄等）。

 参藿汤

配方： 党参、黄芪、淫羊藿各30克，龙眼肉、仙茅各15克，白术、当归、远志、炙甘草、巴

戟天各10克。

制用法：水煎服。每日1剂。

功效主治：用治阴茎举而不坚、食少神疲、寐不安宁、舌苔淡脉沉细。

方 24 枸芡莲药汤

配方：枸杞子、芡实、莲子、山药各30克，山茱萸、覆盆子各12克，五味子10克。

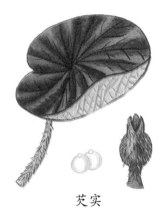

芡实

制用法：水煎服。每日1剂。

功效主治：用治阳痿、早泄。

方 25 地黄阳石汤

配方：熟地黄、阳起石各15克，山药、狗脊、覆盆子各12克，

葛根、续断、伸筋草、桑螵蛸、知母、巴戟天、蛇床子各9克，远志6克。

制用法：水煎服。每日1剂。

功效主治：用治阳痿。

方 26 韭菜子鸡内金粉

配方：韭菜子60克，鸡内金30克。

制用法：共研末，每次服2~3克，每日1~2次。

功效主治：用治阳痿。

方 27 蜈蚣粉

配方：蜈蚣30条，甘草6克，小茴香3克。

制用法：上药共研末，每次服2克，每日1~2次。

功效主治：用治阳痿。

方 28 蛤蚧粉

配方：蛤蚧1对，九香虫20克。

制用法：共研末，每次服2~3克，每日1~2次。

功效主治：用治阳痿。

遗 精

遗精是指在非性交活动时精液自行射出的一种疾病，一般一周数次或一夜几次者为病理状态。其中有梦而遗者，称为梦遗；无梦而遗，甚至清醒时精自出者，称为自泄滑精，常伴有头晕、耳鸣、精神委靡、腰酸腿软、疲乏无力等症状。该病为男性性功能障碍最常见疾病，主要是皮质中枢、脊髓中枢功能紊乱，以及因生殖系统疾病而反应为遗精，如重症性神经衰弱、包皮垢炎、包皮龟头炎、后尿道炎、前列腺炎、精囊炎、精阜炎等均可引起此病。另外，某些慢性病、体质过于虚弱等，也可引起遗精。中医学上遗精属精关不固，或君相火旺、湿热下注、扰动精室而引起。无论梦遗或自泄，皆起因于肾水虚衰。

蜂蜜煮沙果

配方：沙果500克。

制用法：将沙果切成厚片，加水800毫升，烧开后，小火煮至沙果酥时，加入蜂蜜250克，继续煮至成胶状，取出放凉。每日嚼食2～3次，每次2～3片。

功效主治：生津止渴，涩精止泻。用治遗精。

人参山药粉

配方：人参30克，山药30克，龙骨100克，茯苓50克，朱砂5克。

制用法：上药共研末。每服5克，日服2次。

功效主治：用治少食畏寒而梦遗者。

五倍子茯苓丸

配方：五倍子120克，茯苓30克，龙骨15克。

制用法：将以上药物共研成末，面糊为丸，丸大小如绿豆。开水送服，每次服40粒，日服3次。

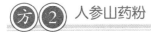

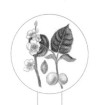

功效主治：用治肾虚性遗精。

 蛤蜊散

配方：蛤蜊300克，五味子100克，山茱萸50克。

制用法：先煅蛤蜊，然后将其他药共研细末。每次服10克，每日2次，空腹温酒送服。

功效主治：清热利湿，滋阴止遗。用治遗精。

 韭菜子

配方：韭菜子10克，黄酒适量。

制用法：水煎服。黄酒送服，日服2次。

功效主治：用治无梦遗精。

 白果鸡蛋

配方：生白果仁（即银杏仁）2枚，鸡蛋1个。

制用法：将生白果仁研碎，把鸡蛋打1个小孔，将碎白果仁塞入，用纸糊封，然后上笼蒸熟。每日早晚各吃1个鸡蛋，可连续食用至愈。

功效主治：滋阴补肾。用治遗精、遗尿。

 猪肚汤

配方：荔枝树根60克，猪小肚1个。

制用法：将根切成段，洗净，以水2碗同炖至剩1碗，去渣。食猪肚并饮汤。

功效主治：补益精血。用治遗精日久、神衰乏力。

 荷叶粉

配方：荷叶50克（鲜品加倍）。

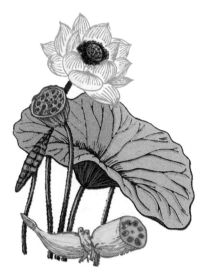

荷叶

制用法：研末。每服5克，每日早晚各1次，热米汤送服。轻者1或2剂，重者3剂可愈。

功效主治：清热止血，升发

清阳。用治梦遗滑精。

方⑨ 核桃炒猪肾

配方：核桃仁30克，猪肾(腰子)2个，葱、姜各5片，食油、盐、酱油、味精各适量。

制用法：将猪肾剖开，去膜，洗净，切成薄片。锅内放油烧热，将猪肾片煸炒，取出沥尽污水。再将锅烧热加食油，用葱、姜炝锅，放入猪肾片、核桃仁、盐、酱油等调料翻炒片刻，起锅前下味精即成。连服1周有效。

功效主治：滋阴补肾。用治腰酸腿痛、梦遗滑精等。

方⑩ 黄柏樗白丸

配方：樗白皮30克，牡蛎150克，知母、黄柏各90克，青黛9克，蛤粉、神曲各15克。

制用法：共研细末，神曲糊为丸。每服9克，早晚各1次。

功效主治：用治遗精，伴有头晕耳鸣、腰困腿软、五心烦热、舌红、脉细数。

方⑪ 金樱子汤

配方：金樱子、莲子肉、芡实、茯苓、山药各20克，白术、山茱萸、肉桂（后下）各10克，熟地黄、生黄芪各15克。

制用法：水煎服。

功效主治：补肾壮阳，涩精止泻。用治肾虚不固型遗精。

方⑫ 柿蒂枣仁

配方：柿蒂12克，酸枣仁24克，百合20克。

制用法：水煎服。每日2次。

功效主治：用治遗精。

方⑬ 鸡蛋壳柏叶汤

配方：鸡蛋壳30克，侧柏叶20克，甘草6克。

制用法：水煎服，每日2次。

功效主治：用治遗精。

方⑭ 生地汤

配方：生地黄、党参、远志、石菖蒲、砂仁（后下）、黄柏各15克，知母20克，黄连、灯心草各10克，生龙骨30克，甘草6克。

制用法：水煎服。

功效主治：用治心肾不交型遗精。

方 ⑮ 苦瓜芡实糊

配方：苦瓜1条，芡实粉10～15克，冰糖30克。

制用法：将苦瓜捣烂如泥，和芡实粉加冰糖捣匀，1次或分2次服。

功效主治：降火滋阴，涩精。用治阴虚火旺所致遗精。

方 ⑯ 芡实山药汤

配方：芡实、山药各30克，莲子15克，炒酸枣仁9克，党参3克。

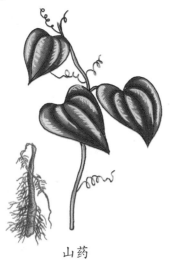

山药

制用法：山药用水适量，慢火煮，服汤，再用白糖15克拌入药渣中同服，每日如此。

功效主治：健脾补肾固精。用治遗精。

方 ⑰ 炒胡桃仁

配方：胡桃仁60克，韭菜150克。

制用法：用麻油炒熟，加适量盐、姜、葱、味精等调好味，佐餐食。

功效主治：温肾固精。用治因肾虚不藏之遗精。

方 ⑱ 莲子蕊粥

配方：栀子仁3～5克，莲子蕊10克，粳米50～100克。

制用法：将栀子仁碾成细末，先煮粳米、莲子心，待粥将成时，调入栀子末稍煮即可，或加白糖适量服。

功效主治：清热利湿止遗。用治湿热内蕴所致遗精。

早 泄

早泄是指男子在性交时阴茎尚未接触阴道就自行射精或一经接触就立即射精的现象(一般青壮年男性在性交2～6分钟射精)。本病多由精神过度紧张或严重神经衰弱所引起,手淫也是其诱因之一。除适当服用镇静药外,需解除顾虑、正确对待性生活、戒绝手淫、增强体力锻炼和体育疗法等。中医学认为,兼见面色苍白,精神委靡、腰酸腿软、舌淡、脉沉弱者,多由命门火衰、肾气不固所致,治宜温肾、益精、固涩等法。兼见面红升火、咽干口燥、腰脊酸楚、舌红少津、脉弦细而数者,多由肾虚火旺所致,治宜滋肾、降火、固精等法。

 鸡骨黑豆汤

配方:鸡骨100克,黑豆30克,五味子6克。

制用法:水煎服,每日1次或2次。

功效主治:用治早泄。

 泥鳅山楂汤

配方:泥鳅2条,山楂30克,盐适量。

制用法:水煎,喝汤吃泥鳅,每日1次或2次。

功效主治:用治早泄。

 猪脊髓五味子汤

配方:猪脊髓,五味子各15克。

制用法:水煎服,每日2次。

功效主治:用治早泄。

方 4 **莲子焖饭**

配方:大米500克,淘洗净,莲子50克,温水泡发,去心、去皮,芡实50克,用温水泡发。

制用法:大米、莲子、芡实同入铝锅内,搅匀,加适量水,如焖米饭样焖熟,食时将饭搅开。

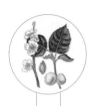

中医经典偏方大全

功效主治：用治早泄。

 方 5 黄芪炖乳鸽

配方：黄芪、枸杞子各30克，乳鸽1只，去毛和内脏。

制用法：入葱、姜、盐等调料炖熟。饮汤食肉，每3日炖1次，3~5次为1疗程。

功效主治：用治临房心悸不宁、性交即泄，伴气短乏力、自汗、纳呆便溏、面色萎黄、舌质淡、脉虚弱。

 方 6 细辛丁香浸乙醇

配方：细辛、丁香各20克，95％乙醇100毫升。

制用法：将2药浸泡入乙醇内半个月备用。使用时，以此浸出液涂搽阴茎之龟头部位，经2~3分钟后即可行房事。

功效主治：用治由心理因素所致早泄者。

 方 7 五倍子药液

配方：五倍子15克。

制用法：煎汤外洗阴茎，每日2次。

功效主治：用治早泄。

方 8 石莲子汤

配方：石莲子、远志、知母、黄柏、桑螵蛸、牡丹皮、川楝子、五味子各12克，生地黄20克，泽泻、茯苓各15克，山茱萸、山药各10克。

制用法：上诸味药水煎服。每日1剂，30天为一疗程。若心火旺者，加龙胆草12克，肾阳虚甚者，加菟丝子、补骨脂、韭菜子各12克；伴阳痿者，加锁阳15克，阳起石20克，淫羊藿10克。

功效主治：用治早泄。

 方 9 茯苓汤

配方：茯苓、泽泻各15克，猪苓12克，桂枝、细辛各6克。

制用法：水煎服。每日1剂。

功效主治：用治早泄。

方 10 知母汤

配方：知母、黄柏、芡实、莲须、酸枣仁、柴胡各10克，龙骨（先煎）30克，牡蛎（先煎）30克，珍珠母（先煎）50克。

制用法：水煎服。

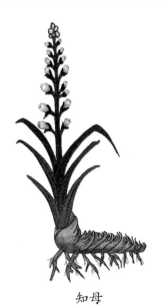

知母

功效主治： 用治早泄，症见舌尖边红、苔薄黄、脉弦或细数，或伴有头晕、耳鸣、心烦者。

 方 ⑪ 蜂白散

配方： 露蜂房、白芷各10克。

制用法： 将2味药烘干发脆，共研细末，醋调成面团状，临睡前敷肚脐(神阙穴)上，外用纱布盖上，橡皮膏固定，每天敷1次，或隔天1次，连续3～5次。

功效主治： 用治早泄。

 方 ⑫ 地黄龙骨汤

配方： 生地黄10克，山萸

萸、山药、知母、黄柏、泽泻、牡丹皮、金樱子各9克，沙苑蒺藜10克，龙骨（先煎）、牡蛎（先煎）各30克。

制用法： 水煎服。每日1剂，分2次服。

功效主治： 滋阴潜阳。用治阴虚阳亢所致的早泄。

 方 ⑬ 附子汤

配方： 附子、肉桂各6克，熟地黄、山茱萸各9克，茯苓10克，泽泻、山药各12克，牡丹皮10克。

制用法： 水煎服。每日1剂，分2次服。

功效主治： 益肾固精。用治肾气不固所致的早泄。

方 ⑭ 人参黄芪汤

配方： 人参、白术各9克，黄芪12克，当归10克，茯神9克，远志、酸枣仁各6克，龙眼肉12克，木香、甘草各6克。

制用法： 水煎服。每日1剂，分2次服。

功效主治： 补益心脾。用治心脾虚损所致的早泄。

方 ⑮ 狗肉

配方： 狗肉500克。八角、小茴香、桂皮、生姜、大蒜、胡椒面、精盐各适量。

制用法： 将狗肉入清水中净洗几遍，切小块，用开水烫1过，入热油锅中炸至金黄捞出。另取沙锅1只，倒入狗肉及八角、茴香、桂皮、大蒜、生姜。加水浸没，旺火烧沸，转小火烧2小时，调入精盐、胡椒面，稍焖即成。

功效主治： 温阳祛寒、补虚健脾。用治脾胃虚寒，气怯食少、胸腹胀满及肾虚下寒、腰膝酸软、阳痿、早泄者。

方 ⑯ 鱼鳔蒸莲须

配方： 鱼鳔15克，莲须20克。

制用法： 鱼鳔先下油锅炸泡后，用清水浸发除去火气。莲须洗净装入纱布袋中，同放于大瓷碗中，加清水400毫升，盖好隔水蒸熟，取出药纱袋，下精盐、味精，淋麻油，调匀。早晚各服1次，连服3～5日。

功效主治： 补肾益精。用治遗精、早泄。

方 ⑰ 核桃韭菜籽汤

配方： 胡桃肉15克，韭菜籽10克。

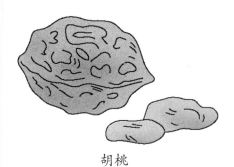

胡桃

制用法： 核桃仁捣成小颗粒，加水250毫升，与韭菜籽10克同煮熟，去渣滤汁，加黄酒少许冲服。

功效主治： 壮阳强腰，固精。用治肾虚阳痿、遗精、早泄。

性欲低下

性欲低下是指在性刺激下，没有进行性交的欲望，对性交意念冷淡，而且阴茎也难以勃起的一种性功能障碍。西医认为本病和大脑皮质功能以及内分泌系统功能紊乱、药物等有关。而中医学则认为，此病与人体脾肾阳虚、命门火衰有很大关系。

 肉苁蓉远志散

配方：肉苁蓉、五味子、菟丝子、远志、蛇床子各等份。

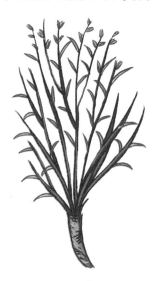

远志

制用法：将药研成粉末，每日睡前空腹服6克，黄酒送服。

功效主治：温肾助阳，敛精安神。用治性欲低下、阳痿。

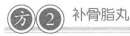 **补骨脂丸**

配方：补骨脂240克（盐水炒），云茯苓120克，韭子60克。

制用法：将上药浸入陈醋内，醋高过药面1指，加热煮沸，取渣令干为末，再做成丸如桐子大，每服20丸，早晚各1次。

功效主治：温补肾阳、固精涩遗。用治性欲减退、遗精、阳痿。

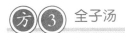 **全子汤**

配方：韭菜子、女贞子、菟丝子、枸杞子、五味子、覆盆子、巴戟天、淫羊藿、蛇床子、鹿角霜各适量。

制用法：水煎服。每日1剂。

功效主治：温肾壮阳。用治性欲低下，厌倦房事。

 方 4 熟地汤

配方：熟地黄、山药、山茱萸、枸杞子、鹿角胶、菟丝子、杜仲、当归、肉桂（后下）、巴戟肉、肉苁蓉、黄狗肾等各适量。

制用法：水煎服。每日1剂，分2次服。

功效主治：温阳益肾，填精补血。用治性欲减退、遗精、阳痿。

 方 5 牛鞭蜜丸

配方：牛鞭1根，韭菜子25克，淫羊藿、菟丝子各15克，蜂蜜适量。

制用法：将上药焙干为末，蜜为丸，黄酒冲服。

功效主治：补火助阳。用治性欲低下、阳痿诸症。

 方 6 外涂蛇菟汁

配方：蛇床子末90克，菟丝子(取汁)150毫升。

制用法：将2味药相合，外涂于阴茎上，日五遍。

功效主治：温肾壮阳。用治肾阳不足、性欲低下、阳痿。

 方 7 阳起石丸

配方：阳起石、蛇床子、香附子、韭子各30克，土狗(去翘足煅过)7个，大枫子3克(去壳)，麝香、硫黄各3克。

制用法：将药研末，炼蜜为丸，指顶大，以油纸盖护贴脐上，用绢袋子缚住。

功效主治：补火助阳。用治肾阳虚衰、命火不足的性欲低下、阳痿。

 方 8 地榆根方

配方：地榆根30克。

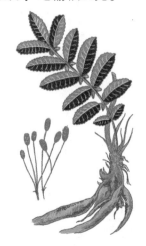

地榆

制用法：泡酒或水煎服，或干品研末，每次吞服3克。

功效主治：用治同房中受惊恐，或同房后双侧少腹疼痛、面黄肌瘦、全身无力、不思饮食、性功能低下者。

 方⑨ 羊肾汤

配方：仙茅20克，枸杞子20克，淫羊藿20克，鹿角胶20克，熟地黄20克，羊肾2个。

制用法：羊肾2个同煎，每日1剂，10日为一疗程。日服2次。

功效主治：温肾壮阳，滋阴养血。用治男女性冷淡。

 方⑩ 淫羊藿汤

配方：淫羊藿30克，鹿衔草30克，三枝茶20克。

制用法：水煎内服，每日3次，或用5剂浸泡白酒2500毫升内服，早晚各1次，每次10毫升。

功效主治：用治早泄、阳痿，服用本方对性功能的恢复很有帮助，尤以酒剂为好。

 方⑪ 委陵菜龙胆草汤

配方：西南委陵菜根15克，龙胆草15克。

制用法：水蒸内服。每日1剂。不可久服。

功效主治：用治同房时受惊引起的腰痛、头昏、四肢酸软无力、小便不畅、小腹痛、性功能低下者。

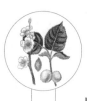

糖尿病

糖尿病又称消渴症，是一种由胰岛素相对或绝对分泌不足或胰高血糖素不适当地分泌过多而引起的以糖代谢紊乱、血糖增高为主要特征的全身慢性代谢性疾病。此病早期无症状，随其发展可出现多尿、多饮、多食、疲乏、消瘦、尿液中血糖含量增高，或并发急性感染、肺结核、动脉粥样硬化、末梢神经炎、趾端坏死等。早期诊断依靠化验尿糖和空腹血糖及葡萄糖耐量试验。此病重者可发生动脉硬化、白内障、酮中毒症等。按病情可采用饮食控制、胰岛素等降血糖药治疗，避免精神紧张、加强体育锻炼等也有利于预防本病的发生、发展。中医认为本病是由于饮食不节、情志不调、恣性纵欲、热病火燥等原因造成。本病多见于40岁以上喜欢吃甜食而肥胖的患者，脑力劳动者居多。创伤、精神刺激、多次妊娠以及某些药物(如肾上腺糖类皮质激素、女性避孕药等)是诱发或加重此病的因素。发病时伴有四肢酸痛、麻木感、视力模糊、肝肿大等症。

 方 1 枸杞茶

配方：枸杞子10克。

制用法：将枸杞子加水300毫升，煮沸1～2分钟，待冷后，早餐前将浓汁服完，之后反复冲开水当茶饮，每天4～5杯(每杯200毫升)，临睡前将残存枸杞子连水一起细嚼咽下。

功效主治：用治糖尿病。

方 2 冬瓜子麦冬汤

配方：冬瓜子30克，麦冬10～15克，黄连5克。

制用法：水煎服。

功效主治：用治消渴饮水不止、小便频多之糖尿病患者。

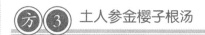 方 3 土人参金樱子根汤

配方：土人参、金樱子根各

60克。

制用法：水煎服，每日分3次服。

功效主治：用治多饮多尿之糖尿病患者。

 番薯叶冬瓜汤

配方：番薯叶150克，冬瓜（连皮）200克。

制用法：将番薯和冬瓜加水500毫升，煮至冬瓜酥烂。分1次或2次服。

功效主治：用治糖尿病。

 园葱

配方：园葱（洋葱、葱头）100克。

制用法：将园葱洗净，开水烫过，切细，加食油少许调味。佐饭食之，每日2次。

功效主治：用治糖尿病、高血压、动脉硬化。

 胡萝卜粥

配方：新鲜胡萝卜适量，粳米250克。

制用法：将胡萝卜切碎，同粳米一起煮粥。可供早晚餐服食。

功效主治：清热解毒，健脾化滞。用治糖尿病、高血压。

 柿子叶

配方：鲜柿叶适量。

制用法：将柿子叶洗净，以食盐浸渍。每日吃5～6片。

功效主治：用治糖尿病。

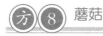 **蘑菇**

配方：蘑菇适量。

制用法：做菜或煮汁饮服，常用。

功效主治：用治糖尿病。蘑菇培养液具有降血糖作用，常食蘑菇有益于改善糖尿病症状。

 糯稻秆

配方：糯稻秆10克。

制用法：将糯稻秆切碎炒煲，沸水泡，每日1剂代茶饮。

功效主治：用治糖尿病口渴咽干。

 苡仁山药粥

配方：薏苡仁、山药各50克，粳米100克。

制用法：洗净加清水1500毫

升。烧开后，不加油盐，慢熬成粥，分3～4次空腹服。

功效主治：补中利湿，固肾止泻。用于治疗糖尿病、口渴。

 黑木耳扁豆粉

配方：黑木耳、扁豆各等份。

制用法：将上述2味洗净晒干，共研成面。每次9克，白水送服。

功效主治：益气清热，祛湿。用治糖尿病。

 蚕茧汤

配方：蚕茧(连蛹)10枚，或乱丝绵15克。

制用法：煎汤代茶饮。

功效主治：用治上消大渴之糖尿病患者。

 生地黄姜汁

配方：生地黄1500克，生姜250克，麦冬(去心)1000克。

制用法：共入石臼内捣烂，取自然汁，文火熬，稀稠适度，收贮。每服1匙，不拘时服用，温开水送服。

功效主治：清热凉血，生津润燥。用治消渴型糖尿病。

 糯米桑根茶

配方：糯米(炒黄)、桑根(白皮)各等份。

制用法：每用30～50克，水1大碗，煮至半碗。渴则饮之，不拘时。

功效主治：用治糖尿病。

 菟丝子丸

配方：菟丝子适量。

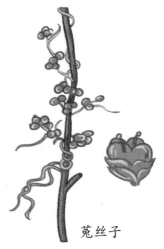

菟丝子

制用法：拣净水洗，酒浸3日，滤干，趁润捣碎，焙干再研细末，炼蜜为丸，如梧子大。日服2～3次，饭前服5～10克。或用胶囊灌服，米汤调下。

功效主治：用治上消饮水不止之糖尿病患者。

方⑯ 野蔷薇根汤

配方：野蔷薇根皮9克。

制用法：水煎服。日服2次。

功效主治：清热利湿，祛风，活血。用治小儿糖尿病。

方⑰ 独参汤

配方：生晒参、红参、西洋参(任选其中一味)。

制用法：每日用2～6克，加开水100毫升，隔水炖2小时。温服，药渣可同时嚼碎服下。

功效主治：用治气阴两虚、尿糖、血糖明显异常之糖尿病。

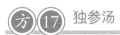方⑱ 甘薯叶冬瓜汤

配方：鲜甘薯叶150克，冬瓜100克。

制用法：加水共煎汤。每日分2次服。

功效主治：清热利尿。用治糖尿病。

方⑲ 菠菜根粥

配方：鲜菠菜根250克，鸡内金10克，大米50克。

制用法：菠菜根洗净，切碎，加水同鸡内金共煎煮30～40分钟，然后下米煮作烂粥。每日分2次连菜与粥服食。

功效主治：止渴润燥养胃。用治糖尿病。

方⑳ 冷开水茶

配方：茶叶10克(以未经加工的粗茶为最佳，大叶绿茶次之)。

制用法：将开水晾凉，取200毫升冷开水浸泡茶叶5个小时即可。

功效主治：用治糖尿病。

注：禁用温开水冲泡，否则失去疗效。据日本新闻媒介报道，日本一教授的研究结果表明：茶叶中含有促进胰岛素合成及去除血液中过多糖分的多糖类物质，因而常饮冷水茶可治疗糖尿病。

方㉑ 煮玉米粒

配方：玉米粒500克。

制用法：加水煎煮至粒熟烂。分4次服食，连服1000克。

功效主治：清热利尿，降低血糖。用治糖尿病尿味带甜、身有水肿、尿量增多。

绿豆萝梨汤

配方：绿豆200克，青萝卜250克(切片)，雪梨2个(去皮核，切片)。

制用法：先将绿豆加水700毫升，煮至豆瓣开裂时，再将青萝卜、雪梨一同加入，共煮至熟透。分多次连渣服。

功效主治：用治糖尿病。

 豇豆山药汤

配方：带皮嫩豇豆50克，山药30克。

制用法：加水400毫升，煎至200毫升，去渣取汁。分2次服。

功效主治：用治糖尿病口渴、尿多。

 醋蛋

配方：鸡蛋5个，醋400毫升。

制用法：将鲜鸡蛋打碎，置碗中，加醋150毫升，调和后放置36小时，再加醋250毫升，搅匀即成。上述量分5～7天服完。

功效主治：降血糖。用治糖尿病。

 番茄皮花粉茶

配方：番茄40克，西瓜皮、冬瓜皮、天花粉各30克。

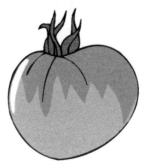

番茄

制用法：番茄洗净切片，同西瓜皮、冬瓜皮、天花粉水煎2次，每次用水500毫升，煎半小时，两次混合，去渣取汁。当茶饮。

功效主治：用治糖尿病。

方 26 炸嫩笋

配方：嫩笋、酱油、盐各适量。

制用法：将嫩笋削皮切成长方片，用酱油浸泡一下即捞出。锅内放入植物油烧至八成热，下笋片煎炸成黄色即可。

功效主治：益气清热。用治糖尿病。

蒸鲜山药

配方：山药120克。

制用法：将山药洗净蒸熟。饭前1次吃完，每日2次。

功效主治：补脾止泻，补肾收摄。用治糖尿病之口渴、尿多、易饥。

 山药黄连汤

配方：山药25克，黄连10克。

制用法：水煎服。

功效主治：清热祛湿，补益脾肾。用治糖尿病之口渴、尿多、善饥。

 桃胶玉米须汤

配方：桃树胶15～25克，玉米须30～60克。

制用法：2味加水共煎汁。日饮2次。

功效主治：平肝清热，利尿祛湿，和血益气。用治糖尿病。

 糯米花汤

配方：糯米爆成的米花50克，桑根白皮15克。

制用法：水煎服。日分2次服。

功效主治：补中益气，清热。用治糖尿病之口渴。

肥胖症

肥胖症是指由于人体新陈代谢失调而导致脂肪组织过多所造成的病症。一般认为体重超过正常标准的20%为肥胖。脂肪主要沉积于腹部、臀部、乳房、项颈等处。常见于体力劳动较少而进食过多的中年人。肥胖可分为单纯性肥胖和继发性肥胖。单纯性肥胖常常是家族性的，可能与遗传因素有关。继发性肥胖是继发于某些疾病的，例如皮质醇增多症、胰岛素瘤、甲状腺功能低下症、性幼稚多指畸形综合征、多囊卵巢综合征等。患肥胖症者一般出汗多、善饥多食、腹胀、便秘、心慌、气短、嗜睡、不爱活动、不能平卧，还伴有下肢轻度水肿，女性患者则多伴有月经失调、闭经、不育等病状。

 玫瑰花山楂饮

配方：玫瑰花5克，红花5克，山楂15克，红茶3克。

制用法：开水冲泡代茶饮。

功效主治：用治女性肥胖症兼有肝郁气滞闭经者。

 饮醋

配方：醋15～40毫升。

制用法：将醋倒入杯中，每日饮用1次。

功效主治：降血脂。用治肥胖者。

 黄豆醋

配方：黄豆500克，醋1000毫升。

制用法：将黄豆炒20～25分钟，不能炒焦，冷后及时装入玻璃瓶内，加醋浸泡，密封7～10日后即可服用。每日早晚各食6粒。

功效主治：降血压，降血脂。用治肥胖症、1级高血压、高脂血症等。

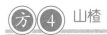 山楂

配方：生山楂500克，蜂蜜250毫升。

制用法：将山楂去果柄及果核，放在锅内(勿用铁锅)，加水适量，煎煮至7成熟，水将耗尽时，加入蜂蜜，再以小火煎煮熟透，收汁即可。待冷，放入瓶内贮存备用，每日服数次。

功效主治：破气行瘀、消积化滞。用于治疗肥胖症、高脂血症。

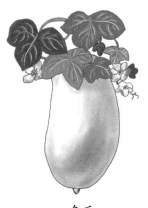

冬瓜

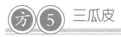 三瓜皮

配方：西瓜皮、黄瓜皮、冬瓜皮各200克。

制用法：将西瓜皮刮去腊质外皮、冬瓜皮刮去绒毛外皮，与黄瓜皮一起，在开水锅内焯一下，待冷，切成条状，置盘中，用少许盐、味精拌匀，佐餐食用。

功效主治：减肥，利水。用治肥胖症。

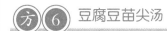 豆腐豆苗尖汤

配方：豆腐、豌豆苗尖各500克。

制用法：将水煮沸后，把豆腐切块下锅，亦可先用菜油煎豆腐一面至黄，再加水煮沸后，下豆苗尖，烫熟即起锅，切勿久煮。每天以此作佐餐菜肴。

功效主治：通便减肥。用治气虚便秘的肥胖者。

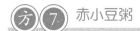 赤小豆粥

配方：赤小豆30克，粳米50克。

制用法：赤小豆、粳米洗净，入锅，加清水煮至粥成。每日早晚食粥。

功效主治：用治肥胖症。

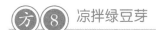 凉拌绿豆芽

配方：绿豆芽50克，米醋、生姜、食盐各适量。

制用法：绿豆芽择洗干净，

入开水锅内焯一下，捞出装盘，加米醋、食盐、生姜末拌匀，即可食用。

功效主治：减肥，且有利于保持身体健美。

 炒魔芋

配方：魔芋100克，调料适量。

制用法：将魔芋和调料入油锅中，翻炒后出勺即可。每日1剂。

功效主治：减肥。用治老年性肥胖。

 枸杞汤

配方：枸杞子60克。

制用法：加水煎，去渣，分服。每日1剂。

功效主治：用治肥胖症。

 三子汤

配方：车前子（包煎）、莱菔子、牵牛子各20克，蜀椒目、商陆、青皮、桑皮、桂枝、茯苓、陈皮、柴胡、郁金各10克。

制用法：加水煎沸15分钟，滤出药液，再加水煎20分钟，去渣，两煎药液对匀，分服，每日1剂。

功效主治：用治肥胖症。

 椒目三子汤

配方：蜀椒目、牵牛子、莱菔子、车前子、陈皮、半夏、枳壳、青皮、大腹皮、茯苓、泽泻、商陆各10克。

制用法：水煎服法同上，每日1剂。

功效主治：用治肥胖病，以躯干为著。

 双术汤

配方：苍术、白术各15克，茯苓、泽泻、陈皮、半夏、黄芪、防己各10克。

制用法：水煎服法同上，每日1剂。

功效主治：用治肥胖症，症见脾不健运、聚湿成胖。

头 痛

头痛是临床上常见的自觉症状，可由多种疾病引起。头痛的病因较多，但不外乎外感和内伤两大类。其病机多因风寒湿热等邪外侵、风阻火毒上扰、痰浊瘀血阻滞，致经气不利、气血逆乱；或因气血营精亏虚、清阳不升、脑神失养等所致。

 疏风活血汤

配方：川芎15克，桃仁10克，红花10克，当归10克，白芍10克，熟地黄10克，防风10克，羌活10克，独活10克，白芷10克，鸡血藤20克。

制用法：水煎服。每日1剂。

功效主治：活血，疏风，止痛。用治各种慢性头痛。

 芎芷二陈汤

配方：川芎9克，白芷9克，升麻9克，麻黄9克，姜半夏10克，天麻10克，荆芥穗10克，陈皮12克，茯苓12克，生甘草6克，蜈蚣2条。

制用法：每日1剂，早晚各服1次，小儿量酌减。

功效主治：祛风解表，除湿化痰，疏通经络。用治外感所致痰湿内停、寒邪凝滞、气郁血瘀所引起的头痛。

 川芎茶叶汤

配方：川芎9克，茶叶6克。

制用法：水煎服。也可川芎加下列之一：加当归18克，治疗血虚头痛；加香附3克，治疗气郁头痛。

功效主治：活血行气，散风止痛。用治头痛。

 大黄苏打片

配方：大黄苏打片。

制用法：大黄苏打片7～10片，空腹服，每日2～3次，以出现轻度腹泻为度。

功效主治：大黄苏打片含有

大黄粉、碳酸氢钠、薄荷油等，用治胃酸过多、消化不良、便秘等。大黄苏打片具有扩张血管、改变血液pH、减少血黏度，从而对血管性头痛起到治疗作用。可使头痛在1小时内减轻，1～8小时内消失。

 方⑤ 水煎白果

配方：带壳生白果20克。

制用法：将生白果捣裂，去膜及胚芽，入砂锅，加入水500毫升，水煎，1天分2次服完。

功效主治：补肾益肺，扩张脑血管。用治脑血管硬化性头痛、头晕。

 方⑥ 决明子末调敷太阳穴

配方：炒决明子60克。

制用法：研为末，用茶调敷两太阳穴，干则换。

功效主治：清热明目。用治肝火上炎、风热外袭所至头痛、眩晕、目赤。

 方⑦ 荠菜花汤

配方：荠菜花不拘量。
制用法：水煎服。

功效主治：清热凉血。用治头痛、头晕。

 方⑧ 米醋蒸气熏头面

配方：米醋适量。

制用法：将醋放置锅内煮沸，趁热气出时将头面伸向蒸气中，以蒸气熏头面，其痛可止。

功效主治：散风止痛。用治外感头痛。

 方⑨ 荞麦陈醋糊敷发际

配方：陈荞麦30克，陈醋适量。

制用法：将荞麦放入锅内炒至老黄色，加醋再炒，然后取出用醋调成稠糊，装布袋趁热敷额上发际处。冷后炒热再敷之，至鼻子流黄臭涕停止。

功效主治：祛风，活血止痛。用治鼻窦炎、鼻炎、鼻寒引起之偏头痛。

 方⑩ 蚕沙石膏醋糊敷前额

配方：蚕沙15克，生石膏30克，米醋适量。

制用法：将前2味研为细末，加醋调成糊状，敷于前额，痛止去糊。

功效主治：清热利湿，止痛。用治发热、头昏、头痛如裹。

 方 ⑪ 公鸡血汤

配方：公鸡血15克，金花果10克，钩藤（后下）10克。

制用法：将2味药先煮20～30分钟，放入鸡血煮5～6分钟即可，用2～3滴为引，每日服1次。

功效主治：用治妇女产后失血过多引起的头痛，也可用治贫血引起的头痛。

 方 ⑫ 藁本菊花汤

配方：藁本4.5克，菊花6克，薄荷（后下）4.5克，鲜石斛6克，黄芩6克，甘松3克，淡豆豉6克，大葱白9克。

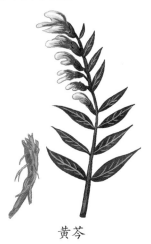

黄芩

制用法：水煎服。每日2次。

功效主治：用治前额痛。

 方 ⑬ 地肤子川芎汤

配方：地肤子15克，川芎15克，菊花15克。

制用法：水煎服，1日3次。

功效主治：清头明目，散瘀止痛。用治偏头痛、三叉神经痛。

方 ⑭ 明天麻双钩藤汤

配方：明天麻15克，双钩藤（后下）12克，白芷6克，炒全蝎4克，藁本12克，白僵蚕12克，白芍12克，蔓荆子12克，刺蒺藜12克，桃仁9克，熟附块5克，三七(打)4克。

制用法：水煎服。每日1剂。

功效主治：搜风通络，化瘀止痛。用治偏头痛(神经性血管性头痛)。

方 ⑮ 川芎白芷末塞鼻

配方：川芎50克，白芷50克，炙远志50克，冰片7克。

制用法：共研极细末，瓶装密贮勿泄气。以绸布或的确良一小块，包少许药末，塞入鼻孔，右侧头痛塞左鼻孔，左侧头痛塞右鼻孔。

功效主治：养血活血祛风，芳香开窍醒脑。用治偏头痛。

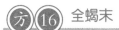

方 16 全蝎末

配方：全蝎末。

制用法：以全蝎末少许置于"太阳穴"，以胶布封固，每日1换。

功效主治：祛风平肝，解痉定痛。用治偏头痛。

方 17 黄芩白酒汤

配方：黄芩3克，生大黄(研)9克。

制用法：和白酒1小碗煮服。

功效主治：清热燥湿，泻火解毒。用治偏头痛属热者。

方 18 荆芥穗汤

配方：荆芥穗适量。

制用法：将荆芥穗研细末内服。每日3次，每次15克，热水冲服。

功效主治：发汗解热。用治偏头痛，有较好的疗效，无不良反应。

方 19 白芷汤

配方：白芷9克。

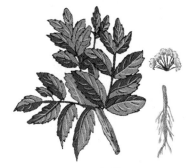

白芷

制用法：水煎分2～3次服。或研末，每服3克，每日3次。

功效主治：用治偏头痛及感冒头痛。

方 20 川芎白芷散

配方：川芎30克，白芷30克，全蝎12克，细辛10克。

制用法：将上药共研细末，分装3克1包，日服3次，每次1包，温开水送服。

功效主治：用治血管神经性头痛、三叉神经痛引起的偏头痛，疗效显著，对单侧或双侧头痛如刀割及头痛连目、连牙、连耳也有一定的效果。

眩 晕

眩是目眩，即眼花或眼前发黑，视物模糊；晕是头晕，即感觉自身或外界景物旋转，站立不稳，因两者同时并见，故统称为"眩晕"。究其原因有四：

一是外邪袭人，邪气循经脉上扰巅顶，清窍被扰，可发生眩晕。

二是脏腑功能失调，或肾精亏耗、不能生髓、髓海不足、发生眩晕；或是肝阳上亢、上扰清窍，发为眩晕；或是脾胃不足、气血亏虚、脑失所养。

三是痰湿中阻、痰湿上犯、蒙蔽清阳而发眩晕。

四是瘀血内阻、清窍受扰而生眩晕。

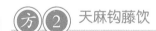 **方 1 丹参红花汤**

配方： 丹参30克，红花9克，泽兰9克，茯神9克，钩藤（后下）9克，白蒺藜9克，生珍珠母（先煎）30克，田七3克(研末2次分服)，甘草3克。

制用法： 水煎服。每日1剂。

功效主治： 祛瘀通络，清利头目。用治头目晕眩、失眠多梦，甚至精神恍惚、舌边紫黯、脉涩。

方 2 天麻钩藤饮

配方： 天麻12克，白蒺藜12克，钩藤（后下）15克，炒山

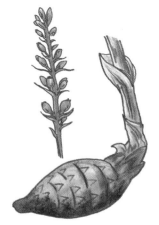

天麻

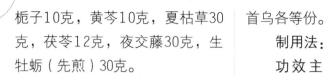

栀子10克，黄芩10克，夏枯草30克，茯苓12克，夜交藤30克，生牡蛎（先煎）30克。

制用法：水煎服。每日1剂。

功效主治：平肝息风潜阳。用治肝阳上亢型眩晕(高血压多属此型)，症见眩晕如坐舟车、耳鸣、头胀痛、性情急躁、常因恼怒而眩晕加重、烦热面赤、睡眠多梦、口干苦、苔黄、舌质红、脉弦数。

 葛根黄芩汤

配方：葛根12克，钩藤（后下）12克，白薇12克，黄芩12克，茺蔚子12克，白蒺藜12克，桑寄生12克，磁石（先煎）30克，牛膝12克，泽泻12克，川芎12克，野菊花12克。

制用法：水煎服。每日1剂。

功效主治：滋阴潜阳，清肝平肝。用治阴虚阳亢型眩晕。

方 4 女贞子旱莲草汤

配方：女贞子、墨旱莲、熟地黄、当归、白芍、决明子、玄参、沙苑子、白蒺藜、生龙骨（先煎）、生牡蛎（先煎）、何

首乌各等份。

制用法：水煎服。每日1剂。

功效主治：滋水涵木，清眩止晕。用治眩晕，证属肝肾阴虚，其症见头目眩晕、身摇如坐舟车、时欲恶心。

 玉米须汤

配方：玉米须30克。

制用法：以水两盅煎至一盅为度。空腹服下，连服3~6次。

功效主治：用治高血压引起之头晕眼花、眩晕。

 白果红枣汤

配方：白果30克，红枣10枚。

制用法：将白果除去壳、膜和胚芽，研末，红枣煎汤送服。

功效主治：用治老年动脉硬化症、梅尼埃综合征头晕目眩。

 鱼鳔山药汤

配方：鱼鳔30克，鲜山药100克。

制用法：将鱼鳔浸软、切块，鲜山药去皮，洗净切片，同放于砂锅中，注入清水500毫升，加入冰糖，小火煮至酥烂。分2次

趁热食鱼鳔和山药，喝汤。

功效主治：补肾益精，健脾和胃。用治耳源性眩晕。

 方⑧ 首乌枸杞饮

配方：何首乌20克，黑芝麻、枸杞子各15克，菊花10克。

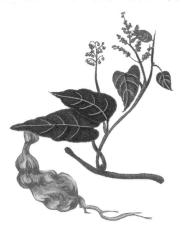

何首乌

菊花制用法：水煎2次，每次用水400毫升，煎半小时，两次混合，去渣留汁，分2次服。

功效主治：用治肝肾两虚、头晕目眩、腰膝酸软、须发早白、视物模糊、血虚便秘。

 方⑨ 菊花粳米粥

配方：干菊花10克，粳米50克，冰糖少许。

制用法：将菊花去蒂、择净

磨成碎末备用。再将粳米加冰糖煮粥，待粥煮好调入菊花末，再少煮片刻即成。每日1剂，分2次服。

功效主治：疏风清热止眩晕。用治外感风热所至的头晕目眩。

 方⑩ 夏枯草猪肉汤

配方：夏枯草15克，瘦猪肉60克。

制用法：将夏枯草、猪肉加水适量，煮至肉熟即可。喝汤吃肉，每日分2次。

功效主治：清肝火，散郁结，降血压。用治伴有高血压、目赤、头痛等肝火上炎之眩晕。

方⑪ 泽泻粳米粥

配方：泽泻50克，川牛膝10克，白术15克，粳米50克。

制用法：先将泽泻、白术、牛膝同入砂锅中煎水，去渣、取汁。用净药汁，同粳米煮成稀粥，每日早晚各服1小碗，连服3～5日。

功效主治：利湿涤痰。用治痰火上扰之眩晕。

失 眠

　　失眠指睡眠不足或睡不深熟。有几种形式：一是难以入睡起始失眠；二是睡眠浅而易于惊醒间断失眠；三是睡眠持续时间早于正常，早醒后不能再入睡(早醒失眠)。引起失眠的主要原因是精神过度紧张或兴奋，并伴以头昏脑胀、头痛、多梦、记忆力减退、神倦胸闷、注意力不集中、食欲不振、手足发冷等，常见于神经官能症、神经衰弱等；如失眠伴以情绪不稳、过敏、潮热、出汗、头痛头晕、血压波动、月经紊乱等，年龄在45～55岁的可能是围绝经期综合征；如因环境嘈杂或服用浓茶、饮料、药物、心中有事、忧郁不结、疼痛等各种原因引起的，均应根据病因，镇定安眠、心理调节。

 百合粉

　　配方：干百合12克。

　　制用法：将百合磨成粉，早晚分2次冲服。

　　功效主治：清心安神，养阴润肺。用治伴有心悸、健忘、心神不宁的失眠。平常人久服，可起到保健延年的作用。

 糯稻根汤

　　配方：糯稻根60克。

　　制用法：水煎，每晚服一大碗。

　　功效主治：用治失眠。

 酸枣仁粉

　　配方：酸枣仁15克。

　　酸枣**制用法：**焙焦为末，顿服，每日1次睡前服。

　　功效主治：补肝益胆，宁心安神。用治失眠、心悸。

 芹菜根汤

　　配方：芹菜根60克。

　　制用法：水煎，睡前服。

功效主治：用治失眠。

方 5 莲子心汤

配方：莲子心30个。

制用法：水煎入盐少许，每晚临睡时服。

功效主治：清热泻火，宁心安神。用治失眠、心悸，烦躁。

方 6 大枣茯神小米粥

配方：大枣5个，小米50克，茯神10克。

制用法：先将茯神用水煮透，滤取汁液。用茯神汁液再煮小米和大枣为粥。每日分2次服用。

功效主治：健脾养心，安神益智。用治心脾两虚、惊悸怔忡、失眠健忘、精神不集中。

方 7 龙眼酒

配方：龙眼肉100克，60度白酒400毫升。

制用法：将龙眼肉放在细口瓶内，加入白酒，密封瓶口，每日振摇1次，半个月后可饮用。每日2次，每次10~20毫升。

功效主治：补益心脾，养血定神。用治虚劳衰弱、失眠、健忘、惊悸等症。

方 8 白糖炖梨

配方：鸭梨3枚，砂糖25克。

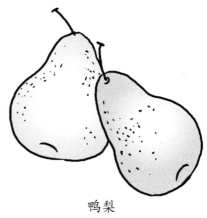

鸭梨

制用法：将梨洗净，去皮，切片，加水煎煮20分钟，以白糖调味，分2次服用，饮汤食梨。

功效主治：清热化痰，和中安神。用治痰热忧心或热病津伤、心失所养的失眠、烦闷之症。

方 9 浮麦红枣甘草汤

配方：浮小麦100克，大枣30克，甘草10克。

制用法：水煎服。

功效主治：用治皮肤瘙痒，烦躁失眠，神经衰弱、癫痫。

方⑩ 大枣葱白汤

配方：大枣20枚，葱白10克。

制用法：将大枣洗净，切开，与葱白一起入锅，加水煎煮，煮开15～20分钟后取出，滤取汤液；每晚1次，温热饮服。

功效主治：补中益气，养血安神。适于心脾两虚、心慌无力、食少倦怠、烦闷不得眠者食用。

方⑪ 小红枣粉

配方：小红枣10克，牛舌草3克，熏衣草1克。

制用法：共研粗粉，开水浸泡内服，每日数次，亦可当茶饮用。

功效主治：用治血虚及各种神经衰弱症引起的失眠，有良好的治疗作用。

方⑫ 黑芝麻蜜丸

配方：黑芝麻30克，明天麻、焦黄柏各12克，补骨脂15克，焦枣仁、枸杞子各24克，血茸片1.5克。

制用法：共研细末，炼蜜为丸，早晚各服4.5克，开水送下。如头痛甚者加羌活、藁本；失眠甚者重用焦枣仁；记忆力减退者，重用茸参。

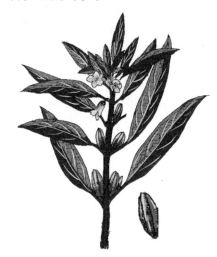

黑芝麻

功效主治：用治头痛失眠。

方⑬ 黄百解大枣汤

配方：黄百解30克，回心草10克，大枣15克，冰糖适量。

制用法：洗净切片，水煎内服，每日5次，或者泡开水当茶频频服用。

功效主治：本方对心慌心悸、失眠患者疗效显著，连服无任何毒副作用。

神经衰弱

神经衰弱是神经官能症中常见病症之一，多因长期情绪失调、用脑过度或病后体弱等原因引起。神经衰弱的临床表现较为广泛，涉及人体大部分器官和系统，但与心血管、神经系统的关系最为密切。主要表现为容易疲劳、易激动、注意力不集中、记忆力减退、头昏、头痛、失眠、乏力、烦躁、多疑、忧郁、焦虑等。一般病程较长，常反复波动。治疗主要是提高患者对疾病的认识、解除顾虑、树立战胜疾病的信心、进行适当的体育锻炼、给予必要的药物治疗。

方 1 枣仁参乌汤

配方：党参15克，何首乌15克，桑葚子15克，茯苓15克，当归10克，白术10克，炙远志10克，黄芪20克，丹参20克，炒枣仁20克。

制用法：水煎服。

功效主治：用治神经衰弱以失眠、健忘、脑功能减退为主要症状者。

注：本方功用健脾养心、益智健脑。对于因思虑过度、劳伤心脾、肝肾亏损、气血两虚而引起的失眠健忘、脑力减退有良好效果，有明显益智安神、补气养血、恢复脑力与抗衰老的作用。

方 2 黄芪母鸡汤

配方：黄母鸡1只，生黄芪120克，麦冬30克，炒酸枣仁30克，茯神15克，枸杞子15克。

制用法：将鸡宰好去毛，剖腹去内脏肠杂，洗净切块，诸药用纱布袋装好，与鸡块共煎煮，令其熟烂，然后去药袋，留汤、肉2日内分4次食完，隔2~5天再用。以愈为期。

功效主治：用治神经衰弱、头昏眩晕、失眠多梦、心悸健忘、疲乏无力、脉象虚细等。

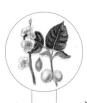

注：本方黄母鸡为血肉有情之品，补虚扶羸，疗效卓著。再伍储品益气补虚、滋养肝肾、宁心安神。

方 3 猪肉怀山药汤

配方：瘦猪肉50克，怀山药10克，枸杞子10克。

制用法：共煮。饮汤，日服1次。

功效主治：养血安神。用治神经衰弱。

方 4 虾壳枣仁汤

配方：虾壳25克，酸枣仁15克，远志15克。

制用法：共煎汤。日服1剂。

功效主治：安神镇静。用治神经衰弱。

方 5 苡仁糯米粥

配方：糯米(捣半碎)100克，薏苡仁50克，大枣10个。

制用法：按常法煮作粥。每日1次。

功效主治：补中益气安神。用治神经衰弱。

方 6 茯神粳米粥

配方：茯神末50克，粳米100克。

制用法：先将粳米煮作粥，临熟，下茯神末同煮食之。

功效主治：养心安神。用治睡不实、欲睡不得睡。

方 7 百合猪肉汤

配方：百合50克，瘦猪肉200克，盐少许。

制用法：瘦猪肉切成小块，与百合加盐共煮烂熟，顿服。

功效主治：清热润肺，养血安神。用治神经衰弱之失眠，肺结核之低热、干咳、气促等。

方 8 鲜百合枣仁汤

配方：鲜百合50克，生、熟酸枣仁各15克。

制用法：鲜百合用清水浸泡一夜。取生、熟枣仁水煎去渣，用其汁将百合煮熟。连汤吃下。

功效主治：长食清心安神。用治神经衰弱和围绝经期综合征，适用于年老少寐者服食。

蜂蜜拌鲜百合

配方：鲜百合80克，蜂蜜适量。

制用法：鲜百合与蜂蜜拌和，蒸熟。睡前食。

功效主治：养阴除烦。用治虚烦不眠。

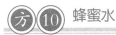 **蜂蜜水**

配方：蜂蜜50毫升。

制用法：温开水一杯加蜂蜜调和。睡前顿服。

功效主治：养心安神。用治心阴不足所致的失眠多梦。

方⑪ **莲子青芯茶**

配方：莲子青芯2克。

制用法：用开水浸泡。当茶饮用。

功效主治：清心开胃。用治心烦失眠、食欲差。

方⑫ **龙眼莲子汤**

配方：龙眼肉、莲子、酸枣仁各30克，米醋30毫升。

制用法：将前3味加水500毫升煮熟，然后倒入米醋再煮3～5分钟。每晚服用1次，经常服用有效。

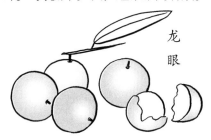

功效主治：安神催眠。用治神经衰弱、心悸、失眠。

方⑬ **鲜花生叶汤**

配方：鲜花生叶40克。

制用法：洗净手加水两大碗，煎至一大碗。早晚2次分服，连服3日。

功效主治：镇静安神。用治神经衰弱所致头痛、头昏、多梦、失眠、记忆力减退。对脑震荡后遗症引起的上述症状，亦有较理想的疗效。

方⑭ **枸杞大枣蛋**

配方：枸杞子30克，大枣10枚，鸡蛋2个。

制用法：放砂锅内加水适量同煮，蛋熟后去壳再共煎片刻，吃蛋喝汤，每日1次，连服数天。

功效主治：滋肾养肝。用治肝肾阴虚所致神经衰弱。

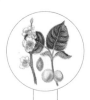

中风

　　中风又称为急性脑血管疾病，是一种非外伤性而又发病较急的脑局部血液供应障碍引起的神经性损害。因其发病急骤，故也称为卒中或脑血管意外，一般分为出血性和缺血性两类，属脑出血、脑血栓形成、脑栓塞等范畴。临床表现为突然昏厥、不省人事，并伴有口眼㖞斜、舌强语謇、半身瘫痪、牙关紧闭或目合口张、手撒肢冷、肢体软瘫等。重者可突然摔倒、意识丧失、陷入昏迷、大小便失禁等。中医学认为，脑溢血大体属于中脏、中腑范畴。脑血栓、脑栓塞为中经、中络范畴。乃因患者平素气虚血亏，心、肝、肾三脏阴阳失调，或招受外邪，或内伤七情而致病。老年人易患此症。

方 ① 槐花茶

配方：槐花6克。

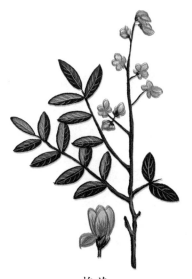

槐花

制用法：开水泡。当茶饮。

功效主治：预防中风。

方 ② 牛胆汁绿豆汤

配方：牛胆汁120克，绿豆粉60克。

制用法：混合拌匀，晒干研细粉。开水冲泡，频服。

功效主治：预防中风症。

方 ③ 莲芯茉莉花茶

配方：茉莉花茶适量，莲子芯2克。

制用法：开水冲泡。频服。

功效主治：预防中风。

配方：芹菜适量。

制用法：将芹菜取汁。每次服1酒杯，每日3次，连服3～4日。

功效主治：用治中风。

配方：猪牙皂角6克，细辛1.5克。

制用法：共研细末。少许吹入鼻孔，可促醒。如无细辛，皂角一味亦可。

功效主治：用治中风不省人事、牙关紧闭、痰涎壅盛。

配方：乌梅6克，冰片3克。

制用法：加水少许，捣烂，搽牙龈，口可即开。

功效主治：用治中风口噤不开、牙关紧闭、不省人事。

配方：乌梅6克，冰片1.5

克，天南星3克。

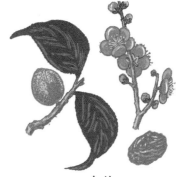

乌梅

制用法：共研末。搽牙齿。

功效主治：用治中风口噤不开、牙关紧闭、不省人事。

配方：皂角6克，细辛1.5克，白矾3克。

制用法：共研细末。少许吹入鼻孔。

功效主治：用治中风牙关紧闭、不省人事。

配方：冬麻子30克，荆芥穗10克，薄荷叶6克，白粟米100克。

制用法：先将芥穗、薄荷叶煎汤取汁，用此汁研麻子仁，滤过后下白粟米煮粥。空腹食之。

功效主治：祛风，润肠。用治中风偏枯、言语蹇涩、手足

第一章 内科

不遂。

 方⑩ 桑叶汤

配方：桑叶3～6克。

制用法：水煎服。日服2次。

功效主治：祛风，安神。用治摇头不止、言语不清、口流涎水之摇头风。

 方⑪ 蒜泥

配方：大蒜2瓣。

制用法：将蒜瓣去皮，捣烂如泥。涂于牙根部。

功效主治：宣窍通闭。用治中风不语。

 方⑫ 黑豆膏

配方：黑豆适量。

制用法：将黑豆洗净，加水煮汁，煎至稠如饴膏状。用时先含于口中不咽，片刻后再咽下，每日数次不限。

功效主治：除热活血。用治中风不语。

 方⑬ 豆淋酒

配方：马料豆、黄酒各适量。

制用法：将豆放入锅中炒焦，冲入热黄酒半杯。趁热服，服后盖被卧，得微汗则愈。

功效主治：利水祛风，活血解毒。用治妇女产后中风之四肢麻痹、口眼㖞斜。

 方⑭ 细辛末

配方：细辛适量。

制用法：研为细末。吹入鼻孔。

功效主治：用治中风不省人事。

 方⑮ 当归荆芥粉

配方：当归、荆芥各等份。

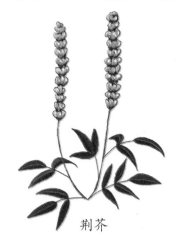

荆芥

制用法：炒黑，共研细末。每用9克，水1杯，酒少许，水煎服。

功效主治：用治中风不省人事、口吐白沫、手足拘挛、产后风瘫。

方 ⑯ 当归全蝎粉

配方：当归36克，天麻9克，全蝎去尾7.5克。

制用法：共研细末。日服2次，每服6克。

功效主治：用治中风半身不遂。

方 ⑰ 陈艾木瓜酒

配方：陈艾叶、木瓜各250克，酒、醋各250毫升。

制用法：加水煎汤。熏洗偏瘫部位，每日熏洗3～5次，不拘时洗。

功效主治：用治中风半身不遂。

方 ⑱ 煮葱白

配方：葱白适量。

制用法：煮葱白食之。

功效主治：用治中风麻痹不仁者。

方 ⑲ 蛇蜕粉

配方：蛇蜕1.5克，黄酒120毫升。

制用法：用酒1杯，将蛇蜕点燃烧灰。用热黄酒调服。

功效主治：用治中风牙关紧闭、两眼流泪、胡言乱语、产后风瘫。

方 ⑳ 羌活姜汤

配方：羌活6克，煨干姜3克，黑芥穗15克。

制用法：水煎服。

功效主治：用治中风牙关紧闭、两眼流泪、胡言乱语、产后风瘫。

方 ㉑ 穿山甲川芎汤

配方：穿山甲3克，川芎、当归、羌活各6克。

制用法：水煎服。

功效主治：通络搜风止痛。用治中风四肢拘挛、半身不遂以及类风湿关节炎和风湿性关节炎。

方 ㉒ 黑豆独活汤

配方：黑豆100克，独活15克。

制用法：加水500毫升，煮至黑豆"开花"后，将独活洗净切片放入，小火再煮20分钟，去渣取汁，分1～2次冲酒服。

功效主治：用治脑溢血后遗

肢体强直、瘫痪、活动不便、语言障碍。

方 23 天南星生姜汁

配方：天南星、生姜汁各适量。

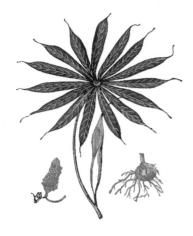

天南星

制用法：将天南星研细末，生姜汁和匀，摊于纸上。左歪贴右，右歪贴左，正则洗去，免得其反。

功效主治：祛风止痉，化痰散结。用治中风口眼㖞斜。

方 24 白附子全蝎粉

配方：白附子、白僵蚕、全蝎各等份。

制用法：共研为细末。每服1.5～3克，开水冲服，避免风寒。

功效主治：祛风痰，止痉。用治中风口眼㖞斜。

方 25 荆芥薄荷丸

配方：鲜荆芥、鲜薄荷各500克。

制用法：同捣绞汁，煎熬成膏，余渣取2/3份晒干研末，以膏和为丸。日服3次，每服4～6克。

功效主治：发表，祛风。用治中风口眼㖞斜。

方 26 黄芪蜈蚣汤

配方：黄芪120克，赤芍、地龙各15克，蜈蚣1条。

制用法：水煎口服，每日2次。

功效主治：用治半身不遂兼有面色萎黄、肢体无力者。

方 27 四枝一皮汤

配方：槐枝、柳枝、椿皮、楮枝、茄枝各500克。

制用法：煎水三大桶，大盆当洗，水冷添热，洗后覆被取大汗，禁风3～7日，如未愈再洗。

功效主治：用治年久瘫痪。

巴豆醋糊

配方：巴豆50克，食醋适量。

制用法：将巴豆研末，取药末约15克与食醋拌和，调成稠糊状，备用。用时取巴豆醋糊填脐孔中，上加薄姜片，放上艾炷，点燃灸之，至患者苏醒为止。

功效主治：祛风通络，开窍。用治中风闭证，症见突然昏倒、不省人事、口噤不开、手足厥冷、面目昏暗、两手握固，或大小便失禁。

 人参附子汤

配方：人参、附子各10克。

制用法：水煎灌服，每日2次。

功效主治：用治突然昏倒、不省人事、张口伸手、二便自遗、肢体软瘫者。

天麻蝎梢丸

配方：天麻15克，白附子9克，全蝎梢15克，麝香3克，酒炙白花蛇肉，天竺黄6克，青黛6克，朱砂9克。

制用法：上药研末，炼蜜为丸，如皂角子大。薄荷汤下。

功效主治：用治小儿中风，症见昏闷哈欠、手足微冷。

红葡萄酒

配方：红葡萄酒400毫升。

制用法：每次饮20～50毫升，日2～3次，可随饭一起饮服。

功效主治：用治脑血栓后遗症，轻度偏瘫。

松毛酒

配方：松毛1千克，酒1500毫升。

制用法：将松毛在酒中浸7日。每饮1杯，日服2次。

功效主治：用治中风口眼㖞斜，症见两脚疼痛、腰痛、两足不能立地。

 **朴硝木瓜汤浴**

配方：朴硝、木瓜、透骨草、柏子仁各100克。

制用法：煎汤洗浴，每日2～3次。

功效主治：用治中风半身不遂、卧床不起。

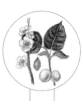

贫 血

　　贫血是指单位容积血液内红细胞数和血红蛋白含量低于正常的病理状态。症状为头昏、眼花、耳鸣、面色苍白或萎黄、气短、心悸、身体消瘦、夜寐不安、疲乏无力、指甲变平变凹易脆裂、注意力不集中、食欲不佳、月经失调等。病因有缺铁、出血和溶血、造血功能障碍等。缺铁而引起的缺铁性贫血见于营养不良、长期小量出血，治疗应去除病因，并服铁剂。急性大量出血引起的出血性贫血须用输血或手术抢救。另还有红细胞过度破坏引起的溶血性贫血、缺乏红细胞成熟因素而引起的巨幼红细胞成熟性贫血、缺乏内因子的巨幼红细胞引起的恶性贫血和造血功能障碍引起的再生障碍性贫血。中医认为，治疗贫血既要增加营养及补血，又要重视补气，因为气能生血。严重的必须从补肾着手，因为肾中精华能化生成血。

方 ① 黑木耳枣汤

　　配方：黑木耳15克，大枣15个，冰糖10克。

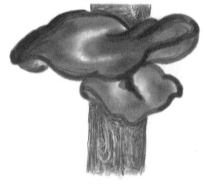

黑木耳

　　制用法：将黑木耳、大枣用温水泡发并洗净，放入小碗中，加水和冰糖。将碗放置锅中蒸约1小时。1次或分次食用，吃枣、木耳，饮汤。

　　功效主治：和血养荣，滋补强身。用治贫血。

方 ② 猪皮汤

　　配方：猪皮100~150克，黄酒半碗，红糖50克。

制用法：以黄酒加等量清水煮猪皮，待猪皮烂熟调入红糖。每日2次分服。

功效主治：滋阴养血。用治失血性贫血症。

 猪蹄汤

配方：猪蹄1只，花生仁50克，大枣10枚。

制用法：共煮熟食。

功效主治：补虚补血。用治贫血、紫癜、白细胞减少症。

 姜汁黄鳝饭

配方：黄鳝150克，姜汁20毫升，大米100克，花生油、盐各少许。

制用法：黄鳝削皮去骨，洗净切丝，用姜汁、花生油拌匀。待米饭蒸焖水干时，放鳝丝于饭面，小火盖严焖熟即成。

功效主治：用治病后虚损、贫血、消瘦、乏力。

 糙糯米粥

配方：糙糯米(即半捣米)100克，薏苡仁50克，大枣8枚。

制用法：按常法共煮作粥。

每日早、晚食用。

功效主治：滋阴补血。用治贫血。

 龙眼肉

配方：龙眼肉(即桂圆肉)15克，当归15克，鸡半只。

制用法：先炖鸡至半熟，下龙眼肉、当归，共炖至熟。吃肉饮汤。

功效主治：滋阴补血。用治老年气血虚弱、产后体虚乏力、营养不良引起的贫血等。

 龙眼莲子芡实汤

配方：龙眼肉5枚，莲子、芡实各20克。

制用法：用水煎汤。于睡前顿服。

功效主治：安神补血。用治贫血。

 猪肉枣蛋汤

配方：瘦猪肉50克，大枣10枚，鸡蛋(打入)1个。

制用法：共煎煮。日服2次。

功效主治：补益气血。用治贫血。

方 ⑨ 花生红枣汤

配方：干红枣50克，花生米100克，红砂糖50克。

制用法：将红枣洗净，用温水泡发，花生米略煮一下，放冷，把皮剥下，把泡发的红枣、花生米同放在煮花生的水中，加冷水适量，用小火煮半小时左右，捞出花生米皮，加红砂糖，待糖溶化后，收汁即可。

功效主治：补血养血。用治缺铁性贫血。

方 ⑩ 仙茅黄芪汤

配方：仙茅、淫羊藿各9克，人参6克，黄芪12克，龟鹿二仙胶、当归、陈皮各9克，甘草3克。

制用法：水煎服。每日1剂，1日2次。

功效主治：专治再生障碍性贫血。

方 ⑪ 牛筋血藤骨脂汤

配方：取牛蹄筋50克，鸡血藤30～50克，补骨脂10～12克。

制用法：先将牛蹄筋洗净切片，与洗净的鸡血藤、补骨脂一同入锅，加水适量，先用武火煮沸15分钟，再用文火煎熬至牛蹄筋熟烂，取汁饮用。

功效主治：补肝养血，补肾壮阳。用治贫血、白细胞减少。

方 ⑫ 莲子桂圆汤

配方：莲子、桂圆肉各30克，大枣20克，冰糖适量。

制用法：先将莲子用水泡发，去皮去心洗净，与洗净的桂圆肉、大枣一同放入砂锅中，加水适量，煎煮至莲子酥烂，加冰糖调味。睡前饮汤吃莲子、大枣、桂圆肉，每周服用1～2次，可经常服用。

功效主治：补心血，健脾胃。用治贫血乏力、神经衰弱、心悸、怔忡、健忘、睡眠不安等。

方 ⑬ 鸡肝西红柿汤

配方：鸡肝、西红柿各200克，水发木耳12枚，熟猪油30克，鲜汤700克，味精1克，精盐3克，胡椒粉0.5克。

制用法：先将西红柿洗净切片，鸡肝洗净切片。净锅置旺火上，加入鲜汤烧开，下鸡肝、木耳、西红柿片、胡椒粉、精盐、味精、熟猪油。鸡肝片余熟时起锅，佐餐食用。

功效主治：补血强身。用治贫血引起的头晕眼花。

 方 14 赤小豆粥

配方：糯米300克，赤小豆、生山药各30克，大枣20枚，莲子、白扁豆各15克。

制用法：先将赤小豆、白扁豆煮烂，再加大枣、莲子、糯米同煮，最后将去皮山药切成小块加入粥内，以熟为度，早晚分服。

功效主治：用治再生障碍性贫血。

 方 15 黄芪炒黄鳝

配方：黄鳝500克，黄芪100克。

制用法：加调料烧菜食用。

功效主治：用治贫血。

 方 16 牛蹄筋汤

配方：牛蹄筋100克，鸡蛋藤30克，补骨脂12克。

制用法：牛蹄筋洗净切碎，加水先煎20～30分钟，再下两味

中草药煎20分钟，去渣，饮汤，早晚2次分服。

功效主治：调养血脉。用治白细胞减少及贫血。

 方 17 大枣黑豆散

配方：大枣500克(去核)，黑豆250克，黑矾(硫酸亚铁)60克。

制用法：大枣煮熟，黑豆碾面，加入黑矾，共捣烂如泥为丸。每次服3克，1日2～3次。

功效主治：有利于血红蛋白合成。用治缺铁性、失血性贫血。

 方 18 羊骨黑豆汤

配方：羊骨250克，黑豆30克，枸杞子20克，大枣20枚。

制用法：将上述几味一同加水煮沸20分钟后去骨，加少许食盐调味，饮汤食枣与豆。

功效主治：用治再生障碍性贫血。

 方 19 猪皮黄酒汤

配方：猪皮100～150克，黄酒半碗，红糖50克。

制用法：以黄酒加等量清水煮猪皮，待猪皮烂熟调入红糖。

每日2次分服。

功效主治：用治贫血。适宜于失血性贫血。

 鸡血藤汤

配方：鸡血藤20克，熟地黄30克。

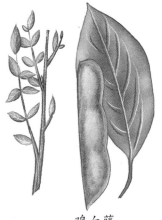

鸡血藤

制用法：水煎服。每日1剂，日服3次。

功效主治：用治缺铁性贫血。

 首乌菠菜汤

配方：何首乌25克，菠菜12克。

制用法：先用水煎何首乌2小时，透心后去何首乌，再加入菠菜，煮10分钟后服。每日1剂，1次服完。

功效主治：用治贫血。

 木耳红枣汤

配方：黑木耳20克，大枣10只，红糖适量。

制用法：煮熟食用。

功效主治：用治贫血。

 爆炒肝尖

配方：猪肝或羊肝250克，鲜菠菜150克。

制用法：将肝切成薄片，挂芡，将菠菜洗净切成段，用植物油快速翻炒后食用。

功效主治：用治贫血。

 鲜藕大枣粥

配方：鲜藕100克，大枣7枚，红糖、粳米各适量。

制用法：上药加水适量，同煮粥法，常煮喝粥。

功效主治：用治贫血。

 当归黄芪汤

配方：当归6克，黄芪30克，党参15克，白术15克，茯苓10克，甘草6克，生地黄15克，山药15克，山茱萸10克，陈皮10克，制马钱子1克。

制用法：水煎服。

功效主治：用治贫血。

风湿性关节炎

风湿性关节炎是一种常见的急性或慢性结缔组织炎症，可反复发作并累及心脏。临床以关节和肌肉游走性酸楚、重着、疼痛为特征。中医称本病为"三痹"，根据感邪不同及临床主要表现，有"行痹""痛痹""着痹"的区别，其病机主要为风、寒、湿邪三气杂至，导致气血运行不畅、经络阻滞所致。

 小茴香热敷

配方：食盐500克，小茴香120克。

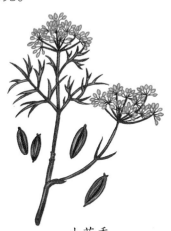

小茴香

制用法：共入锅内炒热，用布包熨痛处，凉后再换，往复数次。

功效主治：祛风理气，散寒止痛。用治风湿性关节痛。

 木瓜糊热敷

配方：木瓜1个。

制用法：水酒各半，煮令极烂，研成粥浆样，用布摊敷于患处，凉即更换，连用3~5次。

功效主治：舒筋活络，祛风湿。用治风湿性关节炎、关节痛。

方 ③ 五桑四藤防己汤

配方：桑枝12克，桑葚子12克，桑寄生12克，桑白皮9克，桑叶9克，钩藤（后下）9克，鸡血藤9克，忍冬藤12克，天仙藤6克，防己6克。

制用法：水煎服。每日1剂。

功效主治：调和气血，驱逐风湿，止痹痛。用治风湿性关

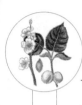

节炎，症见四肢关节疼痛，或酸木、面色少华、舌淡、苔白滑、脉迟或弦。

 四枝汤洗浴

配方：椿树枝、柳树枝、桑树枝、榆树枝各60克。

制用法：煎汤洗澡。

功效主治：用治风湿性关节炎引起的关节痛。

 四枝透胃汤熏洗

配方：鲜桃树枝、鲜柳枝、鲜槐树枝、鲜桑枝各50克，透骨草30克。

制用法：水煎20分钟，入透骨草，再煎10分钟，即可熏洗患部，每日2次或3次，每次约1小时。

功效主治：用治风湿性腰腿痛。

 炒盐敷

配方：食用细盐500克。

制用法：每晚将盐放锅内炒热用布包好，睡前敷患处，每日1次，连用3~4日有效。

功效主治：祛风湿。用治关节炎。

方 7 当归玫瑰花汤

配方：玫瑰花20克，当归15克，红花10克。

制用法：将上药水煎2次，每次用水300毫升，煎半小时，2次混合，分2次趁热用黄酒送服。

功效主治：活血化瘀，止痛。用治急、慢性风湿性关节炎及类风湿关节炎。

方 8 葵花盘膏

配方：向日葵盘适量(开花时摘下)。

制用法：将葵盘放入砂锅内，加水煎成膏状。外敷关节处，包扎固定，每日1次。

功效主治：清热解毒，祛邪外出。用治风湿性关节炎、肩关节周围炎。

方 9 半夏乳香汤熏洗

配方：半夏、当归、没药各20克，乳香18克，红花30克，制川乌、制草乌各15克。

制用法：煎汤，熏洗患处。

功效主治：用治急性风湿性关节炎。

青麻蘑菇散

配方：蘑菇300克，青麻皮煅焦、血余炭各120克，当归、川芎、金毛狗脊各30克。

制用法：研末煮酒服。

功效主治：用治风湿性关节炎、类风湿关节炎、腰腿痛。

 丝瓜络酒

配方：丝瓜络50克，白酒500毫升。

制用法：将丝瓜络放入白酒里浸泡7日，去渣服用。每次饮15克，能饮酒者饮30～90克，每日2次，对关节痛有疗效。

功效主治：通经活络。用治风湿性关节痛。

 生姜花椒汤熏洗

配方：生姜、花椒各60克，葱500克。

制用法：将各味共煎水。放盆中，边熏边洗，使患处出汗为度。

功效主治：用治风湿性腰腿痛。

 薏苡仁白术汤

配方：薏苡仁24克，白术15克。

制用法：水煎服。

功效主治：用治湿气性腰痛。

 鸡血藤汤

配方：鸡血藤、伸筋草各9克。

制用法：水煎服。

功效主治：用治风湿性腰痛。

 生姜醋

配方：生姜、醋各适量。

制用法：将生姜洗净切片，放醋佐餐食用。长期坚持，有特效。

功效主治：用治关节炎。

 花椒葱蒜汤擦洗

配方：花椒、葱根、蒜瓣各少许。

制用法：煎汤擦洗患部。

功效主治：用治风湿性关节炎引起的关节痛。

类风湿关节炎

类风湿关节炎是一种以关节滑膜炎为特征的慢性全身性自身免疫性疾病，其发病与细菌、病毒、遗传及性激素有一定关系。临床以慢性对称性多关节肿痛伴晨僵、晚期关节强直畸形和功能严重受损为特征。中医称本病为"尪痹"，其病机为风寒湿热之邪留滞于筋骨关节，久之损伤肝肾阴血所致。

 乌蛇祛风通络汤

配方：乌梢蛇15克，黄芪、伸筋草、老鹳草、豨莶草各20克，当归、羌活、独活各30克，防风、细辛各6克。

制用法：水煎服。

功效主治：用治类风湿关节炎。

 苏枝黄芪汤

配方：苏枝节、竹枝节、桂枝节、松枝节、杉枝节各15克，桑枝节20克，黄芪20克，甘草3克，当归18克，白芍16克，川芎6克。

制用法：水煎服。

功效主治：用治类风湿关节炎。

 两乌散

配方：制草乌、制川乌、薏苡仁各100克，生地黄200克，制乳香、制没药各150克，马钱子50克。

制用法：研末水冲服。

功效主治：用治类风湿关节炎，寒型。

 防风茯苓

配方：防风、茯苓各12克，炙麻黄、葛根、炙甘草各6克，当归、桂枝各10克，秦艽15克，生姜3片，大枣5枚。

制用法：水煎服。

功效主治：用治肢体关节疼痛游走不定、屈伸不利，多见于上肢及肩背，初起可兼表证，从舌苔薄白、脉浮为主要症状的风痹型类风湿关节炎。

蛇虫丸

配方：白花蛇10条，炙蜈蚣20条，炙全蝎30克，制马钱子20克，炙蜂房、广地龙、白僵蚕各100克。

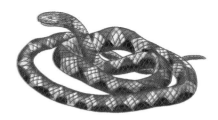

白花蛇

制用法：将马钱子与绿豆同煮，煮至绿豆开花为度，马钱子剥去皮，切片晒干，用土炒至褐色。余6味文火焙干。共研细末，过极细筛，装入零号胶囊900~1000粒。每天服3次，每次8粒，连服40日为一疗程。

功效主治：用治类风湿关节炎。

乌头通痹汤

配方：制乌头(先煎)9克，黄芪15克，桂枝6克，芍药12克，穿山龙15克，地龙15克，青风藤15克，钻地风15克，白僵蚕15克，乌梢蛇15克，露蜂房9克，甘草6克。

制用法：水煎服。每日1剂。

功效主治：温经散寒，驱风除湿，通络扶正。用治类风湿关节炎。

黄芪秦艽白芷汤

配方：黄芪20克，秦艽20克，防己15克，红花15克，桃仁15克，青风藤20克，海风藤20克，地龙15克，桂枝15克，牛膝15克，甲珠15克，白芷15克，白鲜皮15克，甘草15克。

制用法：水煎服。每日1剂。

功效主治：驱风散寒，除湿清热，通痹行瘀。用治类风湿关节炎。

补肾活血汤

配方：当归10克，赤芍10克，生地黄15克，桃仁6克，红花6克，茯苓12克，泽泻10克，川芎6克，牡丹皮9克，木瓜10克，露蜂房6克，桂枝6克。

制用法：水煎服。每日1剂。

功效主治：补肾活血，调肝养阴，强筋壮骨。用治类风湿关节炎。

 加味龙蛇散

配方：干地龙30克，白花蛇（或金钱蛇2条)30克，蜈蚣5条，全蝎15克，延胡索20克，胃复安200毫克。

制用法：晒干，微焙，研细末，去粗皮，再对入胃复安粉，装入胶囊，每粒约0.25克，每次4～5粒，每日3次口服。

功效主治：消炎镇痛，调整免疫功能。用治类风湿关节炎(早期、活动期)。

 蠲痹定痛汤

配方：乌梢蛇9克，蜈蚣2条，川桂枝6～8克，细辛3～4克，甘草节4克，雷公藤10克，红花9克，制乳香、制没药各4克，

制草乌4克，制川乌4克。

制用法：上药加冷水浸泡2小时，置砂罐中煎沸后小火煮1小时，药渣再加水煎沸后小火煮半小时。晚睡前热服头汁，次日清晨热服2汁。

功效主治：用治类风湿关节炎、风湿性关节炎、系统性红斑狼疮见关节疼痛或肿胀者。

 通络息风汤

配方：桑枝12克，忍冬藤12克，白芍12克，萆薢12克，秦艽10克，当归尾12克，蚕沙10克，豨莶草15克，薏苡仁15克，甘草1.5克。

制用法：水煎服。每日1剂。

功效主治：活络祛湿，息风缓痛。用治慢性风湿性关节炎、类风湿关节炎及关节疼痛不利、日久不愈或反复发作者。

第二章

外科

痔疮

痔疮又称痔，是肛门直肠下端和肛管皮下的静脉丛发生扩张所形成的一个或多个柔软的静脉团的一种慢性疾病。这种静脉团俗称痔核。按其生成部位不同分为内痔、外痔、混合痔三种，中医一般通称为痔疮。多因湿热内积、久坐久立、饮食辛辣或临产用力、大便秘结等导致浊气瘀血流注肛门而患病。内痔的临床特征以便血为主；外痔则以坠胀疼痛、有异物感为主症。在患痔过程中，皆因大便燥结，擦破痔核，或用力排便，或负重逆气，使血液壅注肛门，引起便血或血栓。痔核经常出血，血液日渐亏损，可以导致血虚。如因痔核黏膜破损，感染湿热毒邪，则局部可发生肿痛。痔核日渐增大，堵塞肛门，在排便时可脱于肛外。患痔日久者，因年老体弱，肛门松弛，气虚不能升提，痔核尤易脱出，且不易自行回复。

方 1 鳖头骨醋汁外涂

配方：鳖头骨1个，陈醋适量。

制用法：用鳖头骨磨醋，取汁抹于肛门患处，1～2次即愈。

功效主治：消肿止痛。用治痔疮肿痛。

方 2 猪胆汁膏外敷

配方：猪胆汁、红糖各等份。

制用法：熬成膏，摊在布上贴患处。

功效主治：用治肛门肿裂、痔疮。

方 3 香菜外洗

配方：香菜250克。

制用法：洗净香菜，水煎趁热熏洗患处。

功效主治：用治痔疮。

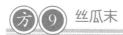

方 4　生地黄苦参汤

配方：生地黄、苦参各30克，生大黄、槐花各9克。

制用法：水煎服。

功效主治：用治痔核出血。

方 5　地榆汤

配方：地榆30克，红鸡冠花30克，生大黄15克。

制用法：水煎服。

功效主治：用治痔核出血。

方 6　大黄汤

配方：大黄、酒黄芩各适量。

制用法：水煎服。

功效主治：用治外痔。

方 7　鱼腥草汤

配方：鱼腥草、马齿苋各9克，槐花18克，五倍子4.5克。

制用法：煎汤趁热洗患处。

功效主治：用治内痔。

方 8　花椒艾叶汤

配方：花椒、艾叶、葱白、五倍子、马齿苋、茄根、皮硝各等份。

制用法：锉碎水煎先熏后洗。

功效主治：用治痔漏。

方 9　丝瓜末

配方：丝瓜适量。

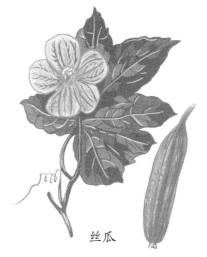

丝瓜

制用法：研末，酒服6克。每日1剂。

功效主治：用治肛门久痔。

方 10　南瓜子汤热熏

配方：南瓜子100克。

制用法：加水煎煮，趁热熏肛门，每日最少2次。熏药期间禁食鱼类发物。

功效主治：用治内痔，连熏数天即愈。

方 ⑪ 硝黄桃红汤熏洗

配方： 大黄、桃仁、黄连、夏枯草各30克，红花、芒硝各20克。

制用法： 将前5味药煎水去渣。加芒硝20克入煎液中拌匀。先用蒸汽熏洗肛门2～3分钟，待药液不烫时，坐入其内约20～30分钟，每日1～2次。

功效主治： 用治血栓性外痔，一般1～2剂即可见效，2～3日痊愈。

方 ⑫ 丝瓜叶汤

配方： 丝瓜叶10克，马齿苋30克，桑枝30克。

制用法： 水煎服，每日2次。

功效主治： 用治内外痔。

方 ⑬ 金针菜汤

配方： 金针菜100克，红糖100克。

制用法： 用水1碗煮熟吃。

功效主治： 用治内外痔。

方 ⑭ 韭菜煮鲫鱼

配方： 鲫鱼1条，韭菜200克。

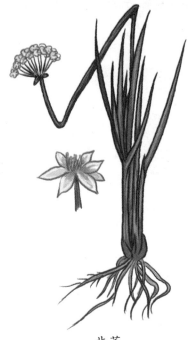

韭菜

制用法： 用水煮熟吃。

功效主治： 用治内外痔。

方 ⑮ 木耳羹

配方： 黑木耳30克。

制用法： 将木耳摘去污物，洗净。加水少许，文火煮成羹，服食。

功效主治： 益气凉血止血。用治内外痔疮。

方 ⑯ 绿豆猪大肠

配方： 绿豆200克，猪大肠

1节。

制用法：将绿豆放入猪大肠内，两头扎紧，炖熟吃。

功效主治：用治内外痔。

大黄芒硝药液熏洗

配方：金银花、红花、黄芩各30克，大黄60克，芒硝60克。

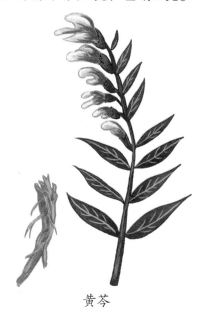

黄芩

制用法：上药加水浸泡10～15分钟，煮沸25分钟，去渣，药液倒入盆中。先熏洗肛门，药液稍冷后坐浴。每日1剂，熏洗2次。

功效主治：用治外痔肿痛、内痔外脱及肛门水肿。

鲜案板草汤坐浴

配方：鲜案板草2000克或干品500克。

制用法：上药为1次药量，加水煎开10分钟后倒入盆中，待温时，坐浴30分钟，再将药渣敷于患处30分钟，每日3次，4日为一疗程。

功效主治：用治外痔。

清热止痛汤

配方：秦艽6克，核桃仁6克，皂角刺10克，苍术10克，防风6克，黄柏10克，当归尾10克，泽泻10克，槟榔10克，制大黄10克，槐花10克。

制用法：水煎服，每日1剂。

功效主治：清热祛风，行气化湿，活血止痛。用治诸痔疼痛、肿胀者。

肛 裂

　　肛裂是一种肛管齿线以下皮肤全层皲裂的疾患。此病多发于肛管后方正中线上。由于肛管解剖上的特点，此处皮肤在排便时因肛管扩张极易受创伤而造成全层撕裂。若齿线邻近发生慢性炎症，因纤维化而失去弹性更易受损。撕裂创面常因继发感染而形成溃疡，创面较平硬，灰白色，溃疡下端呈一袋状皮赘，酷似外痔，俗称哨兵痔。且伴有后肛门疼痛的特征。患者因惧怕疼痛不敢排便，使粪便在肠腔积存过久，变干变硬，下次排便时疼痛更加剧烈，如此形成恶性循环，甚至深感极为痛苦，严重影响工作和学习。

方 1 大黄散

　　配方：大黄3克，肉桂4.5克，代赭石2克。

　　制用法：共研细末，冲服，日服1剂。

　　功效主治：用治肛裂。

方 2 熟石膏糊外涂

　　配方：熟石膏15克，朱砂1克，甘草5克，玄明粉1.5克，腰黄0.5克，梅片1克。

　　制用法：共研细末，过筛装瓶备用。用香油或凡士林调糊状涂患处，每日2次或3次。

　　功效主治：用治肛裂。

方 3 鸡蛋黄油外涂

　　配方：鸡蛋黄1个。

　　制用法：将熟蛋黄揉碎用文火加热，取油涂患处，每日1次或2次。

　　功效主治：用治肛裂、出血、疼痛。

方 4 白芨蜂蜜膏外涂

　　配方：白芨150克，蜂蜜

40克。

制用法：将白芨入锅，加水适量，煮沸至汁稠，除去白及，用文火将药汁浓缩至糊状，离火，与煮沸的蜂蜜混合均匀，冷后入瓶制成白芨膏便后涂患处，敷料固定，每日1次。

功效主治：用治肛裂。

 忍冬藤连翘汤

配方：忍冬藤9克，连翘12克，天冬、麦冬各9克，大生地黄9克，黄连1.5克，灯心3克，莲子心1.5克，绿豆30克，玄参9克，生栀子9克，生甘草1.5克。

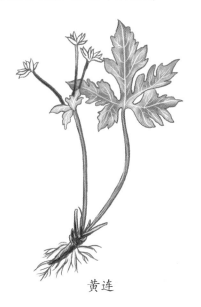

黄连

制用法：先泡后煎，每剂煎2次，取2次药液混合，再浓缩成

100毫升，备用。每日服2次或3次，每次服30毫升。

功效主治：用治肛裂。

 玄参麦冬汤

配方：玄参20克，生地黄15克，麦冬20克，火麻仁15克，冬瓜仁12克，杏仁（后下）6克，枇杷叶（包煎）12克。

制用法：水煎服。每日1剂，饭前服。

功效主治：增液滋阴，通便泄热。用治粪便干结、肛门裂痛。

 大蒜

配方：大蒜若干头。

制用法：大蒜埋入炭灰烧软后，纱布包，挟肛门，1日换2次或3次。

功效主治：轻微肛裂用本方1周，可根治。

 无花果叶外洗

配方：无花果叶。

制用法：水煎，1日3～5次洗患处，或浸毛巾湿敷。

功效主治：解毒消肿，行气止痛。用治肛裂疗效佳。

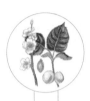

疮疡

疮疡是一切体表浅显的外科及皮肤疾患的总称，包括所有肿疡和溃疡，如痈疽、疔疮、疖肿、流注、瘰疬等，临床颇为常见。多由毒邪内侵、邪热灼血，以致气血壅滞而成。患者除患处皮色肿硬、痒痛难忍、脓肿流水外，且多有烦躁不安、焦渴、便闭、精神不振等表现。若不及时治疗，可诱发其他疾病，甚者可能导致皮肤癌症，对生命构成威胁。

方 1 久疮膏

配方：当归、防风各30克，黄芪、芍药、白芷各15克，乳香0.3克，黄丹15克，黄蜡30克。

制用法：上药前6味以油120克煎之，候色变去滓，先入黄丹后入黄蜡收之，瓷器贮盛，摊贴患处。

功效主治：祛风解表，胜湿止痛。用治疮疡溃久不敛。

方 2 凤仙膏

配方：凤仙花全株25克。

制用法：捣烂，涂患处，1日1换。

功效主治：活血消肿，祛风除湿。用治疮疡久不收口。

方 3 羌活散

配方：羌活、独活、明矾、白鲜皮、硫黄、狼毒各50克，轻粉12.5克，白附子、黄丹、蛇床子各25克。

制用法：上为细末，油调成膏，搽之。

功效主治：用治疮流黄水。

方 4 大黄当归汤

配方：制大黄15克，当归10克，栝楼根、皂角刺、牡蛎、朴硝、连翘各7.5克，金银花、赤芍药、黄芩各5克。

制用法：上作1服，水酒各1盏，煎至1盏，食后服。

功效主治：用治疮肿作脓。

方 5 轻粉白矾硫黄敷

配方：轻粉、白矾、硫黄各等份。

制用法：上为细末，用酥油调，临睡涂3次。

功效主治：用治疮肿。

方 6 贯众川芎地骨皮

配方：贯众、川芎、茵陈、地骨皮、荆芥、独活、防风、萹蓄、甘草各10克，当归15克。

制用法：研为细末，水3碗，煎3沸，去滓，通手洗之。

功效主治：用治疮肿。

方 7 内补黄芪汤

配方：黄芪、人参、茯苓、麦冬、川芎、当归、白芍、熟地黄、官桂、远志、炙甘草各5克。

制用法：上作1服，水2盏，生姜3片，红枣1枚，煎1盏，食后服。

功效主治：用治疮肿发背。

方 8 竹叶黄芪汤

配方：淡竹叶、黄芪、人参、麦冬、生地黄、川芎、当归、芍药、黄芩、石膏（先煎）、半夏、甘草各5克。

制用法：上作1服，水2盏，煎至1盏，食后服。

功效主治：用治肿疡、各种疮。

方 9 圣愈汤

配方：川芎、当归、生地黄、熟地黄、人参、黄芪各10克。

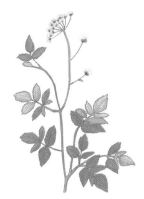

川芎

制用法：上作1服，水2盏，煎至1盏，食后服。

功效主治：用治痈疮出血。

方 10 当归黄连汤

配方：黄连、当归、芍药、槟榔、木香、黄芩、大黄各10克。

制用法：上作1服，生姜3片，煎至1盏，食后服。

功效主治：用治痈疮皮色肿硬。

急性乳腺炎

急性乳腺炎是由细菌感染引起的乳腺组织急性化脓性病变，多见于哺乳期和初产后3～4周的妇女，由致病菌金黄色葡萄球菌、白色葡萄球菌和大肠埃希菌引起。病初仅表现为乳房部红、肿、热、痛，如处理不及时，可形成脓肿、溃破或瘘管。常伴有皮肤灼热、畏寒发热，患乳有硬结触痛明显，同侧腋窝淋巴结肿大等症状。中医学谓之乳痈、吹乳。主要由于情绪不畅、肝气不舒，导致经络阻塞、气血瘀滞而发病。

方 1 星宿菜汤

配方：鲜星宿菜40克。

制用法：水煎服。

功效主治：用治乳汁瘀阻乳腺炎。

方 2 豨莶草汤

配方：鲜豨莶草根120克（干品70克），鸡蛋3个。

制用法：饮汤食蛋。

功效主治：清热解毒。用治急性乳腺炎。

方 3 栝楼汤

配方：全栝楼1个，鲜蒲公英45克。

制用法：水煎服。

功效主治：用治急性乳腺炎。

方 4 牛蒡青皮汤

配方：青皮20克，牛蒡子30克。

制用法：水煎服。

功效主治：用治乳腺炎。

方 5 健乳消痈汤

配方：红赤葛50克，蒲公英30克，路路通30克，全栝楼20克。

制用法：水煎2次，每次沸半小时即可。两次煎取液混合，分4次温服，1日内服完。

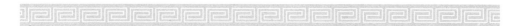

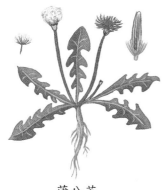

蒲公英

功效主治：疏肝清热，解毒消痈。用治乳痈，症见乳汁不通、乳房肿胀痛、寒热往来。

 桃仁朴硝膏外敷

配方：桃仁30克，青黛15克，朴硝20克，蜂蜜适量。

制用法：将前2药放入蒜臼或粗瓷碗中，以木杵捣烂，再入蜂蜜同捣，成为稀膏状待用。将乳痈外消膏摊于比红肿范围稍大的纱布上，贴在患部，外以橡皮膏固定，1～2日换1次，连续5次为一疗程。

功效主治：用治乳痈。

 黄芩黄柏醋糊外用

配方：黄芩6克，黄柏6克，干姜6克，甘草6克，椿白皮1克。

制用法：共为细面，用黄米

醋调好，箍于患处，再用乌青布绷之，隔1～2日肿消痛止，且无后遗症。若7日后疮溃出头，仍肿硬，则以人乳汁调箍之，须留遗孔处，使出脓，亦可令肿痛处早好。

功效主治：清热泻火，通经宣络。用治妇人乳痈。

 白芷南星末入鼻

配方：白芷5克，生胆南星2克，牙皂15克。

制用法：研末吹入鼻中。

功效主治：活血排脓，生肌止痛。用治急性乳腺炎。

 野葡萄根外敷

配方：新鲜野葡萄根适量。

制用法：将新鲜野葡萄根之内皮切碎，捣烂，加入适量食醋拌匀，外敷于患处，每日2次。

功效主治：行血，消积。用治急性乳腺炎。

方 10 蒲公英汤

配方：蒲公英、金银花、全栝楼各25克，连翘、柴胡各15克，青皮、陈皮、王不留行、黄芩各10克，路路通12克，恶露未尽加益母草25克。

制用法： 水煎服。每日1剂，分早晚2次。

功效主治： 清热解毒。用治急性乳腺炎。

方 ⑪ 乳香大黄膏外敷

配方： 乳香、没药、大黄、露蜂房各10克，蜂蜜适量。

制用法： 将前4味药混合研细末，再加蜂蜜调成膏状，敷盖于乳房结块处，用布覆盖，胶布固定，每天换药1次。

功效主治： 用治乳痈。

方 ⑫ 葱白丸填塞鼻前庭

配方： 葱白1根，生胆南星1克。

制用法： 上2味药共捣烂为丸，用药棉包裹，浸冷开水后填塞患者鼻前庭，乳痈发于左侧塞其右鼻，发于右侧塞其左鼻。每天塞鼻2次，2日为一疗程。

功效主治： 抗菌消炎。用治急性乳腺炎。

方 ⑬ 仙人掌白矾糊外敷

配方： 鲜仙人掌60～100克，白矾5～10克。

制用法： 将仙人掌用火炭烙去毛刺，捣碎，与白矾细末混匀，加入适量清水调呈泥状，敷贴患处，用纱布包好固定。1日更换1次。

功效主治： 消炎止痛。用治急性乳腺炎。

方 ⑭ 生半夏粉塞鼻

配方： 生半夏适量。

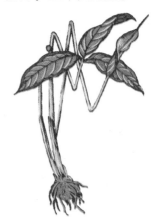

半夏

制用法： 生半夏晒干，研成细末，入瓶备用。以药棉包裹生半夏粉0.5克，塞患乳对侧鼻孔。

功效主治： 消痞散结。用治急性乳腺炎。

阑尾炎

阑尾炎是一种常见的腹部疾病。可分为急性和慢性两种。慢性阑尾炎经常腹部发生剧痛，脐之右侧，其痛更厉害，用手按之，患者攒眉呼痛，几乎跳起来。急性阑尾炎表现为持续伴阵发性右下腹痛、恶心呕吐，多数患者血常规检查显示中性粒细胞计数增高。

方 1 石膏苡仁汤

配方：生石膏（先煎）、薏苡仁、蒲公英、金银花各25克，大黄、败酱草、牡丹皮、桃仁各15克，延胡索、川楝子各12克。

制用法：水煎服。每日1剂。

功效主治：清热，消炎，止痛。用治慢性阑尾炎。

方 2 赤芍汤

配方：赤芍50克，泽泻25克，白术、茯苓各12克，当归、川芎各10克，败酱草30克。

制用法：水煎服。每日1剂。

功效主治：活血祛瘀。用治慢性阑尾炎。

方 3 香附汤

配方：香附15克，栀子、枳实、桃仁、麦芽、山楂、木香、鸡内金各10克，远志、神曲、枳壳、甘草各5克。

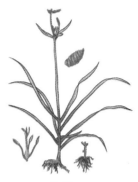

香附

制用法：水煎服。每日1剂。

功效主治：理气解郁，止痛调经。用治慢性阑尾炎。

方 4 白红草汤

配方：白毛夏枯草、红藤各30克，枳壳、木香各15克。

制用法：水煎服。每日1剂。

功效主治：软坚散结。用治慢性阑尾炎。

 方 5 凤仙花汤

配方：凤仙花全草1000克。

制用法：加水煎。分数次服。每日1剂。

功效主治：软坚散结。用治慢性阑尾炎。

方 6 田螺荞麦粉外敷

配方：大田螺30个，荞麦粉适量。

制用法：将肉捣烂用荞麦粉拌和，再捣之，摊于布上，贴敷于阑尾部位。

功效主治：活血消肿。用治慢性阑尾炎。

 方 7 桃仁红花醋糊外敷

配方：桃仁、红花、紫荆皮、当归、赤芍、乳香、没药、白芷、石菖蒲各10克。

制用法：为末，醋调敷。

功效主治：用治毒热型慢性阑尾炎，症见高热不退、腹胀痛拒按、右下腹剧痛，乃至全身疼痛。

方 8 赤芍败酱草汤

配方：赤芍12克，败酱草50克，蒲公英50克，金银花50克，木香10克，延胡索10克，当归20克，桃仁10克，紫花地丁30克，大黄（后下）10克。

制用法：水煎服。早晚饭前2小时服。

功效主治：用治慢性阑尾炎及慢性阑尾炎急性发作者。

方 9 葫芦子大血藤汤

配方：葫芦子50克，大血藤50克，繁缕50克。

制用法：水煎。分早、晚2次服。

功效主治：润肠消炎。用治阑尾炎。

方 10 蒲公英汤

配方：蒲公英30克，败酱草24克，薏苡仁15克，乳香6克，没药6克，甘草6克。

制用法：水煎服。

功效主治：用治慢性阑尾炎，右下腹部疼痛，压痛明显，但无反跳痛，舌红苔黄腻，脉沉滑者。

 方 ⑪ 繁缕汤

配方：繁缕200克，鸡血藤50克，冬瓜30克。

制用法：煎成汤，去渣后，每日2次或3次分服。

功效主治：清热解毒，化瘀止痛。用治急性阑尾炎。

 方 ⑫ 苦菜汤

配方：苦菜(即败酱草)100克。

制用法：水煎服。每日分2次服。

功效主治：消炎解毒。用治化脓性阑尾炎、妇女乳痈、无名肿毒等。

 方 ⑬ 鲜姜芋头泥外敷

配方：鲜姜、鲜芋头、面粉各适量。

制用法：先将姜和芋头去粗皮，洗净，捣烂为泥，再加适量面粉调匀。外敷患处，每日换药1次，每次敷3小时。

功效主治：散瘀定痛。用治急性阑尾炎及痈。

 方 ⑭ 败酱鬼汁汤

配方：败酱草30克，鬼针草60克，田基黄30克，苦职30克。

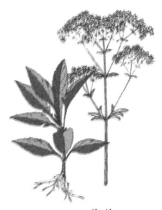

败酱草

制用法：鲜品洗净切碎，开水炖服，每日1剂。

功效主治：对慢性阑尾炎疗效颇佳。

 方 ⑮ 银花当归

配方：金银花90克，当归60克，生地榆30克，麦冬3克，玄参30克，生甘草9克，薏苡仁15克，黄芩30克。

制用法：清水煎2次，沸后5分钟，分2次空腹服，隔6小时服1次。

功效主治：清热，解毒，消肿。用治急性阑尾炎。

 丹皮苡仁汤

配方：牡丹皮15克，薏苡仁30克，栝楼仁或冬瓜仁6克，桃仁20粒(去皮研末)。

制用法：水煎服。

功效主治：用治化脓期，或腹中急痛、烦热不安，或胀满不食。还可应用于慢性阑尾炎。

方17 大茴香丁香膏外用

配方：大茴香1粒，丁香10粒，大山茶1个。

制用法：共研细末，和膏药脂内摊成膏药，贴患处。如病势较重在膏药面上加白洋樟1.5克。

功效主治：用治急、慢性阑尾炎。

 千里光汤

配方：千里光15克，白花蛇舌草15克，鬼针草15克，败酱草15克。

制用法：每日1剂，水煎2次服，连服数剂。

功效主治：清热，解毒，止痒。用治化脓性阑尾炎。

方19 木香汤

配方：木香、金银花、蒲公英各25克，牡丹皮、川楝子、大黄各12克。

制用法：加水煎沸15分钟，滤出药液，再加水煎20分钟，去渣，两煎所得药液对匀。分服。每日1～2剂。

功效主治：清热解毒，利尿散结。用治慢性阑尾炎。

方20 大黄芒硝汤

配方：大黄10克，牡丹皮10克，桃仁6克，芒硝（冲服）16克，葵花子9克，薏苡仁9克，延胡索9克。

制用法：水煎服。每日1剂，早、晚各煎服1次。

功效主治：清热凉血，活血化瘀。用治急慢性阑尾炎。

烧烫伤

烧烫伤亦称灼伤，是指高温(包括火焰、蒸汽、热水等)、强酸、强碱、电流、某些毒剂、射线等作用于人体，导致皮肤损伤，可深在肌肉、骨骼，严重的合并休克、感染等全身变化。按损伤深浅分为三度，Ⅰ度烧伤主要表现为皮肤红肿、疼痛，Ⅱ、Ⅲ度烧伤主要表现为皮肤焦黑、黄瓜干痂似皮革，无疼痛感和水泡，常常产生感染、脱水、休克、血压下降的表现。

 黄瓜汁外涂

配方：生黄瓜数斤。

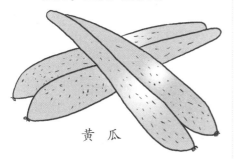

黄 瓜

制用法：用冷开水反复洗净，捣烂取汁放在事先消毒好的容器中，用消毒棉签蘸黄瓜汁涂于伤面，轻者每日涂3次，重者每日涂6~9次。

功效主治：用治烧伤，复原快，愈后无瘢痕。

 冰片醋外涂

配方：冰片3克，米醋250毫升。

制用法：将冰片放入醋瓶内，使冰片溶化。用时摇匀，涂搽患处，1日数次。

功效主治：解毒止痛。用治烫伤水疱未破者。

 五倍子蛋清糊外敷

配方：五倍子、鸡蛋清各适量。

制用法：将五倍子研末调鸡蛋清成糊状，敷患处。

功效主治：用治烧伤。

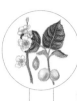

方 4 牛奶纱布敷伤口

配方：鲜牛奶适量。

制用法：将消毒过的纱布浸于牛奶中。将纱布敷于伤口。

功效主治：生津润燥。用治火灼致伤。

方 5 马铃薯汁外涂

配方：马铃薯适量。

制用法：将马铃薯去皮，洗净，切碎，捣烂如泥，用纱布挤汁。以汁涂于患处。

功效主治：清热，防腐。用治轻度烧伤及皮肤破损。

方 6 猪蹄甲膏外敷

配方：猪蹄甲适量。

制用法：将蹄甲烧制成炭，研极细面，以油混合成膏。将伤面用凉水洗净，局部涂敷。

功效主治：解毒收湿敛疮。用治烧烫伤。

方 7 丝瓜叶外敷

配方：鲜丝瓜适量，食醋、白糖各等份。

制用法：将鲜丝瓜叶捣成绒，浸于糖、醋中，取适量敷于伤处，1日2次。

功效主治：清热解毒。用治烧烫伤。

方 8 蟹汗外敷

配方：蟹（河蟹、海蟹不限）1只。

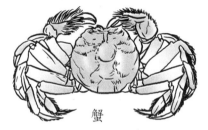

蟹

制用法：将蟹捣烂。涂敷患处。

功效主治：清凉消炎止痛。用治水烫伤、灼伤、漆疮、疥癣等。

方 9 海螺灰外用

配方：海螺壳适量。

制用法：海螺壳烧灰研成细末，放在瓷瓶中密封，存于井内水中，隔3日后即可使用。用前先将患部洗净，再将海螺灰撒布伤面，然后以纱布绷带包扎，每日上药2次。

功效主治：清热收湿，消肿

止痛。用治水火烫伤。

方⑩ 白矾花椒膏外敷

配方：白矾、花椒各适量，香油少许。

制用法：将白矾及花椒用砂锅炒至花椒呈金黄色，然后共轧成粉末，用芝麻香油调成膏。涂于患处，包扎好。

功效主治：止伤口痛，促进渗出物吸收，促嫩肉生长。用治烫伤。

方⑪ 冰片西瓜皮糊外敷

配方：西瓜皮、冰片、香油适量。

制用法：日久晒干的西瓜皮烧灰，加冰片少许研成粉末，用香油调匀。敷于患处。

功效主治：清热解毒防腐。用治烧伤、烫伤及口腔炎等。

方⑫ 陈年小麦粉干敷

配方：陈年小麦粉。

制用法：将陈年小麦粉炒至黑色，以筛过细。如皮已烂，干敷于患处；如尚未破，用陈菜油拌匀调涂。

功效主治：清热凉血，止痛。用治火、油烫伤。

方⑬ 泡桐叶糊外敷

配方：泡桐叶、芝麻香油各适量。

制用法：将泡桐叶洗净晒干，研末，过筛备用。用时取香油少许与泡桐叶粉调成糊状，清洁创面后将药敷于创面，每日换药3次。

功效主治：清热止痛消肿。用治I度和Ⅱ度烧伤及小面积Ⅲ度烧伤。

方⑭ 老白菜叶糊外涂

配方：老大白菜叶5片，香油适量。

制用法：将白菜叶焙干研成细末，用香油调匀。涂于患处。

功效主治：消肿解毒。用治烫伤、灼伤。

方⑮ 烂橘子涂擦

配方：烂橘子。

制用法：鲜橘子放于湿潮处日久自烂。亦可把烂橘子放在有色玻璃器皿里，密封贮存。越陈越好，烂橘子中含橘霉素，有强力抗菌作用。用烂橘子涂擦患处，不需包扎。

功效主治：杀菌，解火毒。用治烫伤、灼伤。

 南瓜露外涂

配方：老南瓜1个。

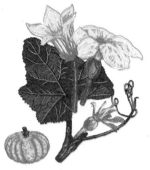

南 瓜

制用法：将瓜切片装入罐内密封，埋于地下，候其自然腐烂化水(越久越好)，然后过滤，即为南瓜露。每日2或3次涂于患处，连涂数天即愈。

功效主治：清实热，解火毒。用治水烫伤、火灼伤。

 蒲公英糊外敷

配方：蒲公英适量，白糖、冰片各5克。

制用法：蒲公英绞汁，调入白糖及冰片各5克。敷或涂于

患处。

功效主治：清热凉血解毒。用治烫伤、烧伤。

 胡萝卜泥外敷

配方：胡萝卜。

制用法：洗净，捣烂如泥。敷于患处。

功效主治：解火毒，生肌。用治火伤。

 蜂蜜外敷

配方：蜂蜜适量。

制用法：用蜂蜜涂敷伤面。每日3～5次。

功效主治：用治烧伤。

 枣柏汁外涂

配方：酸枣根皮60克，黄柏皮20克。

制用法：水煎，过滤，缩成浓汁30毫升，外用涂患处，1日3～5次，连用2日。一般暴露伤口，结痂后以无菌纱布包扎。

功效主治：用治水火烫伤。

 黄连红药散外涂

配方：黄连30克，红药子30

克，冰片3克。

制用法：研细末，香油调外用，1日涂1次，包扎患处。

功效主治：用治Ⅰ度、浅Ⅱ度烧伤。

方22 当归金银花汤

配方：当归12克，黄芪12克，金银花15克，黄柏15克，生甘草9克，桔梗9克，白芷10克。

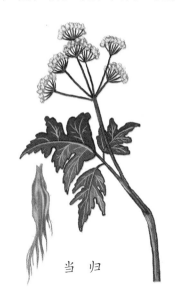

当归

制用法：水煎服。每日1剂，分3次服。

功效主治：和营固卫，解毒排脓。用治烧伤或疮疡余毒不尽、营卫不和而微红微肿，或出现痂下脓水不尽之患者。

方23 蜂蜡豆油膏外敷

配方：蜂蜡50克，豆油45毫升。

制用法：煮成膏，将膏敷于创面，每日3～5次。

功效主治：用治烧伤、烫伤。

注：本膏制做简单、价廉，而且用之方便。

方24 大黄燕窝醋泥外敷

配方：大黄50克，燕子窝泥20克，冰片4.5克，米醋适量。

制用法：将前3味研为细末，用米醋调匀，涂敷患处，1日2次。

功效主治：清热解毒，散瘀止痛。用治I度烫伤、烧伤。

方25 生石灰

配方：生石灰500克，凉开水1000毫升。

制用法：将石灰溶于凉开水中溶开，搅拌，静置，取其澄清水，加等量麻油，搅匀即成。外涂于患处。

功效主治：用治烧伤。

方 26 诃子地榆

配方： 诃子250克，地榆250克，虎杖150克，乳香10克，没药50克，冰片20克，香油2 000毫升。

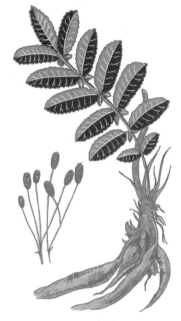

地榆

制用法： 除冰片外，香油及诸药入锅，将药煎枯去渣，再将研细之冰片加入油中调匀，以贮备用。首先在严格遵守无菌操作下，用38℃左右的消毒等渗盐水，或2％黄连水冲洗创面，并以纱布轻轻地抹去污染及异物，大水泡应刺破，流出积液，用纱布吸干，再用棉球蘸烫伤油涂于创面，每日涂3～4次。疮面宜暴露，不予包扎。

功效主治： 用治Ⅰ度、浅Ⅱ度烧伤，尤以手足头面为宜。

方 27 复方紫草油

配方： 紫草片300克，黄连片90克，冰片3克，植物油500毫升。

制用法： 先将紫草片、黄连片放入植物油内，浸泡48小时后，以文火熬沸为度，勿熬枯焦，过滤去渣，稍冷后放入冰片即成，装入无菌瓶内备用。视创面的情况和部位，采用暴露或包扎疗法。①暴露疗法：对头、面、颈、胸、会阴部Ⅰ度烧伤，创面按常规清创，用棉签或消毒毛刷将油涂患处即可。②包扎疗法：适用于四肢Ⅱ度烫伤，用2～3层纱布包扎。

功效主治： 用治Ⅰ、Ⅱ度烧伤。

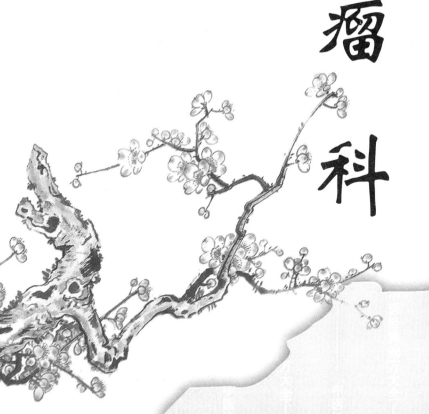

第三章

肿瘤科

胃 癌

　　胃癌是最常见的消化道癌肿之一，其发病率及病死率均居癌类之首位。这种胃黏膜的恶性肿瘤，其病因及发病条件目前仍未明确，可能与过咸饮食、亚硝胺与黄曲霉素等致癌因素及慢性细菌感染、某些胃部疾患(如胃溃疡、萎缩性胃炎、胃息肉、肠上皮化生)、恶性贫血、遗传因素等有关。中医将其归为"反胃""胃脘病""心腹痞"等范畴，并分为肝胃不和、脾胃虚寒、瘀毒内阻、胃热伤阴、痰湿凝结、气血虚弱等各种类型。宜辨证施治。本病早期可无症状，也偶有食欲减退、嗳气或上腹部不适，易与胃溃疡相混淆，缺乏特征性表现。随着病程进展和进一步检查，包括粪便隐血检查、胃液分析、胃肠道X线造影检查、胃脱落细胞检查，以及必要的胃镜检查，可以发现上腹疼痛加重，隐痛或钝痛出现、疼痛节律性改变、呕吐、食欲减退或消失、体重下降、疲乏无力、柏油样便等。晚期可见恶液质流出、贫血、全身性水肿。明显的阳性体征多为病程较晚期的表现，如上腹肿块、压痛、肝大结节、黄疸腹水、左锁骨上淋巴节肿大等。根据以上症状可作若干检查确诊胃癌。

方 ① **核桃树枝煮鸡蛋**

　　配方：核桃树枝30厘米长(约食指粗)，鸡蛋2个。

　　制用法：将核桃树枝截为8～9段；水煎好，去渣，用此水再煎煮鸡蛋2个。分2次将鸡蛋吃下，连续服用，直至病愈。吃鸡蛋后如不吐，继续服用就会有效。如吐则无效，应停服。

　　功效主治：用治胃癌。

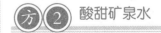

方 ② **酸甜矿泉水**

　　配方：矿泉水50毫升，蜂蜜20毫升，醋30～40毫升。

制用法：将3味按比例配制成饮料，每日饮用。

功效主治：抗癌。用治胃癌。

方3 醋熘黄豆芽

配方：黄豆芽50克，醋适量。

制用法：将黄豆芽洗净，用醋熘至熟。佐餐食用。

功效主治：解毒散瘀。用治胃癌患者化疗期间不良反应。

方4 党参仙鹤草汤

配方：党参15克，生白术10克，仙鹤草30克，生薏苡仁30克，白花蛇舌草30克，白英30克，七叶一枝花15克，石见穿18克，炙甘草5克。

制用法：水煎服。每日1剂。

功效主治：益气健脾，消瘀散结。用治胃癌。

方5 生黄芪藤梨根汤

配方：生黄芪20克，薏苡仁20克，煅瓦楞子20克，喜树果9克，云茯苓20克，白术10克，枳壳10克，女贞子20克，藤梨根30克，焦楂15克，神曲15克，白英40克，赤芍10克，白芍10克，

七叶一枝花15克，白花蛇舌草30克，枸杞子12克。

制用法：水煎服。每日1剂。

功效主治：扶正消瘀。用治胃癌术后不能化疗者，可长期服用。

方6 川乌白茅根糖

配方：制川乌（先煎）3克，姜半夏9克，煅代赭石（先煎）15克，枳壳9克，半枝莲30克，红丹参9克，白茅根30克，鸡内金12克，党参9克，巴豆霜0.15克。

制用法：浓煎取汁，加白糖60克，制成糖浆200毫升，装瓶备用，每日3次，每次20毫升。

功效主治：下气散结，化痰降逆，解毒祛瘀，扶脾和胃。用治胃癌。

方7 鲜菱角汤

配方：鲜菱角30个。

制用法：加水适量，大火煎成浓汤。饮服。每日1剂，分次服用。

功效主治：健脾益胃，抗癌。用治疗胃癌、子宫颈癌、乳腺癌、食管癌。

方 8 蟹蛇散

配方： 螃蟹、乌蛇、鹿角霜各60克。

制用法： 将上3味晒干研细末。每次5克，1日3次，开水冲服。

功效主治： 破瘀消积，通络止痛。用治胃癌疼痛。

方 9 金银花汤

配方： 金银花100克，甘草15克，半枝莲18克，绿茶10克。

制用法： 水煎服。

功效主治： 清热解毒。用治胃癌、胃脘灼痛、口干溲黄。

方 10 生赭石汤

配方： 生代赭石（先煎）30克，清半夏12克，枳壳30克，沉香6克，柿蒂15克，党参15克，丁香8克，炒白术12克，砂仁（后下）12克，陈皮10克。

制用法： 水煎服。

功效主治： 镇逆止呃，健脾和胃。用治胃贲门癌伴呃逆。

注： 服用本方3～5剂可见效。

方 11 莼菜汤

配方： 莼菜叶50克。

制用法： 洗净切片，水煎内服，隔2小时服1次，每次服50毫升。

功效主治： 用治胃癌、食管癌、胃肠道癌等。

方 12 龙葵白英汤

配方： 龙葵30克，白英30克，蛇果草25克，石打穿25克。

制用法： 水煎服。每日1剂，分早晚2次服。

功效主治： 用治胃癌。

方 13 党参白术汤

配方： 党参15克，白术、茯苓各12克，甘草3克，生黄芪、熟地黄各15克，黄精12克，白毛藤、白花蛇舌草各30克，莲子肉15克，田三七1.5克，大枣6枚，沙参、羊肚枣各10克，枸杞子9克。

制用法： 水煎服。每日1剂。

功效主治： 益气养阴，化瘀解毒。属胃癌良方。

方 14 灵芝蜜酒

配方： 灵芝50克，蜂蜜100毫升，白酒1000毫升。

制用法：同浸泡于酒中，密封20日后饮用。每日服2次，每次15毫升。

功效主治：用治胃癌。

 花生鲜藕密奶

配方：花生米、鲜藕根各50克，鲜牛奶200毫升，蜂蜜30毫升。

制用法：捣烂共煮，每晚50毫升。

功效主治：益气养阴，清热解毒。用治胃癌。

 海蒿子昆布汤

配方：海蒿子、昆布、紫菜、牡蛎、蛤粉各15克。

制用法：水煎服。每日1剂。

功效主治：软坚散结，清热化浊。用治胃癌。

 栝楼橘皮汤

配方：栝楼、橘皮各25克，莪术、炒枳实、香附各20克，木香、黄连、当归、木瓜、清半夏各15克，柴胡12克，炒白芍30克，甘草10克。

制用法：水煎服。每日1剂。

功效主治：理气和胃，化痰行瘀。用治胃癌前期痰瘀气结。

方 18 皂荚大枣汤

配方：大皂荚1条（去皮炙酥），大枣30克。

制用法：水煎服。每日1剂。

功效主治：益气扶正，化痰散结。用治胃癌。

方 19 牛涎蜂蜜粥

配方：牛涎、蜂蜜各250毫升，木鳖子仁30个。

制用法：研末，共入铜器熬稠，每以2匙和粥与食，日3服。

功效主治：益阴养胃，散结行瘀。用治胃癌。

方 20 墓回头茶

配方：墓回头30克，生姜3片，红糖30克。

制用法：水煎代茶饮。每日1剂。

功效主治：活血化瘀，消肿散结。用治胃癌。

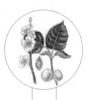

食管癌

　　食管癌是发生在食管黏膜的一种恶性肿瘤。多见于中年以后的男性。病因不明，可能与长期进食含有亚硝胺类化合物的食物有关。早期症状为吞咽不畅，好像有东西梗塞胸口，胸前作痛，咽部有异物感或进食后胸颈一带哽噎不适，逐渐发展为咽下困难。病初仅能稍进流质性食物，自然消瘦不堪。诊断确定主要通过X线造影和食管脱落细胞检查，必要时作食管镜检查和活体组织检查。绝大多数的食管癌为鳞状细胞癌，少数见于食管下段者为腺癌。治疗时应根据不同情况，选用手术、放射、化疗、中草药等疗法。

 方 1 六神丸

　　配方： 六神丸10～15粒。

　　制用法： 空腹温开水送服，每日4次。7日为一疗程。连用4个疗程。

　　功效主治： 解毒散结。用治食管癌。可改善病情，肿瘤有所缩小。

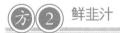 **方 2 鲜韭汁**

　　配方： 鲜韭菜叶1000克。

　　制用法： 捣烂绞汁。每日服3次，每次100毫升。

　　功效主治： 用治食管癌食滞难咽、瘀血型慢性胃炎。

方 3 蒲公英汤

　　配方： 蒲公英根30克。

　　制用法： 加水煎，去渣，徐徐服下。

　　功效主治： 用治食管贲门癌（噎膈）。

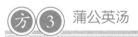 **方 4 党参代赭石汤**

　　配方： 党参30克，清半夏20克，细辛6克，干姜6克，五味子10克，旋覆花（包煎）12克，代赭石（先煎）25克，大黄12克，

甘草6克。

制用法：水煎服。

功效主治：用治食管癌。

注：本方治食管癌能明显改善症状，减轻患者痛苦，延长生命。一般服用3～6剂即可见效。

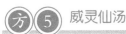

方 5 威灵仙汤

配方：威灵仙30克，白蜜30毫升，山慈菇10克。

制用法：水煎3次，每煎分2次服。每4小时服1次，1日服完。连服7日。

功效主治：用治噎膈翻胃(食管癌、胃癌)。

方 6 凤仙花酒丸

配方：凤仙花120克。

制用法：酒浸3日夜，晒干研细末，酒丸如绿豆大，每服8丸，温酒送下。

功效主治：软坚消积。用治噎食(食管癌)。

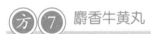

方 7 麝香牛黄丸

配方：麝香、牛黄、冰片、珍珠、蟾酥、雄黄各等份。

制用法：共研末，制成芝麻大小的丸。早、中、晚、深夜各服1次，每次15粒，口中频频含服。同时用醋或酒调，外敷癌肿局部，日换1次。

功效主治：用治食管癌、鼻咽癌、肺癌、胃癌。

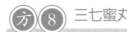

方 8 三七蜜丸

配方：三七30克，碘化钾15克，桃仁30克，百部21克，硼砂18克，甘草12克。

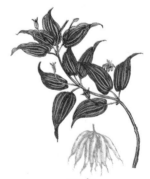

百部

制用法：将上药研成细末，炼蜜为丸，每丸重9克，每日早晚各服1丸。

功效主治：用治食管癌。

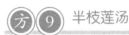

方 9 半枝莲汤

配方：半枝莲、白花蛇舌草、刘寄奴、代赭石（先煎）各30克，柴胡、金沸草、香附、郁金、炒枳壳、沙参、麦冬、玄参、清半夏、丹参各10克。

制用法：水煎服。每日1剂。

功效主治：消肿止痛。用治早期食管癌。

 方 ⑩ 醋浸大蒜

配方：大蒜头100克，醋200毫升。

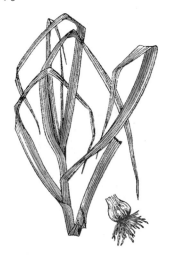

大蒜

制用法：大蒜放入醋中煮熟，食蒜饮醋，每日1次。

功效主治：散瘀解毒，抗癌。适用于食管癌。

 方 ⑪ 鹅血汤

配方：鹅血250克。

制用法：清水400毫升，烧

开后，将鹅血切成小块和姜丝一起放入，煮至熟透，下葱末、麻油、精盐、味精、胡椒粉、调匀，分1～2次趁热服。

功效主治：解毒、降逆、抗癌。用治食管癌、胃癌、食管痉挛。

 方 ⑫ 巴豆蒸梨

配方：梨1个，巴豆0.3克，红糖适量。

制用法：将梨洗净，除去皮核；巴豆去壳，捣碎，填入梨中，放于大瓷碗里，加入红糖和清水200毫升，盖好，隔水蒸熟。捡出巴豆，食梨喝汤。

功效主治：用治食管癌。

 方 ⑬ 薏米海藻汤

配方：生薏苡仁15克，炒薏苡米仁15克，急性子15克，海藻15克，昆布15克，旋覆花（包煎）9克，生代赭石（先煎）15克，白檀香6克，紫苏子12克，枇杷叶（包煎）15克，硼砂(冲服)1.5克，玄明粉(冲服)3克，冰片(冲服)0.06克。

制用法：水煎服。每日1剂。

功效主治：用治食管癌。

中医经典偏方大全

214

肠 癌

大肠癌是发生于直肠和结肠的恶性肿瘤。其临床症状因癌瘤的类型及部位而不同，除腹部不适及腹痛外，右侧结肠癌以全身症状、贫血及腹部肿块为主症；左侧结肠癌则以肠腔梗阻、排便紊乱为显著症状；直肠癌则以排便习惯改变、粪便带血及黏液为突出表现，属中医"肠岩"范畴，其病机可能与过食肥甘、霉变食物、或因大肠慢性病变的长期刺激、日久恶变而成。

 白蚁酒

配方：白蚁100克，低度高粱酒500毫升。

制用法：将白蚁洗净晾干，浸酒中密封2个月后饮酒。每日服2～3次，每次15～20毫升。

功效主治：用治直肠癌、乳腺癌、子宫癌。

 海藻水蛭散

配方：海藻30克，水蛭6克。

制用法：将2药分别用微火焙干，研细混合，每次3克，每日2次，黄酒冲服。

功效主治：破瘀散结。用治直肠癌。

 茄子酒

配方：紫茄子1个，白酒1000毫升。

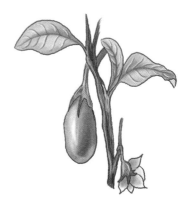

茄子

制用法：茄子洗净，用湿纸包裹，在柴炭火余灰中煨熟，取出剥去纸，将茄子弄烂浸白酒中，密封3昼夜，过滤掉茄子。每日于饭前饮酒15毫升。

功效主治：用治肠癌便血、肠风便血。

 方 4 灵芝炖牛肉

配方：灵芝20克，枸杞子10克，牛肉150克。

制用法：分别处理好后，同放于沙锅中，注入清水400毫升，烧开后，撇去浮沫，加入姜片，炖至酥烂，下大蒜、精盐、味精，淋麻油，调匀。分1～2次趁热食牛肉喝汤。

功效主治：用治肠癌。

 方 5 山药白术汤

配方：怀山药、炒白术、党参、广木香、炒枳壳、炙鸡内金、青皮、陈皮、焦建曲各130克。

制用法：水煎服。每日1剂。

功效主治：健脾和胃。用治直肠嗜银细胞癌。

 方 6 红藤活血汤

配方：红藤15克，白头翁9克，半枝莲30克，白槿花、苦参、草河车各9克。

制用法：水煎服。每日1剂。

功效主治：清热解毒，利湿活血。用治大肠癌。

 方 7 石见穿消瘤汤

配方：石见穿、地榆、党参、茯苓、生薏苡仁、七叶一枝花、苦参、昆布、天龙各100克。

制用法：水煎服。每日1剂。

功效主治：软坚消瘤，健脾化湿。用治直肠癌。

 方 8 党参黄芪汤

配方：潞党参、黄芪各30克，白术、茯苓、黄芩、柴胡各9克，丹参、熟地黄、白芍、杜仲、枸杞子各15克，升麻6克。

制用法：水煎服。每日1剂。

功效主治：补中益气。用治直肠癌。

 方 9 厚朴茯苓汤

配方：厚朴9克，白术、茯苓各12克，佩兰9克，肉豆蔻10克，苍术9克，太子参12克，甘草9克。

制用法：水煎服。每日1剂。

功效主治：健脾止泻。用治直肠癌术后泻下不止者。

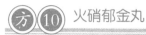

方 ⑩ 火硝郁金丸

配方： 火硝、制马钱子、郁金、白矾各15克，生甘草3克。

制用法： 共研为细粉，水注为丸，如绿豆大小，每次0.3~0.9克，每日3次，黄芪煎水服或开水送下。

功效主治： 化痰解毒，消肿散结。用治肠癌肿块坚硬疼痛患者。

方 ⑪ 黄芪枸杞汤

配方： 黄芪30克，黄精、枸杞子、鸡血藤各15克，槐花12克，败酱草、马齿苋、仙鹤草、白英各15克。

制用法： 水煎服。每日1剂。

功效主治： 益气补血，清热解毒。用治大肠癌患者。

方 ⑫ 核桃枝煮鸡蛋

配方： 核桃枝60克，鸡蛋3枚。

制用法： 水适量，文火煮1小时，吃蛋喝汤。

功效主治：用治大肠癌。

方 ⑬ 白头翁双花汁

配方： 白头翁50克，金银花、木槿花各30克。

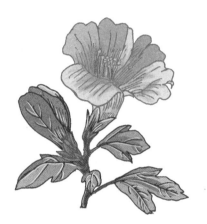

木槿花

制用法： 煎浓汁200毫升，加白糖30克，温服，每日3次。

功效主治： 用治大肠癌。

方 ⑭ 苡仁山楂汤

配方： 炒薏苡仁30克，石榴皮21克，焦山楂30克，诃子肉12克，山豆根9克，瓦楞子15克，黄芪30克，党参15克，料姜石30克。

制用法： 水煎服。每日1剂。

功效主治： 健脾益气，收涩止泻。用治肠癌。

肝癌

肝癌是发生于肝脏的一种恶性肿瘤。有原发性和继发性(肝内转移)两种，为我国常见病症之一。其发病率在男性肿瘤中占第三位，女性占第五位。目前病因尚不清楚，考虑与慢性肝炎、化学致癌物、寄生虫病、营养因素、饮酒及遗传因素等有关。原发性肝癌起源于肝细胞或胆管细胞；继发性肝癌多为消化道恶性肿瘤的转移，肿瘤可局限或弥散。本病早期症状不明显，缺乏特殊征象。可有上腹或肝区疼痛、上腹胀满、肿块、胃纳减退、食欲不佳、体重减轻、发热、黄疸、肝掌、蜘蛛痣等体征。根据病史、症状、体征、肝功检查、甲胎蛋白检查、B超、CT、核素扫描、横膈顶部X线检查、同功酶检查等有助于诊断。

 方 1 口服云南白药

配方：云南白药适量。

制用法：口服云南白药每次1克，每日4次。

功效主治：治疗时间应长一些，可使肝癌病情好转。

 方 2 胡萝卜炒洋葱

配方：胡萝卜、洋葱、猪油、醋各适量。

制用法：将胡萝卜、洋葱洗净切成条，用猪油煎炒至7成热，加醋及其他调料。每日佐餐食用。

功效主治：防癌抗癌。用治肝癌等癌症的早期和恢复期，作为辅助食疗，并可防癌复发。

 方 3 火硝明矾糊外敷

配方：火硝、明矾各9克，黄丹、麝香各3克，胡椒18克，醋适量。

制用法：将前5味共研为细末，和醋调匀成糊状。外敷于两足涌泉穴。

功效主治：止痛。用治肝癌及各种癌疼痛。

方4 半莲汤

配方：半枝莲、半边莲各30克，玉簪根9克，薏苡仁30克。

制用法：水煎服。每日1剂。

功效主治：清热解毒，化湿消肿。用治肝癌。

方5 预知子石燕汤

配方：预知子、石燕、马鞭草各30克。

制用法：水煎服。每日1剂。

功效主治：清热除痰，解毒散结。用治肝癌。

方6 雄黄散吸入疗法

配方：雄黄、朱砂、五倍子、山慈菇各等份。

制用法：共研极细粉，吸入疗法，每次少量。

功效主治：解毒化瘀，消瘀散结。用治肝癌。

方7 鼠妇汤

配方：干燥鼠妇60克。

制用法：加水适量，水煎2次，混合后分4次口服，每日1剂。

功效主治：破血利水，解毒止痛。用治肝癌剧痛。

方8 大黄皮硝糊外敷

配方：大黄、姜黄、黄柏、皮硝、鞭蓉叶各50克，冰片、天南星、乳香、没药各20克，雄黄30克，天花粉10克。

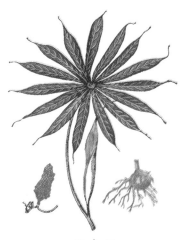

天南星

制用法：共为细末，水调如糊。敷患处，日1次。

功效主治：用治肝癌疼痛、上腹肿块。

方9 雄黄白矾糊外敷

配方：雄黄、白矾、青黛、皮硝、乳香、没药各60克，血竭30克，冰片10克。

制用法：共为细末，猪胆汁、食醋各半调成糊状。外敷患处，日换1次。

功效主治：用治肝癌、胰腺癌晚期疼痛。

 菊花散

配方：菊花60克，青黛、人工牛黄各12克，紫金锭6克。

制用法：共为细末。每次冲服3克，日3次。

功效主治：用治肝癌。

 蟾蜍皮片

配方：干燥的蟾蜍皮适量。

制用法：研末，压片。每次0.5克。口服4～6次。

功效主治：用治肝癌。

 山甲珠糊外敷

配方：山甲珠30克，制乳香10克，制没药10克，红芽大戟20克，甘遂15克，生天南星10克，白僵蚕10克，制半夏10克，朴硝10克，蟾酥2克，麝香2克，蜈蚣30克，酌加少量铜绿、阿魏。

制用法：共为细末，瓷瓶收贮。视肿块大小取药粉，调凡士林摊于纱布上，贴敷肿块部位，用胶布固定，每日1换。

功效主治：软坚散结，止痛。用治肝癌。

 黄芪海藻灌肠

配方：黄芪30克，大黄10克，丹参15克，红花5克，海藻20克，蒲公英25克。

制用法：上药水煎至250毫升，每日2次，保留灌肠。

功效主治：用治晚期肝癌。

 党参黄芪汤

配方：党参13克，炙黄芪15克，女贞子12克，夏枯草10克，白花蛇舌草30克，石见穿30克，水红花子10克，赤芍10克，莪术10克，广郁金10克，甘草6克。

制用法：水煎服。

功效主治：用治原发性肝癌。

注：滋阴清热，补气舒肝，对于气阴两亏、肝郁气滞型的原发性肝癌有较好疗效。

 斑蝥鳖甲散

配方：斑蝥1只，䗪虫、丹参

各9克，龟板、鳖甲各15克，黄芪30克，六一散30克。

制用法： 上药共研细末。每次0.6克，每日2次。

功效主治： 用治肝癌。

 方⑯ 赤鱼干鱼尾刺粉

配方： 赤鱼干鱼尾刺10根，砂仁（后下）5克。

制用法： 尾刺焙黄研粉，砂仁打碎，将2味混匀，分为10包。每次1包，每日2次，温开水冲服。

功效主治： 清热化结，益胃。用治肝癌。

 方⑰ 玳瑁龟板散

配方： 玳瑁、龟板、海藻各15克，露蜂房、鸦胆子各9克，蟾酥2克。

制用法： 将上6味共研细末。每次1克，每日早晚各服1次。

功效主治： 清热解毒，软坚消结。用治原发性肝癌。

 方⑱ 明矾莪术散

配方： 制马钱子25克，五灵脂30克，干漆12克，火硝26克，

枳壳60克，仙鹤草9克，公丁香50克，䗪虫50克，明矾30克，莪术30克，广郁金30克，蜘蛛80克。

制用法： 上药各为细末，和匀，贮瓶中密封，勿泄气。每服3克，1日2次，温开水送下。

功效主治： 消瘀散结，消肿止痛，祛毒强心。用治肝癌。

 方⑲ 退黄消胀汤

配方： 石见穿30克，白花蛇舌草30克，丹参15克，八月札15克，平地木15克，广郁金9克，小金钱草15克，半枝莲30克。

治用法： 水煎服。每日1剂。

功效主治： 退黄消胀。用治肝癌出现黄疸、肝区胀痛。

 方⑳ 党参茯苓汤

配方： 党参15克，白术9克，茯苓30克，神曲15克，麦芽12克，焦山楂15克，车前子（包煎）30克，地枯萝30克，八月札30克，沉香曲12克，乌药9克，降香15克。

制用法： 水煎服。每日1剂。

功效主治： 健脾理气消导，清热燥湿。用治肝癌。

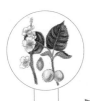

肺 癌

肺癌又称原发性支气管癌，是最常见的肺部原发性恶性肿瘤。按其解剖部位，有中央型肺癌和周围型肺癌的不同；按其组织学分类，有鳞癌、小细胞癌、大细胞未分化癌、腺癌、肺泡癌的区别。属中医"肺积"范畴，其病机有内因与外因两方面，外因与感受外邪，诸种毒气有关；内因与七情、饮食、肺脏本身病变及其他脏腑禀赋薄弱等有关，为正虚邪实之证。

肺癌的主要症状是咳嗽、咯血或血痰、胸痛、发热、胸闷、气急，甚至全身疲乏、消瘦、贫血、食欲不振等。

 方 1 三草清肺汤

配方：鱼腥草（后下）30克，仙鹤草30克，猫爪草30克，七叶一枝花30克，山海螺30克，天冬20克，葶苈子（包煎）12克，生半夏15克，浙贝母9克。

制用法：水煎服。每日1剂。

功效主治：清肺除痰，解毒散结。用治肺癌。

方 2 丹皮鱼腥草汤

配方：牡丹皮12克，生地黄12克，鱼腥草（后下）30克，蒲公英30克，丹参12克，王不留行12克，野菊花12克，五味子9

克，夏枯草15克，海带15克，石见穿15克。

制用法：先将上药加清水超出药面3厘米，浸泡3小时，搅拌几次，使清水被药物部分吸收，最后再加清水至超出药面3厘米，放火上煎煮40分钟，每剂煎2次。每日1剂，早晚各服1次。

功效主治：用治肺癌。

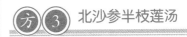 **方 3 北沙参半枝莲汤**

配方：北沙参12克，黄芩12克，浙贝母12克，鱼腥草（后下）30克，半枝莲30克，炒谷芽30克，焦山楂30克，仙鹤草30克，当归9克，制天南星9克，橘

红9克，蜈蚣3条。

制用法：水煎服。每日1剂。

功效主治：养阴清肺，健脾和胃，化痰抗癌。用治肺癌。

 方 4 紫河车夏枯草汤

配方：紫河车20克，栝楼20克，夏枯草30克，陈皮20克，薏苡仁20克，莪术20克，山豆根15克，百合15克。

制用法：水煎服。每日1剂。

功效主治：理气化痰，活血破瘀。用治肺癌。

 方 5 牡蛎鲜藕汤

配方：生牡蛎（先煎）30克，西洋参9克，荷叶60克，新鲜藕节100克。

制用法：水煎服。

功效主治：用治肺癌疼痛。

 方 6 黄芪白术汤

配方：黄芪15克，白术10克，陈皮12克，党参12克，炙甘草6克，当归6克，焦三仙各20克，茯苓15克，清半夏10克，枳壳3克，莱菔子6克。

制用法：水煎服。

功效主治：补中益气、健脾和胃。用治肺癌术后，气短、疲乏、纳呆少寐、舌淡苔薄白、脉沉细。

 方 7 黄芪鳖甲汤

配方：生黄芪40克，南沙参20克，天冬、麦冬各15克，石斛12克，牛蒡子10克，盐知母12克，鳖甲30克，枇杷叶（包煎）12克，百部10克，半枝莲30克，白英20克。

制用法：水煎服。

功效主治：用治咳嗽少痰、咽干音哑、双颧潮红、心烦盗汗、乏力纳呆。

 方 8 大蒜艾叶汤

配方：大蒜20瓣，木瓜、百部各9克，艾叶18克，陈皮、生姜、甘草各9克。

制用法：水煎服。每日1剂。

功效主治：祛痰止咳，健胃止呕。用治肺癌咳嗽剧烈、胸疼气短、咳脓样痰者。

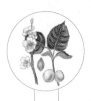

乳腺癌

乳腺癌是多发于绝经期前后妇女乳腺部位的恶性肿瘤，尤以独身、婚后未生育，或生育后未哺乳者较多见，也可由乳房的良性病变转化而成。临床以乳房部结块，质地坚硬、高低不平、病久肿块溃烂、脓血污秽恶臭、疼痛日增为主要表现。中医称本病为乳岩，其病机主要因情志内伤、冲任失调、气滞痰瘀互结而成。

 方 1 板子蟹壳散

配方：板子蟹壳适量。

制用法：将蟹壳焙焦研末。每次6克，1日2次，黄酒冲服，不可间断。孕妇忌用。

功效主治：清热解毒，破瘀消积，通络止痛。用治乳腺癌。

 方 2 蜂房汤

配方：露蜂房12克，王不留行子30克，穿山甲15克，水线草30克。

制用法：水煎服。每日1剂。

功效主治：用治乳腺癌。

 方 3 石花菜海带并液

配方：石花菜、海带、海藻各15克。

制用法：将上药加水煎煮，连煎2次，2次药汁混合。每日1剂，分2次服。

功效主治：清热解毒，化痰散结。用治乳腺癌。

 方 4 土牛膝叶汤

配方：土牛膝叶7片。

制用法：炖黄酒120毫升，服后，将渣贴患部。

功效主治：用治乳房结块。

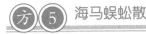 **方 5 海马蜈蚣散**

配方：大海马1只，蜈蚣6只，炮山甲45克。

制用法：将上药焙干研细末。每次1克，每日3次，黄酒冲服。

功效主治：散结消肿，通络活血。用治乳腺癌。

方 6　河豚鱼卵子猪殃殃汤

配方：河豚鱼卵子适量，猪殃殃30克。

制用法：将河豚鱼卵子捣烂，另将猪殃殃煎煮，取汁去渣。将捣碎的河豚鱼卵子外敷乳房患处(切勿内服，有剧毒)。另配合内服猪殃殃煎汁。

功效主治：解毒消肿，镇痛散结。用治乳腺癌。

方 7　覆盆子根汤

配方：覆盆子根适量。
制用法：酒、水各半煎服。
功效主治：用治乳腺癌。

方 8　香砂六君子汤

配方：广木香、砂仁（后下）各5克，清半夏、陈皮、茯苓、白术各10克，生牡蛎（先煎）、夏枯草各15克，党参、生薏苡仁各30克。

制用法：水煎服。

功效主治：健脾化痰，软坚

散结。用治乳腺癌。

方 9　银甲蚕鳖汤

配方：金银花30克，山甲珠、白僵蚕各9克，木鳖子3个（整个用），大枫子3个（整个用）。

制用法：用烧酒500毫升，均2次用炭火煎之顿服。

功效主治：用治乳腺癌。

方 10　龙葵蛇果草汤

配方：龙葵50克，蛇果草25克，白英50克，蒲公英50克，

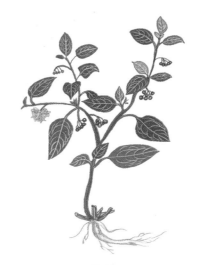

龙葵

制用法：每日1剂，水煎分早、晚2次服。

功效主治：用治乳腺癌。

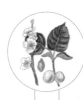

方 ⑪ 螃蟹散

配方：螃蟹500克。

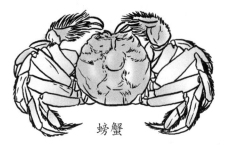

螃蟹

制用法：洗净，捣破，焙干，研成细末。每日服3次，每次15~20克，用黄酒冲服。

功效主治：用治乳腺癌。

方 ⑫ 花椒蛤蟆膏外敷

配方：癞蛤蟆1只，花椒200克，醋1000毫升。

制用法：将3味共熬成膏，取膏敷于患处，中间留出乳头。

功效主治：止痛消肿，解毒开窍。用治乳腺癌。

方 ⑬ 槐花散

配方：槐花90克。

制用法：将槐花炒黄，研末。每日2次，每次9克，用黄酒50毫升送服，连服10日为一疗程。

功效主治：用治乳腺癌硬结未溃。

方 ⑭ 青橘核汤

配方：青橘核20克。

制用法：将青橘核打烂，用水1碗半，煎至1碗，每日1次，或以温酒送下。

功效主治：削坚破滞。用治乳腺癌初起。

宫颈癌

宫颈癌是女性生殖器官最常见的恶性肿瘤，病理上有糜烂型、结节型、菜花型、空洞型的不同。临床以阴道分泌物增多、出血、疼痛为主要特征。本病中医归属于"癥瘕"范畴，其病机可能与早婚、早育、慢性宫颈疾病、病毒感染等致胞脉及冲任脉等部位气滞血瘀或痰湿阻滞而使腹中结块、日久恶变而成。

 蜈蚣海藻汤

配方：蜈蚣3条，全蝎6克，昆布24克，海藻24克，当归24克，续断24克，半枝莲24克，白花蛇舌草24克，白芍15克，香附15克，茯苓15克，柴胡9克。

制用法：水煎服。每日1剂。

功效主治：消胀祛痛，活血止带。用治宫颈癌。

 莪术三棱汤

配方：醋制莪术、醋制三棱各15克。

制用法：将2味加水300毫升，煎成200毫升，去渣取汁。每日服1剂，早饭前、晚饭后各服100毫升。

功效主治：抗癌。用治子宫颈癌。

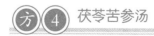 鱼鳞胶

配方：鲫鱼鳞、鲤鱼鳞、黄酒各适量。

制用法：将两种鱼鳞用文火稍加水熬成鱼鳞胶。每服30克，温酒对水化服。

功效主治：用治子宫癌、乳腺癌、血友病。

方 4 茯苓苦参汤

配方：土茯苓30克，贯众20克，苦参30克，生地榆20克，川牛膝15克，栀子10克，黄柏10克，薏苡仁20克，生黄芪20克，女贞子20克，枸杞子15克，枳壳10克，莪术15克，白花蛇舌草30

克，白茅根20克，当归15克，昆布20克，海藻20克，七叶一枝花15克，山慈菇15克。

制用法：水煎服。每日1剂。

功效主治：消瘀软坚散结。用治晚期宫颈癌或术后，放疗后局部复发转移者。

 乌头醋糊外敷

配方：乌头30克，醋适量。

制用法：乌头研细末，用醋调成糊状，敷于两足涌泉穴。

功效主治：温经止痛。用治子宫颈癌腹痛者。

 酸石榴汁

配方：酸石榴半个。

制用法：捣汁，顿服。每日服2次，连服7～10日。

功效主治：用治宫颈癌阴道出血、心烦口渴。

 当归阿胶汤

配方：全当归30克，阿胶珠30克，冬瓜仁24克，红花24克。

制用法：水煎服，每日1剂。

功效主治：活血止血，散瘀消肿。用治老年妇女子宫癌。

 杜仲白茅根汤

配方：杜仲10克，川芎10克，山茱萸10克，龟板胶10克，煅龙骨10克，煅牡蛎10克，炒蒲黄10克，五灵脂（包煎）10克，棕榈炭12克，白茅根15克，酒杭芍12克，木通6克，焦栀10克，酒黄芩10克，焦地榆10克，白鸡冠花15克，升麻3克，汉三七（冲）3克，炙甘草6克。

制用法：水煎服。每日1剂。

功效主治：用治宫颈癌出血不止。

 白花蛇舌草汤

配方：丹参15克，黄芪15克，海螵蛸粉30克，南沙参30克，紫花地丁30克，蒲公英30克，楮实子30克，制龟板30克，东阿胶（另化分冲）30克，粉甘草10克，制白薇10克，制乳香10克，皂角刺10克，白花蛇舌草60克。

制用法：除东阿胶外，余药加水6磅煎至2磅，去渣，加蜂蜜60毫升熬和，阿胶烊化，分2日6次服，以30剂为1个疗程。

功效主治：败毒去腐，托里排脓，养血滋阴，抗癌。用治子宫颈癌。

白血病

白血病为血液的恶性肿瘤，造血细胞某一系列，主要是某一白细胞系列过度增生，并浸润到体内的各种组织和脏器，尤其是肝、脾和淋巴结，且周围血液中经常出现各种幼稚的白细胞，白细胞的总数经常增多，常有严重的贫血与明显的出血倾向，并可危及患者的生命。

本病的发生多与环境因素及机体的遗传、代谢、免疫等有关。中医认为多因七情有过、肝脾损伤而成虚劳，日久气滞血瘀结成痰核而为本虚标实之症。急性白血病以儿童为多见，其发病急、病程短、发热、口腔溃烂，有严重贫血、普遍出血现象，而慢性白血病发病缓慢，起初多无特殊不适，后期表现亦较复杂，多为疲乏无力、饮食减少、消瘦、头晕、头痛、面色苍白无华，或发热出汗，或腹胀腹疼，或颈腋、腹股沟等部位出现包块等，临床常用的偏方、验方主要如下。

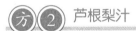 **方 1 当归活血汤**

配方：当归、丹参、赤芍各20克，川芎10克，沙参20克，麦冬15克，板蓝根50克，山豆根20克，山慈菇20克。

制用法：水煎服。每日1剂。

功效主治：养血活血，清热解毒。用治急性白血病。

方 2 芦根梨汁

配方：鲜芦根、鲜藕（去皮）、梨（去皮）、荸荠（去皮）、鲜麦冬各适量。

制用法：洗切碎、捣汁，冷饮或温饮，不拘量。

功效主治：用治白血病。

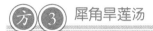 **方 3 犀角旱莲汤**

配方：犀角4克(水牛角10克代)，生地黄、牡丹皮各20克，旱莲草30克，女贞子20克，杭白芍15克，血余炭20克，大小蓟、仙鹤草各30克，地榆炭20克，羊蹄

根30克，大青叶20克，露蜂房10克，生黄芪、藕节各30克。

制用法：水煎服。每日1剂。

功效主治：清热解毒，凉血止血。用治阴虚血热、迫血妄行型白血病。

方 4 玄参牡蛎

配方：玄参12克，牡蛎（先煎）30克，浙贝母12克，甲珠15克，夏枯草、昆布、海藻各30克，清半夏、生天南星各12克（先煎二小时），栝楼、黄药子各15克，山慈菇20克，半枝莲30克，七叶一枝花20克，白花蛇舌草30克。

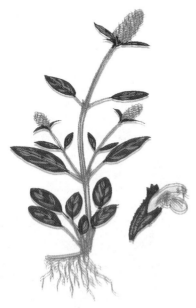

夏枯草

制用法：水煎服。每日1剂。

功效主治：清热解毒，软坚散结。用治热结痰核型白血病。

方 5 黄芪党参汤

配方：黄芪15~30克，肉桂（后下）3~10克，党参10~15克，当归、白术、白芍各10克，熟地黄15克，茯苓12克，鹿角10克，陈皮6克，红枣5个，甘草3克。

制用法：水煎服。每日1剂。

功效主治：健脾补肾、益气壮阳。用治阳虚型白血病。

方 6 川芎猪殃殃汤

配方：川芎、板蓝根、铁扁担各15克，猪殃殃30克，罂粟壳6克。

制用法：水煎服。或制成浸膏压片服用，日服4次。

功效主治：用治白血病。

方 7 野苜蓿汤

配方：野苜蓿5钱。

制用法：水煎服。每日分2次服。

功效主治：用治白血病。

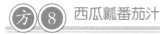 **西瓜瓤番茄汁**

配方：西瓜瓤适量，去子，番茄适量，去皮去子。

制用法：一起挤汁，代茶随意饮用。

功效主治：用治白血病。

注：发热时选用。

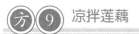 **凉拌莲藕**

配方：白莲藕500克（洗净，切片），红糖120克。

制用法：拌食。

功效主治：用治白血病。

 藕粉糯米团

配方：藕粉、糯米粉各250克，白糖适量。

制用法：加水搅拌成团，蒸熟，分顿随意煮食。

功效主治：用治白血病。

注：有呕吐、便血时选用。

方11 养阴益气汤

配方：黄芪30克，太子参20克，黄精15克，白术、云茯苓各10克，生地黄20克，麦冬20克，天冬15克，墨旱莲18克，女贞子15克，白花蛇舌草30克，半枝莲30克，蒲公英30克，小蓟15克，甘草5克。

制用法：水煎服。每日1剂。

功效主治：益气养阴，清热解毒。用治急性白血病。

方12 乌梅汤

配方：乌梅3个。

制用法：水煎服。

功效主治：用治白血病。

方13 荠菜粳米粥

配方：荠菜90克，粳米90克。

制用法：将荠菜洗净切碎后同粳米煮粥，每日1剂，常服。

功效主治：用治白血病。

方14 蜂乳灵芝汤

配方：灵芝50克，蜂乳50毫升。

制用法：将灵芝洗净切碎，水煎2次，每次用水250毫升，煎半小时，两次混合。每日分3次服完，每次用蜂乳50毫升调匀服。连服30日为一疗程。

功效主治：用治白血病。

方⑮ 马齿苋阿胶浆

配方： 鲜马齿苋100克，阿胶20克。

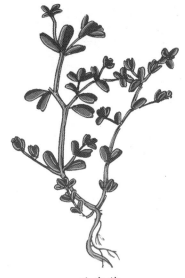

马齿苋

制用法： 马齿苋洗净切段，水600毫升，煎至300毫升，去渣取汁。用阿胶分2次烊化，趁热对服。

功效主治： 用治急、慢性白血病和肠道感染低热。

方⑯ 鳗鱼酒

配方： 鳗鱼500克，黄酒500毫升，食醋适量。

制用法： 将鳗鱼剖腹去内脏，洗净置锅中，加入黄酒和醋，用文火炖至熟烂，加盐少许，每日食用。

功效主治： 补虚损，活血止血。用治白血病、便血兼消瘦低热等。

方⑰ 双鳖甲汤

配方： 穿山甲15克，虫10克，昆布、海藻、鳖甲各30克。

制用法： 水煎服。每日1剂。

功效主治： 用治白血病。

方⑱ 太子参麦冬汤

配方： 太子参、麦冬各15克，五味子、半夏、茯苓、陈皮、杏仁（后下）各10克。

制用法： 水煎服。每日1剂。

功效主治： 益气养阴，健脾化痰。用治急性非淋巴细胞性白血病。

方⑲ 马钱子抗癌汤

配方： 马钱子0.6克，大黄、猪殃殃、半枝莲、蛇六合、白花蛇舌草各30克。

制用法： 水煎服。每日1剂。

功效主治： 清热解毒抗癌。用治急性白血病。

膀胱癌

膀胱癌系膀胱移行上皮细胞的恶性肿瘤，多生于膀胱底部或侧壁，经常无病尿血、尿频，以致血块堵塞，剧痛难忍，此症多见于40～60岁的中老年人，男性多于女性，病因不明。可由乳头状瘤恶变而来。此病初起时小便血尿轻微，间歇性，多发生于小便终了时，以后血量增加成全血尿。用X线膀胱造影、膀胱镜、超声显像有助于诊断。确诊后应立即进行手术切除或放疗、化疗，并用中草药巩固康复。

 元胡荽瞿麦汁

配方：元胡荽、瞿麦、萹蓄各12克。

制用法：捣烂取汁对白糖服。

功效主治：止痛止血。用治膀胱癌尿血、疼痛。

 千金藤汤

配方：千金藤(鲜品每次25克、干品10克)，车前子(包煎)15克。

制用法：水煎服。每日2次。

功效主治：清热解毒。用治膀胱癌。

 无花果汤

配方：无花果30克，木通15克。

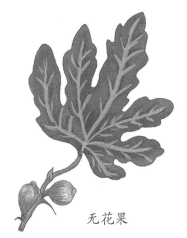

无花果

制用法：水煎服。每日1剂。

功效主治：解毒利湿。用治膀胱癌。

方 4 木通甘草汤

配方：木通、牛膝、生地黄、天冬、麦冬、五味子、黄柏、甘草各3克。

制用法：水煎服。每日1剂。

功效主治：清热利湿止血。用治膀胱癌尿血。

方 5 七味一枝花汤

配方：生地黄12克，知母12克，黄柏12克，木馒头15克，蒲黄炭12克，半枝莲30克，七味一枝花39克，大蓟12克，小蓟12克，蒲公英30克，车前子（包煎）30克。

制用法：水煎服。每日1剂。

功效主治：滋阴清热，解毒止血。用治膀胱癌。

方 6 知柏生地汤

配方：知母9克，黄柏6克，大蓟9克，小蓟9克，生地黄12克，蒲黄炭9克，泽泻9克，金银花9克，山茱萸3克，琥珀末(吞服)1.5克。

制用法：水煎服。每日1剂。

功效主治：滋阴解毒，清热利湿。用治膀胱癌。

方 7 苦参败酱草汤

配方：苦参15克，威灵仙30克，猪苓30克，王不留行30克，小蓟30克，赤芍15克，败酱草30克，延胡索15克，炮穿山甲15克。

制用法：水煎服。

功效主治：用治湿热下注、尿痛、血尿、尿频口苦咽干、脉洪大、苔黄腻者之膀胱癌。

方 8 石韦茯苓汤

配方：石韦25克，赤茯苓30克，冰糖30克，绿茶3克。

制用法：前2味药以水500毫升煎5分钟，再入后2味药浸泡3分钟，每日2次，分服。

功效主治：用治膀胱癌、尿频、血尿、舌质红、苔黄、脉沉数者，有清热解毒、利湿通淋之功，缓解与巩固疗效皆可服。

方 9 蛇莓白英汤

配方：白花蛇舌草、蛇莓、蛇六谷、土茯苓、龙葵、白英、土大黄各30克。

制用法：水煎服。每日1剂。

功效主治：清热解毒，利湿消肿。用治膀胱癌尿血。

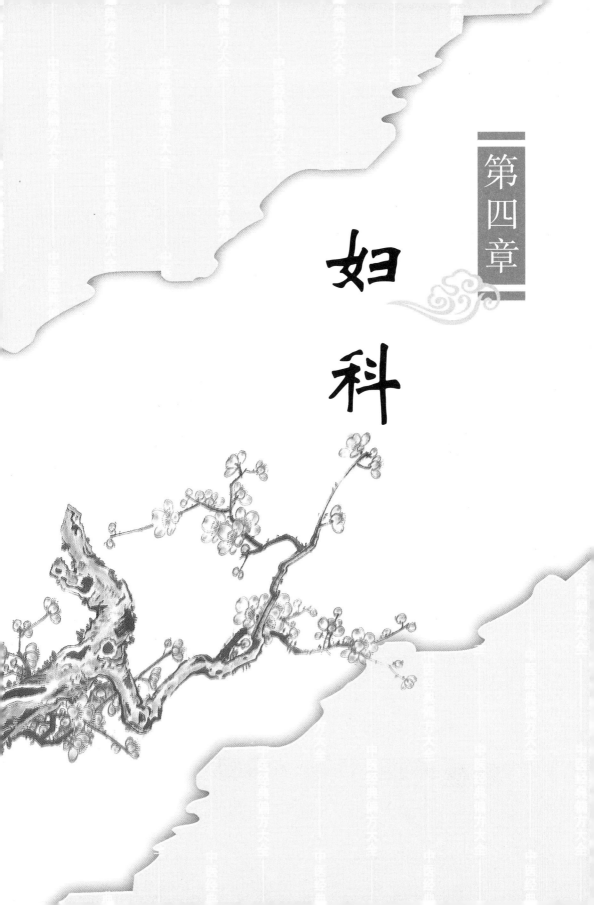

第四章

妇科

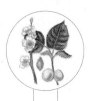

痛 经

痛经是指妇女在经期前后或是在行经期间出现的一系列身体不适状况，常以腹痛为主要表现。严重的将影响工作和给生活带来烦恼。

痛经有两种情况，一种是指生殖器官无明显器质性病变的月经痛，称功能性痛经。这种病常发于月经初潮或初潮后一二周，多见于未婚或未孕妇女，一般在生育后可有不同程度的缓解或消失。另一种是指生殖器官有器质性病变，由子宫内膜异位、子宫黏膜下肌瘤和盆腔炎等病症引起的月经疼痛，称继发性痛经。应针对发病原因进行治疗。

 干丝瓜汤

配方：干丝瓜1条。

制用法：将干丝瓜加水1碗煎服。每日1次，连服3～4日。

功效主治：用治痛经。

 鸡血藤茄子根汤

配方：鸡血藤30克，茄子根15克。

制用法：水煎服。每日2次。

功效主治：用治痛经。

 艾叶温经汤

配方：炒艾叶9克。

制用法：加红糖，用开水煎煮数沸后温服。

功效主治：温经散寒。用治小腹冷痛的痛经。

 艾叶藕节

配方：艾叶15克，五灵脂（包煎）12克，藕节15克。

制用法：水煎服。每日2次或3次。

功效主治：用治痛经。

 玫瑰花花蕊膏

配方：初开玫瑰花蕊50克。

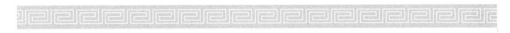

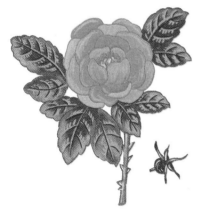

玫瑰花

制用法：去蒂，洗净，加清水500毫升，煎取浓汁，去渣后加入红糖，熬制成膏。每日服2次或3次，每次1～2匙，用温开水送服。

功效主治：用治月经不调、痛经。

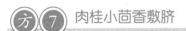 **方⑥ 益母草苎麻根糊**

配方：益母草、苎麻根各100克。

制用法：洗净切碎，加黄酒少许炒热，敷于小腹部，每日2次。

功效主治：用治痛经。

方⑦ 肉桂小茴香敷脐

配方：肉桂、吴茱萸各10克，小茴香20克。

制用法：共研细末，加白酒适量炒热，用布包好，敷脐部，冷后再炒再敷。

功效主治：用治痛经。

方⑧ 白芷青盐

配方：白芷10克，五灵脂6克，青盐100克。

制用法：共炒热用布包好，敷于小腹部，每日2次。

功效主治：用治痛经。

方⑨ 艾叶红花饮

配方：生艾叶10克，红花5克。

制用法：上药放入杯内，冲入开水300毫升，盖上杯盖，20～30分钟后服下。一般在经来前1日或经值时服2剂。

功效主治：用治痛经。

方⑩ 南瓜红花汤

配方：南瓜蒂1枚，红花5克，红糖32克。

制用法：前2味药先煎2次，去渣，加入红糖熔化，于经前分2日服用。

功效主治：用治痛经。

第四章 妇科

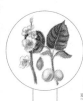

方 11 酒渍核桃干

配方：黄酒、红糖各400克，核桃仁200克。

制用法：共加热使糖溶化，取出用碗装好，将核桃仁200克放入，浸渍1～2日，晒干。每日服3次，每次15～20克。

功效主治：用治经后腰酸、腹痛的虚寒性痛经。

方 12 山楂当归汤

配方：山楂30克，当归片15克，红糖适量。

制用法：水煎2次，每次用水300毫升，煎半小时，两次混合，去渣，下红糖，继续煎至糖溶。分2次服，连服7天。

功效主治：活血行气。用治气滞血淤、寒湿凝滞型痛经，月经量少，色暗紫，或有瘀块。

方 13 炒醋盐熨腰

配方：粗盐(或粗砂)250克，陈醋50毫升。

制用法：将粗盐(或粗砂)爆炒，再将陈醋慢慢地洒入，边洒边炒，洒完后再炒片刻，装入布袋，热熨腰和腰骶部。

功效主治：温经，理气止痛。用治经期小腹痛和腰痛者。

方 14 哈那鲨胎散

配方：哈那鲨胎适量。

制用法：将哈那鲨胎焙黄，研细末。每次3克，每日3次，黄酒冲服。

功效主治：养血调经。用治血虚痛经。

方 15 红糖水冲服海马肉桂散

配方：海马、肉桂各3克，红糖适量。

制用法：将海马、肉桂共研细末，红糖用开水溶化。每次取药粉3克，每日2次，用红糖水冲服。3～5日为一疗程。

功效主治：温经补阳，散寒止痛。用治虚寒性痛经。

方 16 炖母鸡

配方：母鸡1只，当归30克，醪糟汁60克。

制用法：将鸡去毛并内脏洗净，当归洗去浮灰；把鸡放入砂锅内，同时加水、醪糟汁、当归、姜、葱、盐，盖严锅口，先在旺火上烧开，再用小火炖3小时，出锅时撒胡椒面，佐餐食。

功效主治：用治气血不足所致之痛经。

方 17 荔枝核香附散

配方：荔枝核、香附各等份，黄酒适量。

制用法：荔枝、香附共研末，每服6克，黄酒调服，日2次。

功效主治：用治痛经。

方 18 元胡鸡蛋

配方：鸡蛋2个，元胡20克，益母草50克。

制用法：3味药加水同煮，蛋熟后去壳，再煮片刻。食蛋饮汤，于经前开始，日服1次，连服5～7日。

功效主治：用治阳虚内寒之痛经。

方 19 山楂向日葵籽

配方：山楂30克，向日葵籽15克，红糖30克。

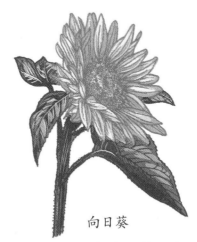

向日葵

制用法：先将山楂、向日葵籽一齐放在锅内炒，以葵花籽炒香熟为度。再加水，熬成浓汁后，将红糖放入熬化即成。每次于经前1～2天，连服2～3剂，正痛时亦可服用。

功效主治：用治血瘀为主的痛经。

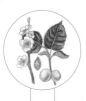

月经不调

月经不调是妇科常见的一种疾病，表现为月经周期紊乱、出血周期延长或缩短、出血量增多或减少，甚至月经闭止。卵巢功能失调、全身性疾病或其他内分泌腺体疾病影响卵巢功能者，都可能诱发此病。此外，生殖器官的局部病变如子宫肌瘤、子宫颈癌、子宫内膜结核等也可表现为不规则阴道流血，应注意两者的区分。

方 1 藕节散

配方：藕节500克，白酒适量。

制用法：将藕节焙干研末。每日3次，1次3克，用白酒送服。

功效主治：用治月经不调。

方 2 黑豆苏木汤

配方：黑豆50克，苏木20克，红糖少许。

制用法：黑豆炒熟研末，与苏木加水共煎。加红糖调服。

功效主治：行血祛瘀，利水消肿。用治月经不调。

方 3 豆腐羊肉汤

配方：豆腐2块，羊肉50克，

生姜25克，盐少许。

制用法：煮熟加盐。饮汤食肉及豆腐。

功效主治：益气血，补脾胃。用治体虚及妇女月经不调、脾胃虚寒。

方 4 棉花籽粉

配方：棉花籽炒香研成细末。

制用法：饭前用酒送服，每次服10克。

功效主治：用治月经不调。

方 5 米醋豆腐

配方：米醋200毫升，豆腐250克。

制用法：将豆腐切成小块用

醋煮，以文火煨炖为好，煮熟。饭前吃，1次吃完。

功效主治：活血调经。用治身体健康妇女的月经不调如经期过短、血色深红、量多。

 方 6 山楂红糖水

配方：生山楂肉50克，红糖40克。

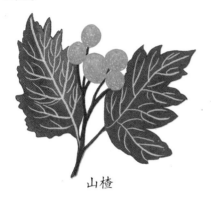

山楂

制用法：山楂水煎去渣，冲入红糖，热饮。非妊娠者多服几次，经血亦可自下。

功效主治：活血调经。用治月经错后。

 方 7 红糖鸡蛋汤

配方：鸡蛋2个，红糖100克。

制用法：红糖加水少许，水开后打入鸡蛋至半熟即成。应在月经干净后服用，连用2或3次，每日1次。

功效主治：滋阴养血，调经止痛。用治妇女月经不调、血虚。

 方 8 西瓜秧汤

配方：西瓜秧30克，红糖30克。

制用法：水煎服。每日2次。

功效主治：用治月经不调。

方 9 菱角赤小豆汤

配方：菱角100克，荷叶10克，赤小豆30克。

制用法：水煎服。每日2次。

功效主治：用治月经不调。

方 10 养血调经汤

配方：干芹菜50克，金针菜(黄花菜)25克。

制用法：用水1碗，煮成半碗服。

功效主治：养血调经。用治月经不调。

 方 11 玫瑰花蕊红糖膏

配方：玫瑰花蕊300朵，初开，去心蒂。

制用法：在锅内煎成浓汁，去渣后加入红糖500克，熬成膏

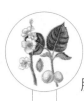
服用。

功效主治：用治月经不调。

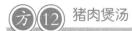

方 12 猪肉煲汤

配方：瘦猪肉50克，益母草10克。

制用法：水煎煲汤。日饮2次。

功效主治：活血调经，利尿消肿。用治月经不调如经血过多、经期不准。

方 13 艾叶炖母鸡

配方：艾叶25克，老母鸡1只，白酒125毫升。

制用法：先将鸡开膛去肠及杂物，切块，锅内加水1大碗，下鸡、艾叶和酒共炖，烧开后改用文火煨熟。食肉饮汤，日用2次。

功效主治：补中益气，温经散寒，止痛止血。用治月经来时点滴不断、日久身体虚弱。

方 14 母鸡艾胶汤

配方：母鸡(去头爪)半只，艾叶15克，阿胶15克。

制用法：母鸡去内杂，洗净，加水煮熟。取鸡汤1碗另煎煮艾叶，5分钟后下阿胶，待阿胶溶化后立即饮服，每日1次。

功效主治：补血止血，滋阴安神。用治月经淋漓不断、下腹痛、崩漏。

方 15 木耳红糖水

配方：黑木耳120克，红糖60克。

制用法：将木耳洗净，用水煮熟，加红糖拌食。1次吃完，血渐止，再以木耳、红糖各60克拌食即愈。

功效主治：益气，凉血止血。用治崩中漏下、血崩不止。

闭 经

闭经是指超过青春期、年满18岁以上者，月经仍未来潮或月经周期建立之后不因怀孕、哺乳，又未到绝经期，月经突然停止而超过3个月以上仍未来潮的症状。前者称为原发性闭经，后者称为继发性闭经。本病在中医学中分为虚实两类。虚为阴亏血虚、无经可下；或肝肾亏损、精血不足。多因先天不足、后天缺乏补养、大量失血、房劳过度等造成。实者皆为气滞血瘀、经脉不畅、血不运行。由经期冒雨涉水、感受风邪，或饮食失节、过食寒物所致。

 方 1 益母草乌豆汤

配方： 益母草30克，乌豆60克，红糖适量。

制用法： 益母草与乌豆加水3碗，煎至1碗。加糖调服，并加黄酒2汤匙冲饮。每日1次，连服7日。

功效主治： 活血祛瘀调经。用治闭经。

 方 2 桑葚鸡血藤汤

配方： 桑葚25克，红花5克，鸡血藤20克，黄酒适量。

制用法： 加黄酒水煎。每日2次温服。

功效主治： 补血行血，通滞化瘀。用治闭经。

 方 3 黄酒送服蚯蚓粉

配方： 蚯蚓4条。

制用法： 将蚯蚓放瓦上焙黄。研末用黄酒送服，每日1剂，连服5日。

功效主治： 用治多日不来月经、经闭。

方 4 黄酒蒸中华绒螯蟹

配方： 中华绒螯蟹适量，黄酒1盅。

制用法： 每次取蟹15克，用

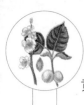

黄酒蒸熟。日服1次，经行停药。

功效主治：活血调经。用治血瘀闭经。

方 5 木耳苏木汤

配方：木耳50克，苏木12克。

制用法：用水、酒各1碗，煮成1碗服。

功效主治：用治妇女月经忽然停止，过1～2个月有腰胀、腹胀现象者。

方 6 人乳韭菜汁

配方：人乳1杯，韭菜汁1杯。

制用法：蒸热，早晨空腹1次服。

功效主治：用治闭经。

方 7 泽兰叶炖甲鱼

配方：泽兰叶10克，甲鱼1只，米酒少许。

制用法：将活的甲鱼用热水烫，使其排尿后，切开去肠脏。泽兰叶研末，纳入甲鱼腹内(甲与肉同用)，加清水适量，放瓦盅内隔水炖熟，加少许米酒服食。每隔1日1次，连服3～5次显效。

功效主治：用治阴虚血燥之闭经。

方 8 木耳红枣炖老母鸡

配方：老母鸡1只，木耳50克，红枣10枚。

制用法：鸡去毛、内脏，和木耳、红枣，加水炖烂吃。

功效主治：用治体虚闭经。

方 9 乌鸡丝瓜汤

配方：乌鸡肉150克，丝瓜100克，鸡内金15克。

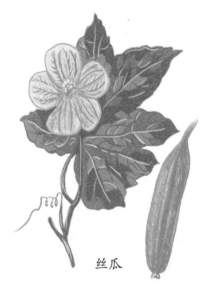

丝瓜

制用法：共煮至烂，服时加盐少许。

功效主治：健脾消食，养阴补血。用治因体弱血虚引起的经闭、月经量少。

方⑩ 桃仁墨斗鱼汤

配方： 桃仁10克，墨斗鱼200克，油、盐各适量。

制用法： 墨斗鱼洗净切片，加水与桃仁共煮，以油、盐调味。食鱼饮汤。

功效主治： 滋阴养血，活血祛瘀。用治血滞经闭。

 方⑪ 红糖姜枣茶

配方： 红糖100克，大枣100克，生姜25克。

制用法： 水煎。代茶饮，连续服用至见月经来潮为止。

功效主治： 补血活血，散寒调经。用治闭经。

 方⑫ 红枣木瓜汤

配方： 猪肝200克，红枣20枚，木瓜1个。

制用法： 将红枣去核、木瓜去皮后，加水煮熟吃。

功效主治： 用治闭经。

 方⑬ 香附水蛭膏敷脐

配方： 香附2克，桃仁1克，水蛭1条。

制用法： 前药研末再同水蛭捣成膏状，敷于脐部，外贴伤湿止痛膏，2～3日1换。

功效主治： 用治闭经。

 方⑭ 向日葵梗猪爪汁

配方： 向日葵梗9克，猪爪250克。

制用法： 先将猪爪(猪蹄壳)洗净，刮去污垢，用河沙在锅中炒泡，再淘洗干净后放入沙锅内，用文火煨炖至烂熟。猪爪煨烂后，加入向日葵梗，煮几沸熬成浓汁，去渣，饮汁，每日2次或3次，每次20～30毫升。

功效主治： 用治气滞血瘀之闭经。

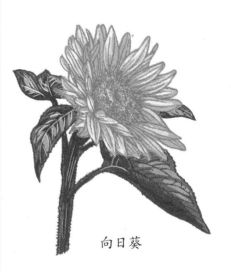

向日葵

第四章 妇科

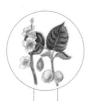

子宫脱垂

子宫脱垂是指子宫偏离正常位置沿着阴道下降，低于子宫颈外阴道口到坐骨棘水平以下甚至完全脱出阴道口外的症状。中医属"阴挺""阴颓""阴疝"等范畴。多发于产后体质虚弱、气血受损、分娩时用力太大，或产后过早参加重体力劳动，致使气弱下陷、脉络胎宫松弛，不能稳固胞体，因而形成下坠。由于胞宫经络与肾相连，所以肾气衰虚，或产育多，内耗肾气，也可使胞宫脉络松弛导致子宫脱垂。妇女在过劳、排便时用力太过、剧咳等情况下，都可能反复发作。

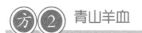

方 1 首乌母鸡汤

配方： 何首乌20克，老母鸡1只，盐少许。

制用法： 老母鸡宰杀去毛及内脏，洗净，将何首乌装入鸡腹内，加水适量煮至肉烂。饮汤吃肉。

功效主治： 补中益气。用治妇女子宫脱垂、痔疮和脱肛。

方 2 青山羊血

配方： 青山羊血10余滴。

制用法： 青山羊之耳尖消毒后取血，对入少许温开水。一次服，每日1次。

功效主治： 补中益气。用治子宫脱垂。

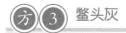

方 3 鳖头灰

配方： 鳖头、黄酒各适量。

制用法： 将鳖头置火上烧炭存性，研末。每次6克，每日3次，黄酒送服。

功效主治： 益气补虚。用治子宫脱垂、脱肛。

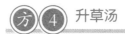

方 4 升草汤

配方： 升麻15克，甘草6克，缩葫芦1个。

制用法： 水煎连服数剂。

功效主治：用治子宫脱垂。

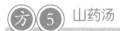

方 5 山药汤

配方：山药120克。
制用法：每晨煮服。
功效主治：用治子宫脱垂。

方 6 升麻黄芪汤

配方：升麻12克，黄芪15克。
制用法：水煎服。
功效主治：用治子宫脱垂。

方 7 金银花汤熏洗

配方：金银花、紫花地丁、蒲公英各30克，苦参15克，黄连、黄柏各10克，蛇床子15克，枯矾10克。

制用法：上药加水煎煮，去渣。先熏后洗，并可坐浴。

功效主治：用治子宫脱垂并发感染者。

方 8 苦参汤熏洗

配方：苦参30克。
制用法：1～2日用药1剂。水煎去渣，熏洗患部，每日3～6次。
功效主治：用治子宫脱垂。

方 9 乌梅汤熏洗

配方：乌梅60克。
制用法：加水煎煮，去渣取汁。趁热熏洗局部，每日2次或3次。
功效主治：用治子宫脱垂。

方 10 马齿苋汤外洗

配方：马齿苋30克，蒲公英15克，黄柏10克。

制用法：煮水外洗。

功效主治：清利湿热解毒。用治并发感染的子宫脱垂。

方 11 艾叶汁煮蛋

配方：陈艾叶15克，鸡蛋2个。

制用法：先用净水煮艾叶出味后，滤渣取汁，煮蛋，略加红糖。吃蛋喝汤，每隔3天空腹时服1次。

功效主治：温经止痛，散寒除湿。用治子宫脱垂，愈后复发者。

方 12 醋熏法

配方：醋250毫升。

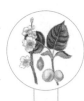

制用法：痰盂内加醋250毫升，将小铁块或小铁器烧红放入痰盂内，醋即沸腾，患者坐痰盂上熏15分钟。每日1次。治疗期间注意营养、休息、忌房事。

功效主治： 收敛破瘀。用治子宫脱垂。

方⑬ 老丝瓜壳灰

配方： 老丝瓜壳1个，烧灰存性。

制用法： 白酒50°以上送服，每次服10克，每日服2次。

功效主治： 用治子宫脱垂。

方⑭ 无花果叶汤外洗

配方： 无花果枝叶共250克。

制用法： 加水3碗，煎汤洗患处。

功效主治： 用治子宫脱垂。

方⑮ 金樱子黄芪膏

配方： 金樱子肉、黄芪片各500克。

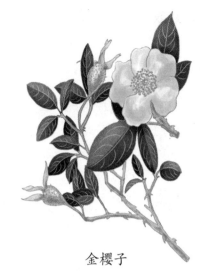

金樱子

制用法： 水煎3次，每次用水800毫升，煎半小时，3次混合，去渣，用小火浓缩成膏。每日服3次，每次30～50克。用温开水送服。

功效主治： 补中益气，固肾提升。用治妇女子宫脱垂。

方⑯ 五倍子香油糊外用

配方： 五倍子粉适量。

制用法： 以香油调后，用消毒棉蘸药，堵塞阴道穹隆处。

功效主治： 用治子宫脱垂。

子宫颈炎

子宫颈炎是指妇女子宫颈发生的炎症性病变，可分为急、慢性两种。急性子宫颈炎较为少见，但不及时治疗，就可能转变成慢性子宫颈炎。主要症状是患者子宫颈部红肿、疼痛、宫颈糜烂、宫颈肥大、子宫颈息肉、宫颈腺体囊肿、子宫颈管炎等。

 方 ① 白矾猪胆粉外用

配方：鲜猪胆1个，白矾9克。

制用法：将白矾放入猪胆内，阴干或烘干，研末，过笋极细，备用。一般轻者上药5次即愈，重者上药10次。

功效主治：清热解毒防腐。用治慢性宫颈炎。

 方 ② 苦荬汤热熏

配方：细叶苦荬菜、广西黄柏树皮、阔叶十大功劳茎、灵香草各适量。

制用法：水煎，趁热熏患处，待温坐盆，每日1剂。

功效主治：用治宫颈炎。

 方 ③ 仙人掌炖猪肉

配方：仙人掌肉质茎块连同果实鲜品80克，瘦猪肉90克。

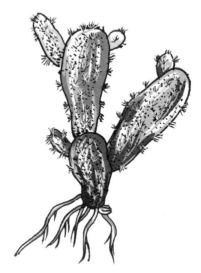

仙人掌

制用法：上2味药加烹调佐料入钵中，隔水炖服。另以仙人掌鲜品全草每次100克，捣碎，加食盐少许煎液，先熏后洗。10日为一疗程。经期停用。

功效主治：用治宫颈炎。

 蛇床子药液外洗

配方：蛇床子、黄柏、苦参、贯众各15克。

制用法：煎水每天冲洗阴道，7日为一疗程。

功效主治：用治宫颈炎。

 冬瓜方

配方：冬瓜120克。

制用法：焙黄，研面。每次15克，用冬瓜汤送服。

功效主治：用治宫颈炎。

 米汤送服白扁豆末

配方：白扁豆250克，炒后研末。

制用法：每日2次，每次16克，米汤送服。

功效主治：用治宫颈炎。

 冬瓜籽冰糖水

配方：冬瓜籽90克，捣烂。

制用法：加等量冰糖和水煎，早、晚各服1次。

功效主治：用治宫颈炎。

 鸡蛋白外敷

配方：鸡蛋1个。

制用法：取蛋白敷患处，须连续敷7~8次。

功效主治：用治子宫颈炎。

 黄芪红藤汤

配方：生黄芪、煅龙骨、煅牡蛎、凤尾草、红藤各30克，制黄精、金樱子、乌贼骨各15克，炮姜炭3克。

制用法：每日1剂，水煎分早、晚服，7剂为一疗程。在冷冻术后第1日开始服药。

功效主治：抗菌，消炎。用治慢性宫颈炎。

白带增多症

白带是指妇女在青春期、月经前期或妊娠期，从阴道中排泄出的少量无臭异气味的白色或淡黄色分泌物。如果妇女在经前期或妊娠期、青春期带下量多，颜色深黄或淡黄，或混有血液，质黏稠如脓或清稀如水，气味腥臭，称为白带增多症，是妇女生殖器官炎症或肿瘤疾病的先导。

 黄荆子焦末

配方：黄荆子35克。

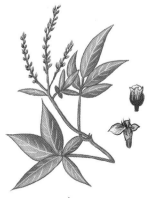

黄荆子

制用法：炒焦为末，空腹酒服6克。

功效主治：用治白带增多。

 白胡椒药膏

配方：白胡椒30粒，银杏25粒，母丁香25粒，雄黄3克，白牡丹1个，石榴皮5.4克，麝香1.8克，海螵蛸5.4克。

制用法：上药混合成细末，与万应膏300克搅匀，分摊10张。

功效主治：用治妇女白带增多。

 白毛藤汤

配方：白毛藤15克。
制用法：水煎服。
功效主治：用治白带增多。

 荞麦蛋清汤

配方：荞麦米50克，炒焦。鸡蛋清2个。

制用法：注入清水200毫升，

烧开后，打入鸡蛋清2只，煮熟。趁热服，每日服2次。

功效主治： 用治妇女带下，白带黄浊。

 方 5 冬瓜仁败酱草汤

配方： 冬瓜仁(捣)30克，麦冬15克，败酱草30克。

制用法： 水800毫升，煎取300毫升，每日1剂，以7日为一疗程。

功效主治： 清利湿热，止带。用治妇女湿热带下。

 方 6 土茯苓山药汤

配方： 土茯苓15克，山药15克，芡实15克，薏苡仁15克，莲须10克，稆豆衣10克，樗白衣10克。

制用法： 水煎服。每日1剂。

功效主治： 健脾化湿，清热止带。用治白、黄带下。

 方 7 米汤送服冬瓜籽

配方： 冬瓜子20克，炒熟，研。

制用法： 米汤调服，每次6克。

功效主治： 用治赤白带下。

 方 8 苦菜金银花汤

配方： 苦菜30克，金银花、蒲公英各20克。

制用法： 水煎2次，每次用水500毫升，煎半小时，2次混合，去渣取汁。分2～3次服。

功效主治： 用治子宫内膜炎、宫颈炎、子宫颈糜烂、白带腥臭。

 方 9 白术车前子汤

配方： 白术15克，茯苓、车前子（包煎）、鸡冠花各9克。

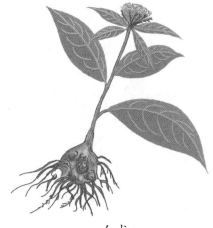

白术

制用法： 水煎服。

功效主治： 补脾燥湿。用治白带过多、黄带、臭味。

向日葵荷叶糖浆

配方： 向日葵茎或根、荷叶各12克，红糖适量。

制用法： 以水3碗，煎向日葵茎或根、荷叶至半碗，加红糖溶化或熬化成糖浆即成。每日2次，饭前空腹饮下。

功效主治： 用治湿热之黄带过多。

 棉花籽米糊丸

配方： 棉树花籽30克。

制用法： 炒黑去壳，研末和米糊为丸，每服9克，糖水送下。

功效主治： 用治赤白带下。

 槐树枝灰

配方： 槐树枝1把。

制用法： 烧灰，食前酒下1匙，1日2次。

功效主治： 凉血燥湿。用治白带过多、赤白带下。

方13 芹菜籽汤

配方： 芹菜籽30克。

制用法： 每服15克，黄酒引，水煎服。

功效主治： 用治白带过多。

 蛇床子苦参汤外洗

配方： 蛇床子30克，苦参120克，雄黄、甘草各6克。

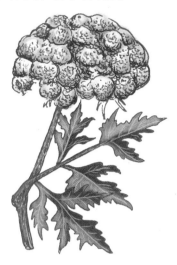

蛇床子

制用法： 煎汤冲洗阴道。

功效主治： 清热利湿。用治黄白带过多、阴部湿痒。

 金樱花末

配方： 金樱花适量。

制用法： 焙干研末，每晚临睡前服6～9克，开水送服，或加糖送服。

功效主治： 用治白带过多而稀、味腥。

方 16 小米黄芪粥

配方：黄芪50克，小米100克。

制用法：黄芪切片，注入清水1000毫升，煮至600毫升时，去渣留汁。再将小米淘净放入，慢熬至粥将成时，下冰糖，熬溶。分3次空腹服，连服3～5天。

功效主治：用治白带过多。

 方 17 蛇床子地肤子热熏

配方：蛇床子30克，地肤子30克，赤皮葱10支。

制用法：上方用纱布包好，放在砂锅内煎煮，趁热先熏后洗。

功效主治：燥湿止痒。用治白带过多、外阴瘙痒、外阴溃烂。

 方 18 凤仙花梗汤

配方：白凤仙花梗适量。

制用法：去叶、花、子，切碎。每次干者9克，鲜者30克，用白水或酒煎服。

功效主治：用治白带过多。

方 19 小丝瓜焦末

配方：经霜打的3指长小丝瓜适量。

制用法：将小丝瓜置新瓦焙焦黄，研末。每服6克，临睡时开水送服。

功效主治：清热凉血，止带浊。用治年久不愈的赤白带下。

方 20 黑木耳红糖水

配方：黑木耳30克，焙干，研末。

制用法：以红糖水冲服，每日3～6克，每日2次。

功效主治：用治赤白带下。

方 21 蜂蜜硼砂糊外用

配方：蜂蜜10毫升，硼砂1克。

制用法：先将硼砂以水溶化，加入蜂蜜调匀。以棉球系线蘸药塞入阴道，每日更换1次。

功效主治：消炎杀菌。用治滴虫性阴道炎、黄白带过多、阴部痒。

阴道炎

阴道炎是较常见的一种妇科疾病。由阴道环境酸碱度改变或局部黏膜变薄、破损、抗病力减低，被滴虫、真菌或细菌入侵引起。临床主要表现为外阴瘙痒、性交痛、白带增多呈白色乳酪状，如合并有尿道口感染时，可有尿频尿痛。阴道炎有以下3种：①滴虫性阴道炎为阴道毛滴虫感染所致。②真菌性阴道炎为白假丝酵母菌（白色念珠菌）感染所致。③老年性阴道炎。滴虫性阴道炎白带多为黄色稀薄的泡沫状，有臭味。真菌性阴道炎的白带典型为灰白色稠厚的豆渣样。

 芦荟蛇柏汤外用

配方：芦荟6克，蛇床子、黄柏各15克。

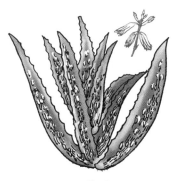

芦荟

制用法：以上3味煎水。用时先用棉花洗净阴部，后用线扎棉球蘸药水塞入阴道内，患者仰卧，连用3晚，每晚1次。

功效主治：消炎杀菌杀虫。用治滴虫性阴道炎。

 鲜桃叶汤外洗

配方：鲜桃叶120克。

制用法：将鲜桃叶洗净，煎汤，冲洗阴道。

功效主治：用治滴虫性阴道炎。

 萝卜汁醋外洗

配方：白萝卜汁、醋各适量。

制用法：用醋冲洗阴道，再用白萝卜汁擦洗及填塞阴道。一般10次为1个疗程。

功效主治：清热解毒，杀虫。用治滴虫性阴道炎。

方 4 鸦胆子汤外用

配方：鸦胆子20个(去皮)。

制用法：将鸦胆子用水1杯半，煎至半茶杯，将药汁倒入消毒碗内。用消过毒的大注射器将药注入阴道，每次注20至40毫升。轻者1次，重者2~3次。

功效主治：杀虫祛湿。用治滴虫性阴道炎。

方 5 桃仁膏外用

配方：桃仁适量。

制用法：将桃仁捣碎为膏状，纱布包，塞入阴道。每日1换，连续数次。

功效主治：用治滴虫性阴道炎。

方 6 蛇床黄柏胶囊外用

配方：蛇床子、黄柏、苦参各等份。

制用法：共研为细粉，过100目筛，灌装胶囊每粒0.5克。早晚各1粒，塞入阴道。

功效主治：用治阴道炎、滴虫病及附件炎、子宫内膜炎。

方 7 龙胆硼砂胶囊外用

配方：龙胆草、黄连、黄柏各15克，海螵蛸、苦参、枯矾、硼砂各30克，冰片5克、三七粉5克。

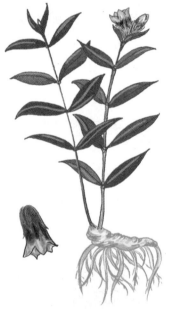

龙胆草

制用法：先将龙胆草、黄连、黄柏、苦参烘干研粉，装入空心胶囊，每丸0.5克，每晚1粒，塞入阴道深处，7日为一疗程。

功效主治：用治各型阴道炎、慢性宫颈炎。

方 8 矾蛇汤外洗

配方：白矾9克，蛇床子30克，鹤虱、黄柏各9克。

制用法：煎汤熏洗，早晚各1次。

功效主治：用治阴道炎。

 方 9 狼毒苦参汤外洗

配方：狼毒、苦参各30克。

制用法：煎汤冲洗阴道。

功效主治：用治阴道滴虫。

 方 10 蛇椒汤外洗

配方：蛇床子50克，花椒15克，白矾15克。

制用法：煎汤冲洗阴道，每日1次。

功效主治：用治阴道滴虫。

 方 11 苍耳子蒲公英汤频洗

配方：苍耳子、蒲公英各30克。

制用法：煎汤频洗，1日3次或4次。

功效主治：用治阴道炎。

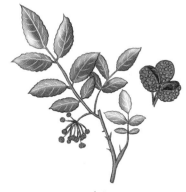 **方 12 苦参根百部汤熏洗**

配方：苦参根、百部各30克，花椒9克。

花椒

制用法：煎汤熏洗。

功效主治：用治阴道炎。

 方 13 蛇床子地肤子汤外洗

配方：蛇床子15克，地肤子30克，百部15克，白芷9克。

制用法：煎汤洗阴道，分2次洗。

功效主治：用治阴道炎。

 方 14 蛇麻子苦参汤熏洗

配方：蛇床子、苦参、川椒、甘草各15克。

制用法：煎汤熏洗。

功效主治：用治阴道炎。

盆腔炎

盆腔炎是指女性盆腔器官组织发生的炎症性病变，一般以子宫内膜炎和输卵管炎为多见，又分为急性和慢性两种。临床研究表明，下腹部持续性疼痛和白带增多为其主要症状。在盆腔炎急性发作期常伴有发热、头痛、怕冷等症状，而慢性在发病期间常伴有腰酸、经期腹痛、经量过多等症状，若不及时治疗，可因输卵管闭锁而造成继发性不孕。

 方 ① 双藤汤

配方：忍冬藤30克，蜀红藤30克，大黄9克，大青叶9克，紫草根（后下）9克，牡丹皮9克，赤芍9克，川楝子9克，制延胡索9克，生甘草3克。

制用法：水煎服。每日1剂。

功效主治：清热解毒利湿，凉血活血化瘀。用治盆腔炎。

 方 ② 蚤休地丁草汤

配方：七叶一枝花15克，紫花地丁15克，虎杖15克，当归10克，川芎5克，川楝子10克，延胡索10克。

制用法：水煎服。每日1剂。

功效主治：疏肝理气，活血化瘀，清利湿热。用治盆腔炎。

方 ③ 珍珠菜蒲公英汤

配方：珍珠菜、穿心莲、蒲公英、忍冬藤、白花蛇舌草、紫花地丁、大青叶、鱼腥草（后下）各15～30克。

制用法：任选上药2～3种，水煎服。每日1剂。

功效主治：用治盆腔炎。

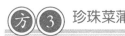 **方 ④ 血竭末配双蓟汤**

配方：血竭末2克，制大黄9克，大蓟15克，小蓟15克，血余炭10克，木花15克，牡丹皮10

克，藕节15克，延胡索10克。

制用法：将上药除血竭外用水浸泡30分钟，再煎30分钟，每剂煎2次。将血竭研极细末分2次吞服，2次煎出的药液分为上、下午2次服。

功效主治：用治盆腔炎、子宫内膜炎，症见经前、经时下腹胀痛、阴道下血时多时少、色紫夹块、块下腹痛缓解、舌边紫、脉弦或弦数。

 蛇牛汤

配方：白花蛇舌草50克，入地金牛10克，穿破石15克。

制用法：水煎服。每日1剂，服药至盆腔炎症消失即可停。

功效主治：用治盆腔炎。

注：对盆腔脏器的炎性肿块并伴有感染病灶者，疗效也较显著。

 地杷汤

配方：米口袋20克，地龙10克，土枇杷25克。

制用法：用鲜品或干品，水煎服。每天煎1剂，服3次。

功效主治：用治盆腔炎或尿道炎等症。

 皂角刺汤

配方：皂角刺20克，生黄芪20克，生蒲黄（包煎）12克，制大黄(后下)6克。

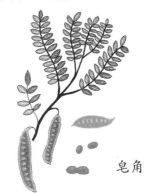

皂角

制用法：水煎服，每日1剂。

功效主治：托毒排脓，益气生肌，活血化瘀。用治盆腔炎及盆腔炎性肿块。

 毛茛鲜草外敷

配方：毛茛鲜草，适量。

制用法：捣烂外敷，每日1次。局部起泡即取去，外涂龙胆紫，勿用针刺破。

功效主治：用治盆腔炎。

 大青盐外敷

配方：炒大青盐500克或醋拌坎离砂500克。

制用法：布包敷于下腹部。

功效主治：用治盆腔炎。

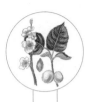

宫颈糜烂

宫颈糜烂是指宫颈外口处的宫颈阴道部分，因分娩、流产或手术损伤宫颈后，细菌侵入引发感染所致的一种妇科常见疾病。临床主要表现为局部表面的鳞状上皮因炎症而丧失，很快被颈管的柱状上皮所覆盖，使这部分组织呈细微颗粒状的红色区。是宫颈炎最常见的病变。且常伴有白带增多，有时为淡黄色脓性白带、腰痛、盆腔下部坠痛及每次月经前、排便及性交时加重等特性。根据病变糜烂的深浅程度，可分为单纯型、乳突型、颗粒型3种。根据糜烂面的大小，一般又可分三度：轻度，指糜烂面小于整个宫颈面的1/3；中度，指糜烂面占整个宫颈面积的1/3～1/2；重度，指糜烂面占整个宫颈面积的2/3以上。

 猪苦胆石榴皮糊外用

配方：猪苦胆5～10个(阴干后约30克)，石榴皮60克。

制用法：共研成细粉，用适量花生油调成糊状，装瓶备用。用前先以温开水清洗患部，擦干宫颈分泌物，再将扎线的棉球蘸药塞入宫颈糜烂处。每日1次，连用多次。

功效主治：解毒杀虫，生肌。有较强的抗菌作用。用治宫颈糜烂。

 五倍子糊外涂

配方：五倍子60克。

制用法：将五倍子研极细粉末，加水适量，放器皿中炖热搅成糊状，涂患处。

功效主治：用治宫颈糜烂。

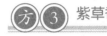 紫草香油外用

配方：紫草、香油各适量。

制用法：将紫草放入香油中，浸渍7日。或将香油煮沸，将草泡入沸油中，成玫瑰色即可。

每日1次，涂于子宫颈，外用带线棉球塞于阴道内，第2日取出。

功效主治： 用治宫颈糜烂。

鸡蛋清外用

配方： 鸡蛋1个。

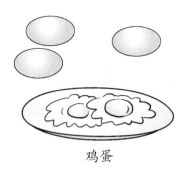

鸡蛋

制用法： 将鸡蛋用消毒水洗净，打破，取蛋清。阴道用高锰酸钾冲洗后，将带线纱布棉球蘸上鸡蛋清后填入子宫颈口，过5小时后取出，每日换1或2次。

功效主治： 清热解毒消肿。用治子宫颈糜烂。

益母川芎汤

配方： 益母草30克，车前子（包煎）30克，熟地黄15克，当归、川芎、白芍、赤芍、甘草各10克。

制用法： 加水煎沸15分钟，过滤取液，渣再加水煎20分钟，滤过去渣，两次滤液兑匀，分早、晚2次服，每日1剂。

功效主治： 用治宫颈糜烂。

博落回大黄汤

配方： 博落回、苦参各3克，大黄、黄柏、贯众、苍术各15克，生甘草、白芷各10克。

制用法： 水煎服。每日1剂，冲洗阴道2次。

功效主治： 用治宫颈糜烂。

狼毒车前汤

配方： 狼毒200克，茯苓50克，生甘草50克，车前子（包煎）100克。

制用法： 上药煎取500毫升，经纱布滤液冲洗阴道。每日1次。

功效主治： 用治宫颈糜烂、阴道炎。

冰片白矾粉

配方： 冰片、麝香各1克，雄黄5克，儿茶、乳香、没药各10克，白矾500克。

制用法： 上药共研细末，过筛，分包，每包2克备用。使用时备好直径约4厘米的扁圆形消毒棉球，将1包药粉撒于宫颈外部。

功效主治： 用治宫颈糜烂。

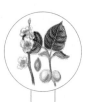

产后恶露不绝

产后恶露不绝是指产妇分娩后恶露持续20日以上仍淋漓不断者。本病症主要是由冲任失调、气血运行失常所致。它有虚、实之分，虚即恶露色淡、质稀、无臭味、小腹软而喜按；实即恶露紫黑黯、有块或有臭味、小腹胀而拒按。

 仙鹤草汤煮鸡蛋

配方： 仙鹤草30克，鸡蛋10个，红糖30克。

制用法： 将仙鹤草(若无，可用党参30克或黄芪60克代替)先熬水，去渣，再用滤液、红糖与鸡蛋同煮，以蛋熟为度，每天吃蛋2~3个，吃完可再制。

功效主治： 用治产后之气虚所致恶露不绝。

 人参鸡

配方： 人参10克，净乌骨鸡1只，精盐少许。

制用法： 将人参浸软切片，装入鸡腹，放入沙锅内，加盐、隔水炖至鸡烂熟，食肉饮汤，每日2次或3次。

功效主治： 用治产后气虚之恶露不绝。

 藕汁饮

配方： 藕汁100克，白糖20克。

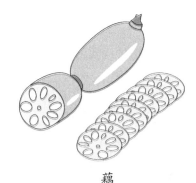

藕

制用法： 先将鲜白嫩藕榨取藕汁，冷藏备用，再将白糖兑入藕汁中，冷饮之。

功效主治： 用治血热所致产后恶露不绝。

方 4 当归川芎汤

配方：当归24克，炙甘草1.5克，草桃仁11粒，川芎9克，炮姜1.5克。

制用法：水煎服。

功效主治：用治产后恶露不绝、小腹疼痛。

方 5 益母草白芍汤

配方：益母草18克，当归6克，杭白芍9克。

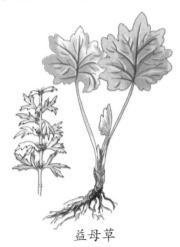

益母草

制用法：水煎服。

功效主治：用治产后日久恶露不绝。

 方 6 血竭红花粉

配方：血竭、归尾、红花、桃仁各等份。

制用法：研末，每服3克，淡酒送下。

功效主治：用治产后日久恶露不绝。

方 7 蒲黄蜜丸

配方：生蒲黄、益母草、当归、五灵脂各等份。

制用法：研为细末，蜜丸9克重，每服1丸，重者2丸，1日3次，白水送服。

功效主治：用治产后恶露不绝、少腹疼痛。

方 8 红糖茶叶方

配方：红糖3克，茶叶少许。

制用法：热黄酒冲服。

功效主治：用治产后恶露不下、腹痛。

方 9 山楂五灵脂汤

配方：糖水炒山楂12克，醋炒大黄6克，生蒲黄（包煎）、五灵脂（包煎）各9克。

制用法：水煎，加陈酒1杯和服。

功效主治：用治产后恶露不下、腹中有块。

缺 乳

缺乳又称为"乳汁不行""乳汁不下"，是指妇女分娩3天以后即哺乳期间，乳汁分泌过少或全无乳汁的疾患。常因气血虚弱或气滞血瘀引起。主要表现为乳汁稀薄而少，乳房柔软而不胀痛、面色少华、心悸气短等。药浴治疗本病，有通乳活血之功。正如张子和在《儒门事亲》一书所说："古法，用木梳梳乳，与热水洗涤乳房，均有活络通乳的作用。"

方 1 姜醋炖猪蹄

配方：猪前蹄2只（洗净砍块），生姜50克（拍裂），醋800毫升。

制用法：同放于砂锅中，大火烧开后，去浮沫，小火炖至酥烂，下精盐，调匀。分1次或2次趁热食肉喝汤。

功效主治：用治产妇失血过多、气血两虚、产后缺乳。

方 2 豌豆红糖饮

配方：干豌豆50克，红糖适量。

制用法：将豌豆加水400毫升，大火烧开，小火炖至酥烂。下红糖，至糖溶。分1次或2次食豆喝汤。

功效主治：用治产妇缺乳。

方 3 黄酒炖虾

配方：干虾米（大海米）150克，黄酒适量。

制用法：用黄酒将虾米炖烂，然后对入自己熬好的猪蹄汤服食。

功效主治：益气增乳。用治产妇乳少。

方 4 黑芝麻猪蹄汤

配方：黑芝麻250克，猪蹄汤适量。

制用法：将黑芝麻炒后研成细末，每次取15～20克用自家熬好的猪蹄汤冲服。

功效主治：补血生乳。用治产后缺乳。

方 5 花生米香菇煮猪蹄

配方：猪蹄1只，花生米50克，香菇15克，调料少许。

制用法：煮熟后食用。每日1剂。

功效主治：补血通乳。用治产后缺乳。

方 6 香味黑芝麻

配方：黑芝麻50克，盐末少许。

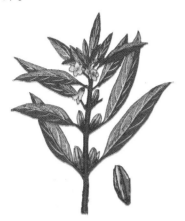

黑芝麻

制用法：锅热以文火将黑芝麻、盐共炒，至芝麻呈溢香味即

成。日分2次食用，连食数日。

功效主治：养血通乳。用治妇女产后缺乳。

方 7 荞麦花蛋汤

配方：荞麦花50克，鸡蛋1个。

制用法：将荞麦花煎煮成浓汁，打入鸡蛋再煮。吃蛋饮汤，每日1次。

功效主治：养血通乳。用治妇女产后乳水不足。

方 8 漏芦贝母猪蹄汤

配方：漏芦、通草、白芷各3克，贝母6克，猪蹄1个。

制用法：共为末。用猪蹄1个，酒水各半，煎汤服下。

功效主治：用治产后乳汁不通。

方 9 赤小豆汤

配方：赤小豆50～100克。

制用法：将小豆洗净，加水700毫升，入锅中，旺火煮至豆熟汤成，去豆饮汤。

功效主治：用治产后乳房充胀、乳脉气血滞所致的乳汁不行、乳汁分泌过少。

方 ⑩ 钟乳粉汤

配方：钟乳粉100克。

制用法：上细箩，每服6克，浓煎漏芦汤调下。

功效主治：用治产后乳缺。

方 ⑪ 胡桃仁末

配方：胡桃仁10个，去皮捣烂。

制用法：入穿山甲，黄酒调服。

功效主治：用治妇人少乳、乳汁不行。

方 ⑫ 催乳汤

配方：紫背金牛干品、猪肉各60克。

制用法：饮汤吃肉。

功效主治：用治产妇无乳。

方 ⑬ 黄花花生炖猪肝

配方：猪肝250克，黄花菜50克，花生仁50克。

制用法：炖煨食之，每日1次。

功效主治：用治缺乳。

方 ⑭ 红糖豆腐

配方：豆腐120克，红糖30克。

制用法：共煮熟后加黄酒30毫升，食之，每日3次。

功效主治：用治缺乳。

方 ⑮ 核桃仁黑芝麻末

配方：胡桃仁50克，黑芝麻100克，炒熟。

制用法：共研细末用米酒冲服，分2日服完。

功效主治：用治缺乳。

方 ⑯ 黄酒煮虾

配方：活虾60克，微炒。

制用法：用黄酒适量煮熟食之，每天1次，连服3天。

功效主治：用治缺乳。

方 ⑰ 干鲤鱼末

配方：鲤鱼1条。

制用法：焙干研末，饭前用酒送服，每次服10克，每日服2次。

功效主治：用治缺乳。

回 乳

回乳也叫断乳，是指妇女分娩后，婴儿不需要哺乳奶汁时，采取针灸、药物等方法阻断乳汁分泌的一种方法。一般多见于产后妇女，在回乳过程中可伴有回乳胀痛症状。

 麦芽粉

配方：麦芽100克。

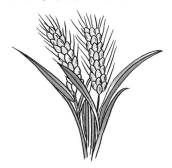

麦芽

制用法：将麦芽洗净，晾干，置锅内干炒至焦脆，研成粉末。用开水送服，每次25克。

功效主治：开胃消食，下气，回乳。用治小儿断奶后母亲乳房胀痛、乳汁郁积，服后奶水即回。

 豆豉炒饭

配方：豆豉60克，食油、熟米饭适量。

制用法：锅内放入油待热，先炒豆豉后下米饭。食用。

功效主治：下气，解郁。用治断奶后乳房胀痛，服后奶水即回。

 花椒红糖水

配方：花椒20克，红糖80克。

制用法：花椒加水400毫升，浸泡4小时后煎至250毫升，捞去花椒不用，加入红糖。于断奶当天1次服下，可连服3日。

功效主治：用于断奶。

 莱菔子汤

配方：炒莱菔子30克。

制用法：上药打碎，水煎分2次温服。若效果不明显时，可服第2剂。

功效主治：用治回乳。

方 5 番泻蒲公英饮

配方：番泻叶3克，蒲公英30克。

制用法：开水浸泡10分钟，1日内分2次服下。

功效主治：用治妇女泌乳过多或因其他原因不能哺乳，需要回乳者。

方 6 神曲汤

配方：蒲公英、神曲、麦芽各60克。

制用法：水煎服。

功效主治：用治回乳。

方 7 麦芽汤

配方：生麦芽60克。

制用法：水煎服。

功效主治：用治妇女哺乳期断乳或乳汁郁积所致的乳房胀痛。

方 8 蒲公英汤

配方：蒲公英15克。

制用法：每日1剂，水煎2次，共得药液300毫升，分2次或3次服。

功效主治：用治回乳。

方 9 红花当归汤

配方：红花、当归、赤芍、怀牛膝各15克，炒麦芽、生麦芽各60克。

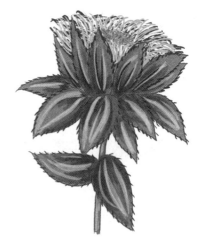

红花

制用法：水煎服。

功效主治：用治产后不欲哺乳者。

方 10 谷芽汤

配方：生麦芽30克，炒麦芽30克，生谷芽30克。

制用法：水煎服。

功效主治：用治妇女断奶后乳房胀满。

产后诸症

产后诸症是孕妇产子后出现的一系列综合性疾病。包括胞衣不下、产后血晕、产后血不下、产后虚弱、产后无乳、乳汁自出、产后阴脱、产后风湿痛、冒虚汗等症，常因气血亏虚、气虚血脱、表虚不固等所致，如不及时调护将诱发其他疾患。

 方 1 炮附子牡丹丸

配方：炮附子25克，牡丹50克，干漆0.5克，碎之，炒尽烟。

制用法：上为末，以酽醋1升，大黄末50克，熬成膏，和药丸如梧桐子大。温酒吞5～7丸，不拘时。

功效主治：用治血入胎衣，衣为血胀不得下。

 方 2 锦纹大黄丸

配方：锦纹大黄50克，为细末，酽醋0.5升。

制用法：同煎如膏，丸如梧桐子大，患者用醋3.5毫升盏，化5～7丸服之，须臾血下即愈。

功效主治：用治产后恶血冲心、胎衣不下、腹中血块。

 方 3 川芎汤

配方：川芎、当归、芍药各等份。

制用法：上药研末，每服20克，以水1.5盅，煎至7分，去渣，无时热服。

功效主治：用治产后血崩、眩晕、不知人事。

 方 4 牛膝汤

配方：牛膝、瞿麦各200克，当归150克，通草300克，滑石（先煎）40克，冬葵子250克。

制用法：以水9升，煮3升，分3服。若衣不下、腹满，即有生命危险。

功效主治：用治胞衣不出、脐腹坚胀，急痛即有生命危险。

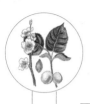

不孕症

育龄夫妇同居2年以上，因女方原因而不能生育的，称为女性不孕。不孕分为原发不孕和继发不孕。有正常性生活、配偶生殖功能正常，未避孕而不受孕者，为原发性不孕；如果曾一度怀孕，但此后又未能受孕为继发性不孕。女性不孕的原因有生殖道堵塞、生殖道炎症、卵巢功能不全和免疫因素等。此外，严重的生殖系统发育不全或畸形、全身性疾病、营养缺乏、内分泌紊乱、肥胖病、神经系统功能失调等，也会影响卵巢功能和子宫内环境而导致不孕。

方 1 当归蜜丸

配方： 当归60克，枸杞子30克，鹿角胶30克，川芎20克，白芍60克，党参30克，杜仲30克，巴戟30克，淫羊藿30克，桑寄生30克，菟丝子30克，胎盘60克，鸡血藤膏120克。

制用法： 共研细末，炼蜜为丸。每日早、中、晚各服9克。

功效主治： 用治妇女不孕。

方 2 地黄女贞子汤

配方： 大熟地黄10克，全当归10克，白芍15克，桑葚子15克，桑寄生15克，女贞子15克，淫羊藿10克，阳起石10克，蛇床子3克。

制用法： 水煎分2次服，隔天1剂。月经期间，或遇感冒、腹泻等症时，暂停服。

功效主治： 滋补肝肾，温补冲任。用治女子不孕症。

方 3 当归白芍汤

配方： 当归15克，白芍25克，怀牛膝20克，王不留行20克，通草15克，栝楼15克，枳壳15克，川楝子15克，青皮10克，皂角刺5克，甘草5克。

制用法： 水煎服，每日1剂，早、晚各服1次，黄酒送服。

功效主治： 疏肝理气，通络调经。用治女性不孕。

方 4 鹿鞭当归炖鸡

配方：鹿鞭（雄鹿的外生殖器）100克，当归25克，枸杞子15克，北芪15克，生姜3片，嫩母鸡1只（不超过800克重），阿胶25克。

制用法：将嫩母鸡开膛，去肠及内脏，洗净，连同上述前五味放在砂锅中，加水适量煮沸后，改用小火炖至鸡烂，再将阿胶下入，待阿胶溶化后调味。食用，连续多次，效显。

功效主治：补血壮阳，益气暖宫。用治妇女血虚体弱、子宫寒冷、久不受孕。

 方 5 桃仁地龙汤

配方：桃仁10克，当归10克，赤芍10克，三棱12克，莪术12克，昆布12克，路路通18克，地龙18克，川芎6克。

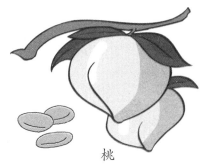

桃

制用法：水煎服。每日1剂。

功效主治：活血化瘀，通经活络。用治输卵管不通。

 方 6 当归葛根汤

配方：当归15克，制香附15克，菟丝子15克，益母草30克，牡丹参30克，葛根30克，牡丹皮12克，红花10克，川牛膝10克，沉香（分吞）10克，炒杜仲24克，川续断24克。

制用法：水煎服。每日1剂。

功效主治：疏肝解郁，通经活血，调理冲任。用治不孕症。

 方 7 乌梅党参汤

配方：乌梅、党参各30克，远志、五味子各9克。

制用法：水煎服。每日1剂。

功效主治：用治女子不孕。

方 8 玉兰花汤

配方：玉兰花将开，未开放者10朵。

制用法：水煎服。

功效主治：用治女性痛经不孕。

方 9 鹿衔草汤

配方：鹿衔草60克，菟丝

子、白蒺藜、槟榔各15克，辛夷（包煎）、高良姜、香附、当归各10克，细辛6克。

制用法：水煎服。每日1剂。

功效主治：用治女子不孕。

方⑩ 当归牛膝高粱酒

配方：当归、千年健各17.5克，牛膝20克，正虎骨、广木香各10克，天麻、追地风、防风各15克，川芎5克。

制用法：以好高粱酒1500毫升，浸过10日，即可服用，每次1盅。

功效主治：用治不孕，数个月即能受孕。

方⑪ 当归知母汤

配方：当归7.5克，知母15克，川芎10克，甘草5克。

制用法：1.5碗的水煎之，分服，每月来经前后各服1剂。

功效主治：用治女子不孕，不出数月便能受孕。

方⑫ 丹参茯苓汤

配方：丹参20克，茯苓15

克，柴胡、枳实、赤芍、葛根各10克，生甘草3克。

制用法：水煎服。每日1剂。

功效主治：用治气滞血瘀型不孕症。

注：气滞血瘀型，多因流产刮宫致继发不孕。

方⑬ 鸡血藤杜仲汤

配方：鸡血藤30克，桃仁、车前子（包煎）各15克，当归、木香、艾叶、焦三仙、佛手各10克，三棱、莪术、泽泻各6克，川续断12克，杜仲18克。

制用法：月经前3天开始服药，每日1剂，水煎，分2次温服。

功效主治：用治痛经不孕。

方⑭ 菟丝子鹿角霜汤

配方：菟丝子18克，杜仲15克，覆盆子15克，吉林参6克，延胡索10克，鹿角霜30克，当归12克，白芍10克。

制用法：水煎服。每日1剂。

功效主治：补肾益气，滋养冲任。用治妇女不孕症，证属肾气不充者。

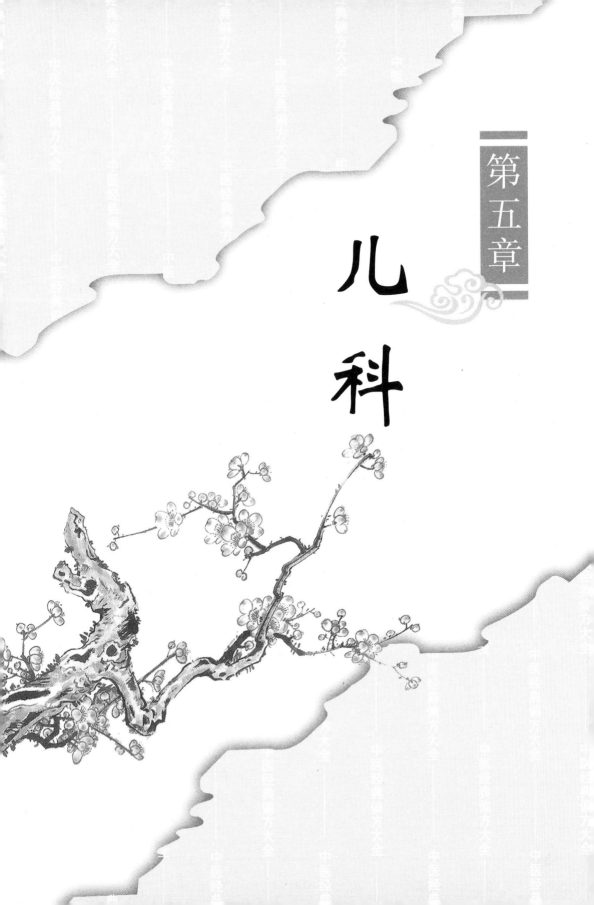

第五章

儿科

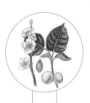

小儿厌食

小儿厌食一般是指1~6岁的儿童长期见食不思、胃口不开、食欲不振，甚则拒食的一种病症。该病主要是由于饮食喂养不当、损伤肠胃功能而引起的。厌食患儿一般精神状态均较正常，若病程过长，就会出现面黄倦怠、形体消瘦等症状，但与疳症的脾气急躁、精神委靡等一系列症状有所区别。

 山楂陈皮米汤糊敷脐

配方：山楂6克，陈皮5克，白术4克。

制用法：将上述3味共研细粉，米汤调糊，敷于脐窝，盖上纱布，外用胶布固定。每日换药1次或2次，3~5日为一疗程。

功效主治：用治小儿厌食。

 白术茯苓饮

配方：白术6克，茯苓6克，党参6克，陈皮6克。

制用法：水煎服。

功效主治：健脾和胃。用治脾虚型厌食。症状表现为面色苍黄、形体消瘦、不思饮食、好卧懒动、疲倦少语、大便稀不成形、舌质淡、苔少、脉象细弱无力。

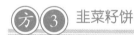 韭菜籽饼

配方：韭菜籽9克，面粉适量。

制用法：将韭菜籽研末，调入面粉和匀，制成饼，蒸熟，日分3次食用，连食3~5日。

功效主治：用治兼见自汗、面白等症的小儿食欲不振症。

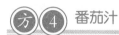 番茄汁

配方：番茄数个。

制用法：洗净，用开水泡过去皮，去籽，用干净纱布挤汁，每次服用50~100毫升，每日2次

或3次，汁中不要放糖。

功效主治：健脾开胃。用治小儿厌食。

 大黄建曲汤

配方：大黄3克，槟榔6克，陈皮6克，砂仁（后下）5克，焦山楂10克，建曲10克，炒麦芽10克，甘草3克。

制用法：水煎服。每日1剂。

功效主治：理气醒脾，消食开胃。用治小儿厌食症。

 山药神曲末

配方：山药200克，神曲150克，茯苓100克，丁香20克。

制用法：为细末，每次冲服15克，每日3次。

功效主治：用治小儿厌食。

 香薷砂仁末

配方：香薷、砂仁（后下）、草果、陈皮、五味子、甘草各10克。

制用法：共为细末，每次冲服3克，每日2次或3次。

功效主治：用治小儿厌食。

方 8 苍术陈皮末

配方：苍术1份，陈皮1份，鸡内金1份。

制用法：共研细末，以适量蜂蜜调和后开水冲服即可。1日3次，2岁以下每次1克，3～5岁每次1.5克。

功效主治：用治小儿不思饮食、腹胀、泄泻、舌苔白腻。

方 9 山药山楂合液

配方：山药10克，山楂、鸡内金、白扁豆各5克，甘草4克。

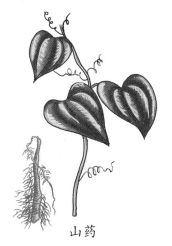

山药

制用法：用水煎沸15分钟，滤出药液，再加水煎20分钟，去渣，两煎所得药液兑匀，分服，每日1剂。

功效主治：用治小儿厌食症。

方 ⑩ 石菖蒲佛手汤

配方：石菖蒲5克，佛手10克，荷叶5克，益智仁5克，枳壳10克，麦芽10克，山药3克，山楂10克，龙胆草3克，石斛10克，苍术5克，陈皮10克。

制用法：水煎服。每日1剂。

功效主治：开胃进食。用治小儿厌食。

方 ⑪ 扁豆玉竹汁

配方：炒扁豆、党参、玉竹、山栀、乌梅各等份，白糖适量。

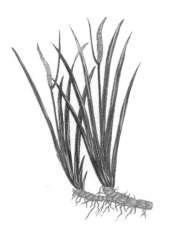

石菖蒲

制用法：各药加水同煮，至豆熟时取汁，加白糖饮服。

功效主治：用治因脾胃虚弱所致的厌食症。

方 ⑫ 蚕豆红糖饮

配方：蚕豆500克，红糖适量。

制用法：将蚕豆用水浸泡后，去壳晒干，磨粉(或磨浆过滤后，晒干)，即成。每服30～60克，加红糖适量，冲入热水调匀食。

功效主治：用治脾胃不健、消化不良，饮食不下等所致的厌食症。

方 ⑬ 南瓜蒸大米

配方：大米500克，南瓜大半个(或1000～1500克)，红糖适量。

制用法：将大米淘净，加水煮至七八成熟时，滤起，南瓜去皮，挖去瓤，切成块，用油、盐炒过后，即将过滤之大米倒于南瓜上，慢火蒸熟。若蒸时加入适量红糖，其味更美。

功效主治：用治脾失健运所致之厌食症。

小儿惊厥

惊厥又称抽风、惊风，是小儿时期较常见的紧急症状，各年龄段小儿均可发生，尤以6岁以下儿童多见，特别多见于婴幼儿，多由高热、脑膜炎、脑炎、癫痫、中毒等所致。惊厥反复发作或持续时间过长，可引起脑缺氧性损害、脑水肿，甚至引起呼吸衰竭而死亡。本病初发的表现是意识突然丧失，同时有全身的或局限于某一肢体的抽动，还多伴有双眼上翻、凝视或斜视，也可伴有吐白沫和大小便失禁。而新生儿期可表现为轻微的全身性或局限性抽搐，如凝视、面肌抽搐、呼吸不规则等。中医学认为惊厥是惊风发作时的症候。

 牛黄梨汁

配方：牛黄少许，梨汁适量。

制用法：将2味药搅匀内服。

功效主治：用治小儿急性惊风。

 桃白皮葱草糊敷手脚

配方：桃树二层白皮120克，大葱200克，灯心草1团。

制用法：共捣烂。敷两手、两脚心处。

功效主治：用治小儿急性惊风。

 白颈蚯蚓石膏浓汁

配方：白颈蚯蚓6条(去泥杂洗净)，生石膏30克。

制用法：水煎浓汁。分数次灌服。

功效主治：用治小儿急性惊风。

 艾灸肚脐

配方：独头蒜适量。

制用法：切片。安脐上，以艾灸之，口中感觉有蒜味者止。

功效主治：用治小儿脐风。

方 5 山羊角汤

配方：山羊角60克。

制用法：水煎，依年龄酌量内服。

功效主治：用治小儿惊风。

方 6 金银花甘草汤

配方：金银花9克，猪胆1.5克，甘草3克。

制用法：水煎服。

功效主治：用治小儿惊风。

方 7 钩藤叶汤

配方：钩藤叶9克。

制用法：水煎服。

功效主治：用治小儿惊风。

方 8 银花胆汁汤

配方：金银花9克，甘草3克，猪胆汁1.5克。

制用法：水煎内服，分数次。

功效主治：用治小儿急性惊风。

方 9 一枝黄花生姜汁

配方：一枝黄花30克，生姜1片。

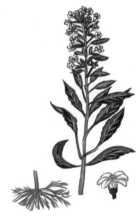

一枝黄花

制用法：共捣烂取汁。开水冲服。

功效主治：用治小儿急性惊风。

方 10 黄连丁香散

配方：黄连、肉桂、丁香、干姜各3克。

制用法：共研细末。每用2克，白开水冲服。

功效主治：用治小儿急性惊风。

方 11 燕窝

配方：燕窝1个，鸭蛋适量。

制用法：共捣成糊状。敷于患儿脐中，固牢，干则易之。敷于心窝可治急惊风。

功效主治：用治小儿慢、急惊风。

双仁蛋清糊

配方：郁李仁、桃仁各14枚，黄栀子6克。

制用法：共研细末，以鸡蛋清调匀。敷于两手脉搏上，24小时解下，呈青黑色为度。

功效主治：用治小儿慢性惊风。

 琥珀散半夏汤

配方：琥珀、朱砂各1.5克，半夏1克。

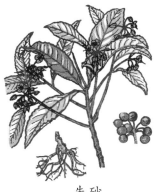

朱砂

制用法：将琥珀、朱砂共研细末，与半夏煎汤内服。

功效主治：用治小儿惊痫。

方⑭ 蚯蚓吴萸膏外用

配方：活蚯蚓1条，生吴茱萸7克，白芥子3克，米醋适量。

制用法：将吴茱萸、白芥子混合研为细末，与蚯蚓共捣烂，再加米醋调成膏状。取药膏贴于患儿脐中及足心(涌泉穴)上，外盖纱布，用胶布固定，每日换药1～2次。

功效主治：息风化痰，镇惊。用治小儿惊厥、四肢抽搐、牙关紧闭、高热神昏。

 三七汤

配方：鲜景天三七15～30克，生姜皮少许，壁蟹壳2个。

制用法：加水炖服。

功效主治：用治小儿惊厥、风痰抽搐。

 丁香葱白敷脐

配方：丁香、葱白、艾蓬头各7个。

制用法：打匀，敷在脐孔，用布裹。

功效主治：用治小儿惊风。

小儿咳嗽

咳嗽是小儿肺部疾患中的一种常见症候。有声无痰为咳，有痰无声为嗽，有声有痰则称咳嗽。一年四季均可发病，但以冬春为多，外界气候冷热的变化常能直接影响肺脏，加之小儿体质虚弱，很容易患病。

方 1 藕汁蜜糖露

配方：鲜藕汁250克，蜂蜜50毫升。

制用法：将鲜藕适量洗净，捣烂榨汁，加蜂蜜调匀。分5次服，连用数日。

功效主治：清热润燥，凉血，止咳祛痰。用治小儿肺热咳嗽、咽干咽痛、血热鼻衄。

方 2 桑叶菊花汤

配方：桑叶、菊花、杏仁各适量。

制用法：水煎加白糖服用。

功效主治：用治小儿咳嗽。

方 3 金银花杏仁汤

配方：金银花10克，杏仁

（后下）10克，鹅不食草6克。

制用法：水煎服。

功效主治：解表宣肺止咳。用治支气管炎初起时咳嗽，症见发热不重、咳嗽有痰、鼻塞流涕、舌苔薄黄等。

方 4 鸭梨粥

配方：鸭梨3个，大米50克。

制用法：将鸭梨洗净，加水适量煎煮半小时，捞去梨渣不用，再加入米粥。趁热食用。

功效主治：润肺清心，消痰降火。用治小儿肺热咳嗽。

方 5 蒜汁蜂蜜饮

配方：大蒜20克，蜂蜜15克。

制用法：将大蒜去皮捣烂，用开水1杯浸泡，晾冷后再隔水蒸

20分钟。取汁调蜂蜜饮。

功效主治：止咳祛痰。用治小儿久咳不愈。

 方 6 鱼腥草石膏汤

配方：生石膏（先煎）30克，鱼腥草（后下）15克，杏仁（后下）10克。

制用法：水煎服。

功效主治：清热宣肺化痰。用治肺胃热盛型咳嗽。症状表现：发热较重且连续不退、咳嗽痰多、呼吸急促气喘、舌质红、苔黄、脉滑数。

 方 7 杏仁前胡汤

配方：杏仁（后下）10克，紫苏梗、前胡各15克，半夏10克，生姜3片。

制用法：水煎，每日分3次服用。

功效主治：用治小儿咳嗽。

 方 8 百部乌梅汤

配方：百部、白前、紫菀、杏仁（后下）、乌梅、枇杷叶（包煎）各15克，青黛5克。

制用法：用水煎煮，分次服用。

功效主治：用治久咳而见小儿消瘦。

 方 9 川贝母冰糖雪梨

配方：川贝母10克，鹿茸血末3克，冰糖50克，雪梨1枚。

制用法：将梨去皮切片，川贝母、鹿茸血末面撒布中间，文火炖熟后，入冰糖待溶化，每天分3次将汁饮下，并食梨片。

功效主治：清肺宁嗽化痰，用治小儿咳嗽。

 方 10 三黄末

配方：黄芩12克，黄连12克，大黄6克。

制用法：研细末，调白酒敷贴胸部。

功效主治：用治小儿咳嗽。

 方 11 黄连麻绒汤

配方：黄连1.5～6克，苇根12～30克，桔梗6～10克，炙麻绒6～12克，炙金沸草9～15克，炙百部6～10克，炙冬花6～12克，炙前胡6～12克。

制用法：水煎服。每日1剂。

第五章 儿科

功效主治：清心泻肺，宣肺降逆，化痰止咳。用治小儿咳嗽。

 方 12 白茅根蝉蜕汤

配方：白茅根10～20克，侧柏叶6～15克，蝉蜕4～8克，杏仁（后下）4～8克，川贝母5～9克，甘草2～5克，板蓝根10～24克。

制用法：水煎服。每日1剂。

功效主治：清肺化痰，轻宣止咳。用治小儿上呼吸道感染咳嗽。

方 13 山豆根青果丸

配方：山豆根120克，射干150克，锦灯笼180克，干青果300克，生栀子240克，麻黄24克，孩儿茶90克。

制用法：上药共研极细面，炼蜜为丸，每丸重3克。每次服1丸，日服2～3次。3岁以下酌减半量，学龄儿童每次可用1丸半至2丸，每日2～3次。

功效主治：清热宣肺，利咽喉。用治肺热咳嗽、咽炎、支气管炎及肺炎。

方 14 霜桑叶薄荷合液

配方：霜桑叶6克，薄荷（后下）4克，炒杏仁（后下）3克，桔梗4克，枳壳4克，陈皮4克，紫菀4克，生白芍3克，甘草3克。

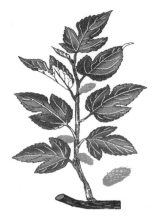

桑叶

制用法：上药用200毫升水煎至头开时加薄荷，再煎15分钟，倒出。再加水150～200毫升煎15分钟倒出，与头煎混合，分服。本方剂量适用于6岁以下周岁以上患儿。3岁以下每服1勺(约20毫升)，每日3～4次，每隔4～6小时1次。3岁以上每服2勺，日2次。

功效主治：清宣外邪，化痰止咳。用治小儿外感咳嗽。

小儿感冒发热

儿童对外界环境适应能力差，当受到外邪侵扰时，就会发热。小儿发热时面红唇红，或者五心热，或者小便少，或者烦躁不安。根据病因，小儿热分为表、里、虚、实、壮、昼、夜、潮、惊、积、余、烦、骨蒸、五脏以及表里俱热或半表半里热等各种不同表现，情况复杂。感冒发热是由外部风邪袭侵导致，可伴有呕吐、惊风等风寒、风热症状。小儿感冒后头痛、鼻塞、流涕、咳嗽等就会出现发热。高热不退还可能导致腮腺炎、风疹、肺炎、哮喘，甚至并发肝炎等其他病毒性疾病。

 芥末面

配方：芥末面(即普通食用之芥末面)不拘量。

制用法：用开水冲调，摊在布上，贴于喉部、胸上部及背部，用棉花盖好，20分钟后取去，以棉花1层盖上皮肤，再用热毛巾拧干盖在棉花上。轻症1次，重者2次。

功效主治：用治小儿感冒、发热。

 醋调白矾

配方：生明矾30克，米醋适量。

制用法：研细末，用米醋调成糊，贴足心。

功效主治：用治小儿感冒、咳嗽多痰。

 黄瓜叶白糖浓汁

配方：鲜黄瓜叶1000克，白糖500克。

制用法：将黄瓜叶洗净水煎1小时，去渣以小火煎煮，浓缩至将要干锅时停火，冷却后拌入白糖混匀晒干，压碎装瓶备用。每次10克，以开水冲服，每天3次。

功效主治：退热。用治小儿

发热。

 荞面姜汁饼

配方：荞麦面、生姜各适量。

制用法：先将生姜捣碎取汁，用姜汁和荞麦面成薄饼片贴囟门上。

功效主治：用治小儿感冒、鼻塞。

 南星雄黄饼

配方：生天南星、雄黄各12克。

制用法：共研末做成2个饼，敷在脚心，用布扎住。做药饼须用醋调，如药量少，可加面粉，冷天可将饼放在火上焙热。

功效主治：用治小儿感冒、发热。

 芫荽蛋

配方：生姜、大葱白、芫荽各10克，鸡蛋2个，煮熟后去黄。

制用法：药混匀蒸熟，干净纱布包裹后熨擦全身，取微汗为度。

功效主治：用治风寒感冒。

 葱头姜豆

配方：葱头7个，姜1片，淡豆豉7粒。

制用法：上药共捣烂，蒸热，摊在敷料上，待温度适宜时贴于婴儿囟门上，再用热水袋加温片刻。

功效主治：用治婴儿感冒发热，贴药后便可出汗退热。

 葱白豆豉汤

配方：淡豆豉9克，葱白5个。

制用法：将以上两味水煎后，趁热服下。

功效主治：发散风热，解表和胃。用治小儿夏日感冒。

 芦根竹叶汤

配方：鲜芦根100克，鲜竹叶50克。

制用法：将芦根、竹叶煎水1碗。服下即退热。

功效主治：用治高热不退。

方10 鸡蛋绿豆饼

配方：绿豆125克，鸡蛋数个。

制用法：绿豆研粉，炒热，

加蛋清调和，捏成小饼贴胸部，3岁左右患儿敷30分钟，不满周岁的敷15分钟。

功效主治：用治小儿发热。

方 11 瓜皮白茅根汤

配方：西瓜皮100克，白茅根30克。

制用法：水煎服，每天2次或3次。

功效主治：清热凉血。用于小儿发热。

方 12 柴胡野菊花汤

配方：柴胡12克，野菊花10克。

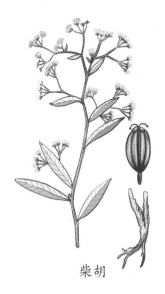

柴胡

制用法：水煎服，每天2次。

功效主治：用治小儿发热。

方 13 蜜渍桑叶汤

配方：桑叶(不拘多少)，生蜜适量。

制用法：用生蜜涂桑叶，线串阴干，搓碎。水煎内服。

功效主治：用治小儿热病、烦渴。

方 14 黄连牛黄粉

配方：黄连粉、牛黄粉各适量。

制用法：用黄连粉、牛黄粉敷在肚脐上。

功效主治：退热。用治发热。

方 15 空心菜荸荠饮

配方：空心菜500克，荸荠500克。

制用法：水煎，代茶饮。

功效主治：用治小儿发热。

方 16 竹沥汤

配方：竹沥50毫升。

制用法：将竹沥煎煮数沸，1次服下，每天2次或3次。

功效主治：用治小儿发热。

痢 疾

痢疾是由痢疾杆菌引起的肠道传染病。痢疾杆菌可随食物通过污染的手、玩具、餐具等进入胃肠道，引起小儿痢疾。多见于2～7岁平素营养好、体格健壮的儿童。好发于夏秋季。表现为突起高热、面色苍白、四肢冰凉、嗜睡、精神委靡或惊厥等。小儿痢疾的特点是起病急骤、感染中毒症状严重、病情恶化快、病死率高。

 绿豆胡椒

配方：绿豆3粒，胡椒3粒，大枣2个。

制用法：先将大枣洗净，去核，与绿豆、胡椒共捣烂。敷于肚脐上。

功效主治：清热解毒，祛寒湿。用治小儿红、白痢疾。

 冰糖葵子汤

配方：冰糖20克，葵花子50克。

制用法：将葵花子用开水冲烫后，煮1小时，加冰糖。服汤，每日2次或3次，可连续服用。

功效主治：清热利湿。用治小儿血痢之腹痛下坠、恶心。

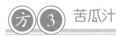 苦瓜汁

配方：鲜小苦瓜5条。

制用法：将瓜洗净榨汁，过滤。每日服1或2次。

功效主治：清热解毒祛湿。用治小儿红、白痢疾。

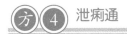 泄痢通

配方：木鳖仁30克，穿山甲15克。

制用法：麻油熬，黄丹收，贴肚脐上。

功效主治：用治泻痢。

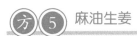 麻油生姜

配方：麻油300毫升，生姜

240克，胡椒30克，巴豆肉15克，黄丹24克。

制用法：熬膏摊布上，贴脐上。

功效主治：用治痢疾。

 方 6 马齿苋

配方：马齿苋300克。

制用法：水煎服，日1剂。可酌加白糖矫味。

功效主治：用治小儿痢疾。

 方 7 花椒汤

配方：花椒1撮。
制用法：水煎服。
功效主治：用治小儿痢疾。

 方 8 高粱根汤

配方：高粱根1个，红糖120克。

制用法：水煎服。
功效主治：用治小儿痢疾。

 方 9 黄连阿胶

配方：黄连去须150克，阿胶75克，炒茯苓去皮，100克。

制用法：上各为末，水熬阿胶收膏和丸如绿豆大，每服20～30丸，空心温水饮送下。

功效主治：用治冷热不调、下痢赤白、里急后重、脐腹疼痛、口燥烦渴、小便不利。

 方 10 满天星

配方：满天星适量。

满天星

制用法：洗净晒干，为细末。每日3次，每次1.5克，用糖开水冲服。

功效主治：用治小儿细菌性痢疾。

 方 11 南瓜根汤

配方：南瓜根适量。
制用法：水煎服。
功效主治：用治小儿痢疾。

小儿夜哭

夜哭是指婴儿白日嬉笑如常而能入睡，入夜则啼哭不安，或每夜定时啼哭，甚至通宵达旦，少则数日，多则经月，故又称夜啼。其原因有多种，如腹部受寒、过食炙烤之物、暴受惊恐，体质较弱及父母体质素虚等。有的因营养过多、运动不足，有的因怕黑；而处在兴奋状态的小孩，也会常常夜啼，尤其是有神经质症的小孩，更有夜哭不停的情形发生。

 方 ① 杏仁黄芩饮

配方：杏仁（后下）5克，黄芩5克，野菊花5克。

制用法：水煎服。

功效主治：镇惊安神。用治肺热惊啼型夜哭。症状表现为患儿面色潮红、鼻周呈青色、夜卧不安、躁动、易惊醒、哭啼不休。

方 ② 蝉蜕汤

配方：蝉蜕(下半截)不拘多少，荷叶适量。

制用法：将蝉蜕研成细面，每服少许，薄荷煎汤调服。

功效主治：用治小儿夜哭。

 方 ③ 大蒜乳香丸

配方：大蒜1头(煨干研细末)，乳香1.5克。

制用法：捣匀为丸，如芥子大。每用7粒，乳汁送下。

功效主治：消炎止痛。用治小儿腹痛夜啼。

方 ④ 蝉蜕千日红花汤

配方：千日红花5朵，蝉蜕3个，菊花2克。

制用法：水煎服。

功效主治：用治小儿夜啼。

方 ⑤ 桃树嫩枝汤

配方：桃树嫩枝7支。

制用法：水煎服。

功效主治：用治小儿夜啼。

 大黄甘草汤

配方：大黄、甘草各1.5克。

制用法：水煎服。

功效主治：攻积滞，清湿热。用治小儿夜啼不止。

 茶叶

配方：茶叶适量。

制用法：将茶叶放入口内咬碎，涂于小儿肚脐部，用白布包好(或胶布粘住)10分钟即止，一般需涂3日。

功效主治：用治小儿夜啼。

 丁香散

配方：丁香、肉桂、吴茱萸各等量。

制用法：上药共为细末。取适量药末置于普通膏药上。贴于脐部，每晚1次，次晨去掉。

功效主治：用治小儿脾脏虚寒型夜哭。

 灯心草灰

配方：灯心草5克。

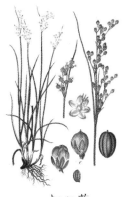

灯心草

制用法：烧灰，涂于母亲的乳房上，让孩子吃。

功效主治：用治小儿夜哭，孩子吃后便能安静下来。

注：适用于吃母乳的婴儿。

 葛根粉

配方：葛根粉7~8克。

制用法：放入热开水里，使其溶解，再加入蜂蜜，趁热服用。

功效主治：用治小儿夜哭。

 黄连乳汁

配方：黄连3克，乳汁100毫升，食糖15克。

制用法：将黄连水煎取汁30毫升，对入乳汁中调入食糖。

功效主治：用治小儿心经有热，夜啼不安。

小儿腹泻

婴幼儿腹泻是一种胃肠功能紊乱综合征。根据病因不同可分为感染性和非感染性两大类。2岁以下婴儿，消化功能尚不成熟，抵抗疾病的能力差，尤其容易发生腹泻。夏秋季节是病菌多发期，多种细菌、病毒、真菌或原虫可随食物或通过污染的手、玩具、用品等进入消化道，很容易引起肠道感染性腹泻。表现为每日排便5～10次，大便稀薄，呈黄色或黄绿色稀水样，似蛋花汤，或夹杂未消化食物，或含少量黏液，有酸臭味，偶有呕吐或溢乳、食欲减退。患儿体温正常，偶或有低热。重者血压下降、心音低钝，可发生休克或昏迷。

 方 1 胡椒粉饼

配方：胡椒粉1克，熟米饭15克。

制用法：将刚蒸熟的大米饭在手中拍成小薄圆饼，把胡椒粉撒在饼的中央。待饼不烫手时，将其正对肚脐贴上，以绷带固定，4～8小时除去。

功效主治：用治婴幼儿单纯性消化不良之腹泻。

 方 2 高粱米石榴皮汤

配方：高粱米30克(炒裂)，石榴皮15克。

制用法：先将高粱米加清水300毫升烧开，再加石榴皮，小火煮20分钟，去渣取汁。分2～3次服。

功效主治：用治小儿腹泻。

 方 3 苹果泥

配方：苹果1个。

制用法：切成薄片，放于大瓷碗中，盖好，隔水蒸熟，捣成泥，喂幼儿服食。

功效主治：由于苹果的纤维较细，对肠道刺激小，含有果胶鞣酸，所以具有吸附和收敛作用。用治幼儿单纯性良性腹泻、口渴。

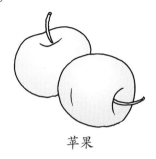

苹果

 嫩高粱霉

配方：嫩高粱霉4～5个。

制用法：在高粱吐穗时，剪取其刚生长出来的嫩乌霉（未黑者）。用水洗净吃。

功效主治：固胃涩肠。用治小儿腹泻。

 蛋清绿豆饼

配方：绿豆粉9克，鸡蛋清1个。

制用法：共调和为饼。呕者贴于囟门，腹泻者贴于足心。

功效主治：清热解毒，消暑利水。用治夏天小儿上吐下泻不止。

 沙果汁

配方：鲜沙果60克。

制用法：洗净绞汁。每日服3次，每次5毫升。

功效主治：用治小儿腹泻。

 红糖胡萝卜汁

配方：胡萝卜100克。

制用法：将胡萝卜煮熟后，捣碎挤汁，加水1酒杯，再加少许红糖，按日常奶量喂，1～2小勺即可。

功效主治：用治婴儿腹泻。

 山楂炭青皮散

配方：山楂炭12克，青皮6克。

制用法：共研细末。以水160毫升调成水状，加红糖适量，隔水蒸20分钟。日服4次，每服1茶匙，1剂分3日服完。

功效主治：用治小儿伤乳腹泻。

 粳米大米

配方：粳米、大米各50克。

制用法：煮成粉絮状，将上面浮漂米粒喂患儿。

功效主治：用治小儿腹泻。

方 ⑩ 胡萝卜汤

配方：鲜胡萝卜250克。

制用法：洗净，连皮切成块状，放入锅内，加水适量和食盐3克，煮烂，去渣取汁，1天分2次或3次服完。

功效主治：用治小儿腹泻。

方 ⑪ 石榴皮汤

配方：石榴皮8克。

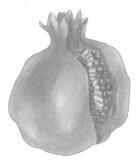

石榴

制用法：水煎频服，代茶饮用。

功效主治：用治久泻。

 方 ⑫ 人参白术粉

配方：人参10克，焦白术30克。

制用法：共为细面，1～3岁小儿1次服0.6克；4～6岁1次服1.5克，每日3次。

功效主治：用治小儿腹泻。

 方 ⑬ 碎蒜肉

配方：大蒜头(未去皮)1个。

制用法：将大蒜用小火烧烤并不时翻动，使大蒜外皮烧糊，里面烧软，烧熟，然后将烧熟的蒜肉碾碎，再喂给婴儿。

功效主治：用治婴儿腹泻。

 方 ⑭ 炮姜炭山楂末

配方：炮姜炭50克，焦山楂100克。

制用法：共研细末，每日3次，每次1～2克。

功效主治：温中止泻，健脾消积。用治婴幼儿腹泻。

 方 ⑮ 麝香肉桂糊

配方：麝香、丁香、肉桂各适量。

制用法：上药共研成细末，每次用0.5～1.0克，温水调敷肚脐部位，以伤湿止痛膏固定，24小时更换1次。

功效主治：温补脾阳。用治脾虚久泻。

小儿遗尿

遗尿，俗称尿床，是一种夜间无意识的排尿现象。小儿在3岁以内由于脑功能发育未全，对排尿的自控能力较差；学龄儿童也常因紧张疲劳等因素，偶尔遗尿，均不属病态。超过3岁，特别是5岁以上的儿童经常尿床，轻者数夜1次，重者1夜数次，就可能是疾病状态的遗尿，父母则应引起注意。本病多见于小儿先天性隐性脊柱裂、先天性脑脊膜膨出、脑发育不全、智力低下、癫痫发作、脊髓炎症和泌尿系感染及尿道受蛲虫刺激等。生理性遗尿不需药物治疗。如是疾病引起的遗尿应从治疗原发病着手。

 韭菜籽饼

配方：韭菜籽、白面粉各适量。

制用法：将韭菜籽研成细粉，和入白面少许，加水揉作饼蒸食。

功效主治：温肾壮阳。用治小儿肾气不充遗尿。

 饴糖配中药

配方：饴糖2匙，桂枝15克，白芍10克，甘草10克。

制用法：先将3味中药煎汤，去渣，冲入饴糖。日分2次服。

功效主治：补脾益气。用治小儿体虚遗尿。

 玉竹汤

配方：玉竹60克。

制用法：洗净切片，水煎。饭前服。

功效主治：用治小儿习惯性尿床。

 鸡肠饼

配方：公鸡肠1具，面粉250克，油、盐各少许。

制用法：将鸡肠剪开，洗

净，焙干，用面杖擀碎，与面粉混拌，加水适量和成面团，可稍加油盐调味，如常法烙成饼。1次或分次食用。

功效主治：用治小儿遗尿。

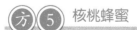
方 ⑤ 核桃蜂蜜

配方：核桃肉100克，蜂蜜15毫升。

制用法：将核桃肉放在锅内干炒发焦，取出晾干。调蜂蜜吃。

功效主治：补肾温肺，定喘润肠。用治小儿久咳引起的遗尿气喘、面眼微肿。

方 ⑥ 柿蒂汤

配方：柿蒂12克。

制用法：水煎服。

功效主治：用治小儿习惯性尿床。

方 ⑦ 葱白硫黄汁

配方：葱白7～8根，硫黄50克。

制用法：共捣出汁。睡前敷于肚脐上，白天取下，连续敷3夜。

功效主治：补阳助火。用治小儿遗尿。

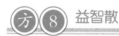
方 ⑧ 益智散

配方：益智仁9克。

制用法：醋炒研细末。用红酒分3次送服。

功效主治：用治小儿尿床。

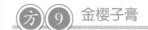
方 ⑨ 金樱子膏

配方：金樱子(去子)适量。

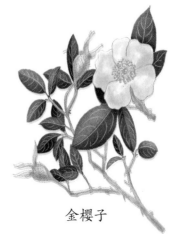

金樱子

制用法：酌加白糖，熬膏。每服1匙，日服2次。

功效主治：用治小儿习惯性尿床。

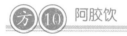
方 ⑩ 阿胶饮

配方：阿胶60克，炒牡蛎煅

取为粉、鹿茸切酥炙各120克。

制用法：上为锉散。每服12克，水70毫升，煎49毫升。空心服。或作细末，饮调亦好。

功效主治：补肾纳气，止遗尿。用治遗尿。

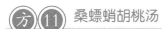 **方⑪ 桑螵蛸胡桃汤**

配方：桑螵蛸9克，胡桃2个，去壳。

制用法：水煎服，分2日服完。8岁以上可1日用完，早晚空腹服。

功效主治：用治小儿遗尿。

方⑫ 白果肉汤

配方：白果肉30粒，去衣壳，大红枣10枚。

制用法：浓煎取汁，睡前服，可加白糖以矫味。

功效主治：用治小儿遗尿。

方⑬ 丁香肉桂米饼

配方：丁香、肉桂各3克。

制用法：将两者研细，与米饭适量共捣成泥，作成小饼，每晚敷于肚脐上。

功效主治：补火助阳。用治小儿遗尿。

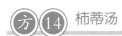 **方⑭ 柿蒂汤**

配方：柿蒂12克。

制用法：水煎服。每日1次。

功效主治：用治小儿遗尿。

方⑮ 玉竹汤

配方：玉竹60克。

制用法：洗净切片，水煎饭前服。

功效主治：用治小儿遗尿。

方⑯ 鸡肠末

配方：鸡肠1具。

制用法：剖开洗净，焙干，研细末。每日2次，每次3~6克，温开水送下，连服10日。

功效主治：用治小儿遗尿。

方⑰ 洋参龙眼蒸猪腰

配方：西洋参15克，龙眼干15克，猪腰1对。

制用法：以上3样蒸熟食用。

功效主治：用治小儿遗尿，一般1次即好。

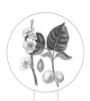

鹅口疮

　　鹅口疮是指小儿舌上、口腔黏膜上出现状如鹅口的白色点状或片状白屑。因其色白如雪片，故又称雪口。其白屑，状如凝乳，不易拭去，若强揩之，其下面的黏膜则见潮红、粗糙，不久又复生，常伴有哭闹不安、拒乳等症。本病可因先天胎热内蕴，或口腔不洁、感受秽毒之邪而致。

方 ① 红糖

　　配方：红糖适量。

　　制用法：以手指蘸糖，轻轻涂搽口腔患处数次。

　　功效主治：用治鹅口疮。

方 ② 威灵仙汤

　　配方：威灵仙8克。

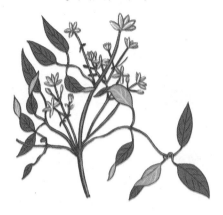

威灵仙

　　制用法：水煎服及含嗽，每日3～4次。

　　功效主治：用治鹅口疮。

　　注：如果婴儿不能嗽口，可用布蘸药洗涤口腔。

方 ③ 黄连银花奶汤

　　配方：黄连3克，金银花6克。

　　制用法：水煎3次，取液50毫升，加奶100毫升，每日3次，每次20～30毫升。

　　功效主治：用治鹅口疮。

方 ④ 黄连薄荷汤

　　配方：黄连、薄荷（后下）、甘草各1.5克，五倍子4.5克。

制用法：浓煎取汁50毫升，频涂口腔并服之。

功效主治：用治鹅口疮。

 板蓝根薄荷汁

配方：板蓝根20克，薄荷（后下）5克。

制用法：煎汁，取一半擦洗患处，日5～6次，另一半分2次或3次内服。

功效主治：用治鹅口疮。

 板蓝根汤

配方：板蓝根10克。

制用法：上药水煎成液。

功效主治：反复涂擦患处，每日5～6次，并可内服。1～5日即可愈。

小儿流涎症

流涎是指唾液经常流出口外的一种现象。主要表现为涎液过多，经常流出，渍于唇外。有些婴儿出生3～4个月时因为唾液分泌增加，还不会及时吞下，引起流涎，属于正常的生理现象。出牙、口腔炎、舌炎等可以引起流涎。神经系统疾病发生吞咽障碍及某些药物中毒，也可引起流涎，应查明原因进行治疗。

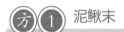

方 1 泥鳅末

配方：泥鳅1条。

制用法：泥鳅去内脏，焙干研末。用黄酒送服，每日2次，共服2日。

功效主治：用治小儿流涎（流口水）。

方 2 天南星醋

配方：天南星50克，醋少许。

制用法：将天南星研末调醋。晚上敷足心，严重的可两足心同时敷，外面用布条包扎，每次敷12小时，连敷3次，即效。

功效主治：化痰散结。用治小儿流口水。

方 3 滑石白糖

配方：滑石1份，白糖1份。

制用法：2味药混和，每服3～5克，开水调服。

功效主治：用治小儿流涎，无休止时，甚则7～8岁不愈者。

方 4 白术汤

配方：白术10克。

制用法：为粗末，加水煎，去渣，加白糖适量，分次口服，每日1剂。

功效主治：用治小儿流涎。

方 5 金樱子苍术末

配方：金樱子20克，刺猬皮15克，五倍子15克，益智仁15

克，苍术20克，猪尾1条。

制用法：上药研末，每服6克，将猪尾巴煎汤送下。

功效主治：用治小儿多涎症，口水过多。

 方 6 白益枣汤

配方：白术、益智仁各15克，大枣20克。

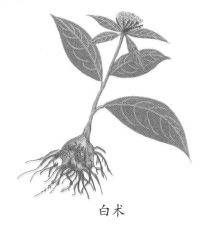

白术

制用法：每日1剂，水煎分3次服。

功效主治：用治小儿流涎症。

 方 7 白术茯苓合液

配方：白术、茯苓各10克。

制用法：加水煎沸15分钟，滤出药液，再加水煎20分钟，去渣，两煎所得药液兑匀，分服，日1～2剂。

功效主治：用治小儿流涎。

 方 8 益智仁汤

配方：益智仁、鸡内金各10克，白术6克。

制用法：每日1剂，水煎分3次服。

功效主治：用治小儿流涎。

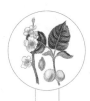

儿童多动症

儿童多动症，又称脑功能轻微失调或轻微脑功能障碍综合征。表现为智力正常、但因其注意力不集中、上课说话、做小动作等，学习成绩可能较差、难与他人相处、易激惹、动作不协调。

本病男孩多于女孩，尤其早产儿多见。多在学龄期发病，其病因有人认为与难产、早产、脑外伤、颅内出血、某些传染病、中毒等有关，也有人认为与环境污染、遗传等有关。中医认为心脾两虚、肝阳上亢、湿热内蕴是其主要病因病理。

方 1 地黄龟板蜜丸

配方： 熟地黄、龟板、知母、黄柏、龙齿、远志、石菖蒲、山茱萸、山药、茯苓各适量。

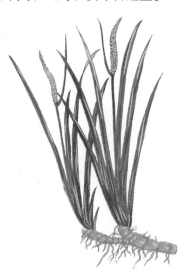

石菖蒲

制用法： 共研细末，炼蜜为丸。每丸重6克，每服1丸，日服2次或3次。

功效主治： 补血滋阴，安神益智。用治小儿多动症。

方 2 康益糖浆

配方： 远志、石菖蒲、龟板、茯苓、龙骨、益智仁、怀山药、莲子各适量。

制用法： 以上药制成糖浆或胶囊，每次10~15毫升或3粒，日服2次或3次，7日为1疗程。

功效主治： 安神益智。用治小儿多动症。

石菖蒲栀糖浆

配方：石菖蒲、栀子、半夏、白附子各10克，牛黄清心丸1粒，冲服。

制用法：煎服法同上，每日1剂。

功效主治：开窍醒神，镇惊祛风。用治小儿多动症。

 酸枣仁糖浆

配方：酸枣仁15克，郁金、柴胡各10克，甘草5克。

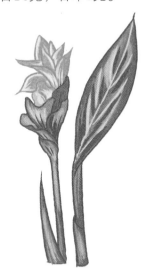

郁金

制用法：煎服法同上，每日1剂。

功效主治：宁心安神。用治小儿多动症。

 鹿角粉龙膏汤

配方：鹿角粉（冲）10克，熟地黄20克，生龙骨（先煎）30克，炙龟板15克，石菖蒲9克，远志3克，枸杞子9克，益智仁6克，丹参15克，捣砂仁（后下）4.5克。

制用法：水煎服。每日1剂。

功效主治：滋阴潜阳，涤痰开窍，活血化瘀。用治精血不足、阴阳失调、动作过多、不协调。

 百合枣鸡蛋汤

配方：百合60克，红枣4枚，鸡蛋2个。

制用法：将百合、大枣加水400毫升，大火烧开，打入鸡蛋，煮至熟，下白糖，调匀。分2次服。

功效主治：清心安神。用治小儿多动症。

 咖啡

配方：咖啡适量。

制用法：按普通浓度冲好1杯咖啡。适当加糖或奶。给患儿饮用，每日2次或3次。

功效主治：用治小儿多动症。

新生儿黄疸

　　新生儿黄疸是新生儿期常见的临床症状。分为生理性和病理性两大类。生理性黄疸一般在生后2～3日出现，7日左右消退，婴儿情况一般良好。病理性黄疸则原因较多，在生后36小时内出现者，多为母子血型不和的溶血症；生后数日至数周内出现，多为新生儿肝炎综合征、败血症、胆汁瘀积综合征或先天性胆道闭锁等疾病。表现为面部及周身皮肤黄染，分泌物也可呈黄色，溶血性黄疸多呈橘黄色，梗阻性黄疸多呈灰黄色或黄绿色，如有感染可伴发热、精神委靡，纳乳减少，可有肝脾肿大。溶血性黄疸还可见面色苍白的贫血貌，呼吸急促。先天性或后天性胆道阻塞，则见大便呈灰泥土样。病理性黄疸的主要并发症为核黄疸，表现为嗜睡、拒乳、呕吐、尖叫，重则双目凝视、两手握拳、肌肉强直、呼吸不规则，抽搐。其病死率高达50%～75%，幸存者往往有神经系统后遗症。中医称为脂黄、胎疸。

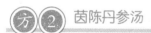 **生麦芽茵陈汤**

　　配方：生麦芽9克，茵陈12～15克，金钱草9克，穿肠草6克，通草、黄柏各3克。

　　制用法：水煎服。随证加减。

　　功效主治：用治婴幼儿黄疸。

方 2 茵陈丹参汤

　　配方：绵茵陈、丹参各15克，车前子（包煎）6克，甘草3克。

　　制用法：每日1剂，水煎至80～100毫升，分3～5次口服。

　　功效主治：用治新生儿迁延性黄疸。

方 3 茵郁灵仙汤

　　配方：茵陈10～20克，郁金、枳实、茯苓、威灵仙各6～10克。

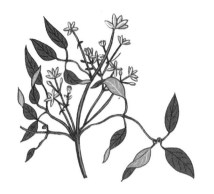

威灵仙

制用法：每日1剂，水煎浓缩为80～100毫升，加糖适量，不拘时间服，少量多饮。

功效主治：清热利湿，退黄。用治新生儿梗阻性黄疸。

 茵陈红枣汤

配方：茵陈6克，红枣5个。

制用法：水煎，随时服用，每日1剂，连服1周左右，直至黄疸消退。

功效主治：宽中，下气，消食积。用治新生儿黄疸。

 糯稻根汤

配方：稻草根1把。

制用法：洗净，水煎，每次服1～2匙，随时服用，每日1剂，连服数日至痊愈。

功效主治：用治新生儿黄疸。

 云南白药

配方：药店买回的云南白药适量。

制用法：将患儿脐部的分泌物用消毒的盐水棉球擦拭干净，将云南白药均匀撒布患处，用干净纱布盖好，固定。

功效主治：用治脐炎，疗效很好。

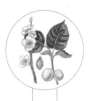
小儿消化不良

由于幼儿胃内酶的功能还未完善，胃及肠道内黏膜柔嫩，消化功能还比较弱，加之父母的喂养方式不当、滥用维生素以及天气变冷机体抵抗力变弱等原因就会造成孩子消化不良。

消化不良使食物长期停留在胃中，就会造成饮食积滞，肠胃产生内热，内热若无法散去，便会出现肚子胀、夜卧不宁、口臭、吐奶、大便稀并有大量未消化的食物残渣等症状。

方 1 白糖栗子糊

配方：栗子10枚，白糖25克。

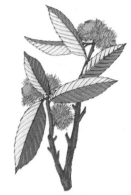

栗子

制用法：栗子去皮，加水适量煮成糊膏，下白糖调味。每日2次。

功效主治：养胃健脾。用治小儿消化不良、脾虚腹泻。

方 2 山楂汤

配方：山楂片20克，大枣10枚，鸡内金2个，白糖少许。

制用法：山楂片及大枣烤焦呈黑黄色，加鸡内金、白糖煮水。频频温服，每日2次或3次，连服2天。

功效主治：健脾止泻，消食化滞。用治小儿不思饮食、腹胀、手足心热、头发干枯、大便干燥或稀溏。

方 3 鸡蛋黄油

配方：鸡蛋1个。

制用法：煮熟，去皮去蛋白，取蛋黄放入锅内用文火熬炼取油。1岁以下小儿每日服1只蛋黄油，分2～3次口服。1岁以上的小儿可每日服2个蛋黄油，分2次或3次用，连续服用3日。

功效主治：消炎止痛。用治小儿消化不良。

注：如服1～2日大便好转可再用，如没有好转则停用此法。

 牛肚大米粥

配方：牛肚250克，大米70克，盐少许。

制用法：用盐将牛肚搓洗净，切小丁，与大米煮作烂粥，加盐调味。食用。

功效主治：健脾养胃。用治小儿病后虚弱、食欲不振、四肢乏力。

 山楂山药饼

配方：山楂(去核)、山药、白糖各适量。

制用法：将山楂、山药洗净蒸熟，冷后加白糖搅匀，压成薄饼。

功效主治：健脾消食，和中止泻。用治小儿脾虚久泻、食而腹胀、不思饮食、消化不良。

 红枣橘皮饮

配方：红枣10个（洗净、晾干、炒焦），鲜橘皮10克，干橘皮3克。

制用法：开水泡10分钟，代茶饮。

功效主治：消炎止痛。用治小儿消化不良。

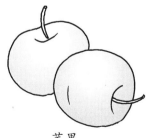 **胡萝卜汁**

配方：鲜胡萝卜250克，盐3克。

制用法：洗净，切成块，加水，加盐，煎烂去渣取汁，1天随时饮用，1日服完。

功效主治：补中气，健胃消食。用治小儿消化不良。

方 8 苹果汤

配方：苹果2个。

苹果

制用法：洗净，连皮切碎，加水300毫升和少许盐共煮。煮好

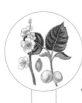

后取汤代茶饭。1岁以内小儿可以加糖后再饮，1岁以上小儿可吃苹果泥(将煮熟的苹果去皮去核，捣烂如泥，即为苹果泥)。每次30克，每日3次。

功效主治：助消化。用治小儿消化不良。

方 9 白萝卜汁

配方：白萝卜50克。

制用法：洗净，切成块，加水、加盐，煎烂去渣取汁，1天随时饮用，1日服完。

功效主治：下气，消食。用治小儿消化不良。

方 10 连翘橘皮汤

配方：连翘、橘皮各30克，土茯苓20克。

制用法：开水冲服。

功效主治：理气，健脾，调中。用治小儿消化不良。

方 11 高粱花石榴皮汤

配方：高粱花6克，干石榴皮15克。

制用法：加水300毫升，煎成100毫升汁液，每日1剂，分2次服用。

功效主治：涩肠止泻。用治小儿消化不良。

方 12 馒头锅巴汤

配方：馒头1个，切片，炒焦或米饭锅巴1碗。

制用法：加水煎汤，每次服用20～30毫升，每日3次或4次。

功效主治：用治小儿消化不良。

方 13 莲子糯米片

配方：莲子30克，糯米100克。

制用法：开水泡，去皮去心，放锅内煮熟烂，研成糊，取糯米洗净与莲子肉拌匀，再放在盆内入锅中蒸熟，压平切片，3岁以上每次服用2片，每日2次或3次。

功效主治：清心醒脾。用治小儿消化不良。

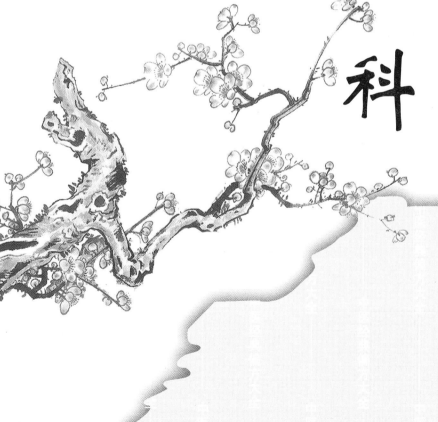

第六章

五官科

沙眼

沙眼是由沙眼衣原体引起的一种慢性传染性结膜炎和角膜炎。有发痒、流泪、怕光、疼痛、分泌物多、异物感等症状。严重者可造成眼睑内翻倒睫，损害角膜，视力减弱，甚至失明。

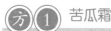 **方 1 苦瓜霜**

配方：苦瓜1个(大而熟的)，芒硝15克。

制用法：将苦瓜去籽留瓤，装入芒硝，悬于通风处，数日后瓜外透霜，刮取备用。每用少许滴眼，早晚各滴1次。

功效主治：用治沙眼。

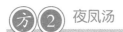 **方 2 夜凤汤**

配方：夜明砂9克，凤凰壳6克，草决明、蝉蜕各9克。

制用法：以米醋将药煎洗服，每日2次，7日愈。

功效主治：用治一切新老沙眼痒甚。

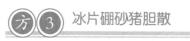 **方 3 冰片硼砂猪胆散**

配方：鲜猪胆1枚，冰片、硼砂各1.5克，黄连3克。

制用法：将后3味，共研细末，纳入胆内，阴干，再研极细粉末。装瓶，密封，勿使漏气。每用少许滴眼。每日2次或3次。

功效主治：用治沙眼。

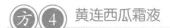 **方 4 黄连西瓜霜液**

配方：黄连、西瓜霜各5克，西月石0.2克。

制用法：加水2杯，煮沸1小时后，过滤。取成药100毫升。每日洗眼3次或4次。

功效主治：用治沙眼。

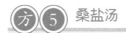 **方 5 桑盐汤**

配方：桑叶15克，青盐6克。

制用法：泡水，澄清，洗眼，每日2次或3次。

功效主治：用治沙眼。

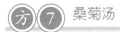 **方 6 黄柏汤**

配方：黄柏30克。

制用法：加水500克，煮沸半小时，过滤，每日滴眼3次或4次，每次1~2滴。

功效主治：用治沙眼。

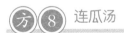 **方 7 桑菊汤**

配方：霜桑叶、野菊花、白朴硝各6克。

制用法：水煎取一大碗，澄清，分3次洗眼。

功效主治：用治沙眼。

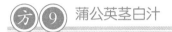 **方 8 连瓜汤**

配方：黄连、西瓜霜各5克，西月石0.2克。

制用法：加水200毫升，煮沸1小时后，过滤使成约100毫升。每日洗眼3次或4次。

功效主治：用治沙眼。

方 9 蒲公英茎白汁

配方：蒲公英适量。

制用法：洗净，折茎取白汁，煮沸半小时，过滤。每日滴眼3次或4次，每次1~2滴。

功效主治：用治沙眼。

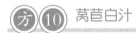 **方 10 莴苣白汁**

配方：莴苣适量。

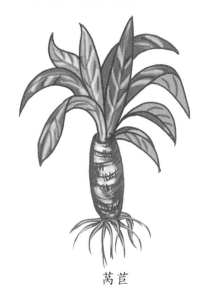

莴苣

制用法：折断，取白汁，滴眼。

功效主治：用治沙眼。

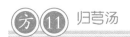 **方 11 归芎汤**

配方：全当归6克，正川芎4.5克，生地黄6克，泗水防风、川羌活各9克，实条芩、沙蒺藜、杭白芍、红花各6克。

制用法：水煎服。

功效主治：用治沙眼Ⅱ期，内眼板形成沙粒，滤泡增生。

青光眼

青光眼是指由于眼压增高而引起的视乳头损害和视功能障碍的一种眼病。正常眼压在10～21毫米汞柱，如在21～24毫米汞柱，则为青光眼可疑。包括原发性青光眼(闭角型、开角型)、继发性青光眼、先天性青光眼和混合型青光眼，中医统称为五风内障，基本病机为情志抑郁、气机郁结、肝胆火炽、神水积滞等所致。

 黄连羊肝丸

配方：白羊肝1具(竹刀切片)，黄连30克，熟地黄60克。

制用法：将黄连、熟地黄研末。同捣为丸，如梧子大。茶水送服50～70丸，日服3次。

功效主治：用治青光眼，症见望之如好眼，自觉视物不见。

 黑豆黄菊汤

配方：黑豆100粒，黄菊花5朵，皮硝18克。

制用法：水1大杯，煎至七成。带热熏洗，5日一换，常洗可复明。

功效主治：用治青光眼、双目不明、瞳仁反背。

 当归白芍汤

配方：当归3克，川芎6克，熟地黄3克，白芍6克。

制用法：水煎服，日服2次。

功效主治：用治青光眼。

 黄芩升麻汤

配方：黄芩4.5克，正北沙参4.5克，白术6克，甘草6克，当归4.5克，柴胡6克，升麻6克，陈皮4.5克，菊花4.5克，决明子6克，蒙花4.5克，谷精草3克，半红大枣3克。

制用法：水煎服。每日2次。

功效主治：用治青光眼。

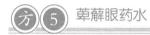 萆薢眼药水

配方：萆薢10克，水500毫升。

制用法：浓煎为10毫升左右，过滤后装入眼瓶，滴眼。5分钟1次，半小时左右瞳孔缩小，延长至半小时滴眼1次，直至瞳孔恢复正常。

功效主治：用治青光眼。

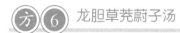 龙胆草茺蔚子汤

配方：龙胆草、山栀子、赤芍、菊花各12克，黄芩18克，夏枯草、茺蔚子各30克，生地黄、石决明、大黄各15克，荆芥穗、半夏、甘草各9克。

制用法：水煎服。

功效主治：用治肝郁化火型青光眼。

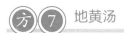 地黄汤

配方：生地黄、熟地黄各18克，牡丹皮、泽泻、茯苓、怀山药各15克，山茱萸、茺蔚子、菊花、当归、赤芍、知母各12克，荆芥穗9克。

制用法：水煎服。重者日2剂，缓解症状后每日1剂。

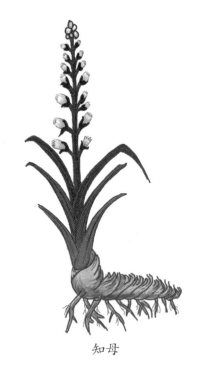

知母

功效主治：用治阴虚火旺型青光眼。

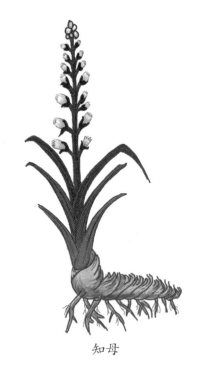 夏枯草珍珠母汤

配方：夏枯草30克，香附10克，当归10克，醋白芍15克，川芎5克，熟地黄15克，钩藤（后下）15克，珍珠母（先煎）25克，泽泻10克，车前草25克，乌梅15克，荷叶20克，菊花20克，甘草3克，琥珀(冲服)3克。

制用法：水煎服。每日1剂。

功效主治：滋阴潜阳，平肝清热，利窍收瞳。用治青光眼。

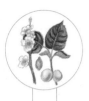

老年性白内障

白内障是常见眼病和主要致盲原因之一，其中老年性白内障是最常见的白内障。本病是在全身老化、晶状体代谢功能减退的基础上由于多种因素形成的晶状体疾患。近年的研究说明，遗传、紫外线、全身疾患(如高血压、糖尿病、动脉硬化)、营养状况等因素均与其有关。当各种原因引起晶状体囊渗透性改变及代谢紊乱时，晶状体营养依赖的房水成分改变，而使晶状体变为混浊。中医称为"圆翳内障""白翳黄心内障"等，认为本病多因年老体弱、肝肾两亏、精血不足，或脾失健运、精不上荣所致。另外，部分因肝经郁热及湿浊上蒸也可致病。

 方 ① 地黄枸杞丸

配方： 生地黄20克，熟地黄20克，白芍15克，当归12克，枸杞子30克，麦冬20克，玄参20克，车前子10克，茺蔚子15克，白术12克，云茯苓12克，防风10克，菊花12克，青葙子12克，决明子12克，红花10克，香附10克，石决明30克，钩藤20克。

制用法： 水泛为丸，青黛为衣，每次6~10克，每日2次。

功效主治： 滋养肝肾，清肝健脾，祛障明目。用治未成熟白内障。

 方 ② 熟地药粉

配方： 珠粉5克，螺丝壳粉30克，炉甘石粉20克，枸杞子20克，菟丝子20克，楮实子20克，

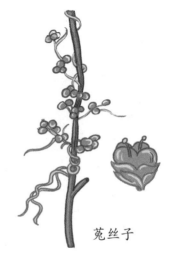

菟丝子

怀牛膝20克，当归20克，五味子20克，熟地黄30克，川椒5克。

制用法：以草药煎汤去渣，澄清液入余药粉晒干研细，滴眼。

功效主治：退障明目。用治各种原因引起的早期白内障。

 熟地党参汤

配方：熟地黄、党参、茯苓、炒山药各15克，菊花、黄精、制首乌各12克，川芎9克，红花10克，沙苑子、白芍、枸杞子、当归、女贞子、制桃仁各12克，车前子（包煎）、六曲、夏枯草各10克，陈皮6克。

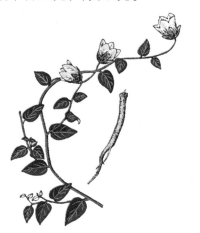

党参

制用法：水煎服。

功效主治：用治老年性白内障初发。

 浮水甘石

配方：浮水甘石9.4克，珍珠母（先入）6.2克，白水砂1.6克，琥珀3.13克，珊瑚末3.13克，熊胆3.13克，人退3.13克，白丁香3.13克，梅片少许。

制用法：外用。

功效主治：退翳明目。用治早期白内障及白翳。

 珍珠朱砂粉

配方：珍珠0.5克、飞炉甘石2.4克，冰片1.5克，朱砂15克。

制用法：研极细末。滴眼，每天滴3～5次。

功效主治：用治白内障。

 磁石神曲蜜丸

配方：磁石60克，琥珀末15克，朱砂30克，神曲120克，生蒲黄15克。

制用法：共研细末，炼蜜为丸。每日早、中、晚各服9克。

功效主治：用治白内障。

耳鸣

耳鸣为耳科疾病中的常见症状，患者自觉耳内或头部有声音，但其环境中并无相应的声源，而且愈是安静，感觉鸣音越大。耳鸣音常为单一的声音，如蝉鸣声、汽锅声、蒸汽机声、嘶嘶声、铃声、振动声等，有时也可为较复杂的声音。可以是间歇性，也可能为持续性，响度不一。一些响度较高的持续性耳鸣常常令人寝食难安。引起耳鸣的原因较多，各种耳病均可发生耳鸣，如耵聍栓塞、咽鼓管阻塞、鼓室积液、耳硬化症；内耳疾病更易引起此症，如声损伤、梅尼埃病。此外，高血压、低血压、贫血、白血病、神经官能症、耳毒药物等均可引起耳鸣。中医学认为耳鸣多为暴怒、惊恐、胆肝风火上逆，以至于少阳经气闭阻所致，成因外感风邪、壅遏清窍，或肾气虚弱、精气不能上达于耳而成，有的还耳内作痛。

 热盐枕耳

配方：盐适量。

制用法：将盐炒热，装入布袋中。以耳枕之，袋凉则换，坚持数次，即可见效。

功效主治：用治耳鸣。

 葵花子壳汤

配方：葵花子壳15克。

制用法：将葵花子放入锅中，加水1杯煎服。日服2次。

功效主治：用治耳鸣。

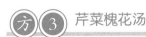 **芹菜槐花汤**

配方：芹菜100克，槐花20克，车前子20克（包煎）。

制用法：水煎服。每日2次。

功效主治：用治耳鸣。

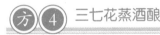 **三七花蒸酒酿**

配方：三七花10克，酒酿50克。

制用法：同装于碗中，隔水蒸熟。分1～2次连渣服，连服7日。

功效主治：用治耳鸣。

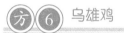

方 5 韭菜汁或猫尿

配方：韭菜适量。

制用法：将韭菜榨汁，取韭菜汁1滴，滴入耳内，虫自出。或猫尿滴耳也可(用大蒜头擦猫鼻子，猫便撒尿)。

功效主治：用驱入耳虫。

方 6 乌雄鸡

配方：乌雄鸡1只，洗净。

制用法：以无灰酒4斤煮熟，趁热食3～5只。

功效主治：用治肾虚耳鸣。

方 7 白毛乌骨雄鸡

配方：白毛乌骨雄鸡1只，甜酒1200克。

制用法：同煮，去酒食肉，共食用3～5只即可。

功效主治：用治耳鸣。

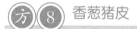

方 8 香葱猪皮

配方：猪皮、香葱各60～90

克。

制用法：同剁烂，稍加食盐，蒸熟后1次吃完，连吃3天。

功效主治：用治耳鸣。

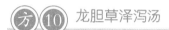

方 9 鸡蛋

配方：鸡蛋2个，青仁豆60克，红糖60克。

制用法：加水煮熟，空腹服用，每日1剂。

功效主治：用治耳鸣。

方 10 龙胆草泽泻汤

配方：龙胆草10克，泽泻15克。

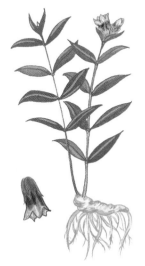

龙胆草

制用法：水煎服，每日2次。

功效主治：用治耳鸣。

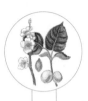

耳聋

耳聋是指不同程度的听力减退，轻者在缩短距离或声音加大之后，尚可听清；重者则听不到任何声响。按发生的时间可分为先天性耳聋和后天性耳聋两类；按病变的性质可分为器质性耳聋和功能性耳聋；按病变发生的部位可分为导音性耳聋、感音性耳聋和混合性耳聋3类。引起耳聋的原因很多，如任何外耳道的病变，如耵聍栓塞、外耳道闭锁等，使外耳道阻塞；中耳的外伤，如颅底横形或纵形骨折，伤及中耳和听骨链；中耳炎症，如急性咽鼓管炎、化脓性中耳炎等；中耳肿瘤，如良性的颈静脉瘤或恶性癌肿；耳硬化症，病变侵入镫骨底，以致镫骨固定等，均可引起耳聋。

方 ① 猪肾人参粥

配方：猪肾1对，去膜切片，粳米2合，葱白2根，薤白7枚，人参2分，防风1分。

制用法：共为末，同粥煮食即可。

功效主治：用治老人耳聋。

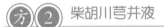

方 ② 柴胡川芎并液

配方：柴胡12克，制香附9克，川芎12克，石菖蒲12克，骨碎补9克，六味地黄丸（包煎）30克。

制用法：先把上药用水浸泡30分钟再放火上煎煮，开后15分钟即可。每剂煎2次，将2次煎出的药液混合。每日1剂，分2次服。

功效主治：用治肾虚耳聋。

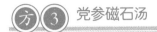

方 ③ 党参磁石汤

配方：党参15克，黄芪15克，丹参12克，川芎9克，骨碎补12克，补骨脂12克，淫羊藿12克，五味子9克，磁石（先煎）30克，黄精12克，何首乌12克。

制用法：水煎服。每日1剂。

功效主治：益气活血，补肾填精。用治神经性耳聋、老年性耳聋、药毒性耳聋。

 方 4 柴胡香附散

配方：柴胡、制香附各50克，川芎25克。

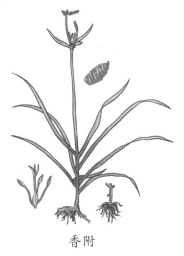

香附

制用法：共研极细末，每日3次，每次9克，温开水吞服。

功效主治：用治外伤性耳聋。

 方 5 真细辛黄蜡入耳丸

配方：真细辛、黄蜡各适量。

制用法：细辛为细末，溶黄蜡为丸，如鼠粪大，绵裹1丸入耳内，2次即愈。

功效主治：用治耳聋。

 方 6 葛根甘草合液

配方：葛根20克，甘草10克。

制用法：将葛根、甘草水煎2次，每次用水300毫升煎半小时，两次混合。分2次服。

功效主治：改善脑血流，增加内耳供血。用治突发性耳聋。

 方 7 桃仁红花药酒

配方：桃仁研泥，红花、鲜姜（切碎）各9克，赤芍、川芎各3克，大枣去核7个，老葱白切碎3根，人工麝香0.15克用2次。

制用法：用黄酒250克，将前7味药煎至1盅，去渣，然后将人工麝香入酒内，再煎2沸，晚间睡眠前服。每日早晨再服通气散1次。

功效主治：用治年久耳聋。

 方 8 酒服菊花糊

配方：菊花、木通、石菖蒲各5克。

制用法：捣烂用酒服之。

功效主治：用治耳聋。

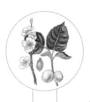

鼻　炎

鼻炎是鼻腔黏膜炎症，有急性和慢性两种。急性鼻炎大多因受凉后身体抵抗力减弱，病毒和细菌相继侵入引起，也可为某些以呼吸道为主的急性传染病的鼻部表现。急性鼻炎屡发可转为慢性，一些心脏病或肾脏病患者，因鼻腔长期或经常瘀血也可造成慢性鼻炎，还有某些其他病症及粉尘、气体、温湿度急剧变化均可引起此病。增强体质、注意冷热、加强劳动保护等是预防鼻炎的重要措施。

方 1　双豆汤

配方：绿豆15克，淡豆豉20克，防风15克，生甘草10克，石菖蒲15克，辛夷（包煎）10克，细辛3克。

制用法：水煎服。每日服1剂。

功效主治：散寒除浊，开达肺窍。用治过敏性鼻炎。

方 2　丝瓜藤炖猪肉

配方：丝瓜藤（取近根部位的）2～3米，瘦猪肉60克，盐少许。

制用法：将丝瓜藤洗净，切成数段，猪肉切块，同放锅内加水煮汤，临吃时加盐调味。饮汤吃肉，5次为一疗程，用1～3个疗程。

功效主治：清热消炎，解毒通窍。用治慢性鼻炎急性发作、萎缩性鼻炎之鼻流脓涕、脑重头痛。

方 3　川芎猪脑

配方：猪脑（或牛、羊脑）2副，川芎、白芷各10克，辛夷花（包煎）15克。

制用法：将猪脑剔去红筋，洗净，备用。将川芎等3味加清水2碗，煎至1碗。再将药汁倾炖盅内，加入猪脑，隔水炖熟。饮汤吃脑，常用有效。

功效主治：通窍补脑，祛风止痛。用治慢性鼻炎之体质虚弱。

方 4 芝麻油

配方：芝麻油适量。

制用法：以麻油滴入每侧鼻腔3滴，每日3次。

功效主治：清热润燥，消肿。用治各种鼻炎。

方 5 鹅不食草细辛粉

配方：鹅不食草2克，细辛6克，白芷2克，全蝎2克，薄荷1克，川芎1.5克，青黛1克。

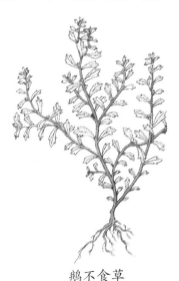

鹅不食草

制用法：以上各药共研细末后代鼻烟用，每日数次，也可用湿药棉蘸药粉塞鼻约30分钟取出

即可，每日2次。

功效主治：用治风痒、鼻塞、各类鼻炎。

方 6 斑蝥栀子末

配方：斑蝥25克，藜芦20克，雄黄50克，紫草茸50克，诃子50克，川楝子50克，栀子50克，白檀香50克。

制用法：以上8味药粉碎成细末过筛，取适量放在无烟炭火上熏鼻。

功效主治：用治急慢性鼻炎，均有效。

方 7 鹅不食草羌活蒸汽

配方：鹅不食草30克，白芷2克，羌活15克，菊花12克，冰片5克。

制用法：研粗末，倒入洗净的空葡萄糖瓶内，加开水，待瓶内放出蒸汽时，将患者鼻孔对准瓶口吸入蒸汽。每日2次，连用3～5日。

功效主治：用治急性鼻炎。

方 8 辛夷连翘汤

配方：辛夷（包煎）30克，

辛夷花6克，薄荷（后下）6克，苍耳子9克，白芷6克，桑叶9克，菊花9克，金银花12克，连翘12克，桔梗6克，升麻3克，荆芥穗3克，甘草3克。

制用法： 水煎服。每日1剂。

功效主治： 清热消炎，散风寒。用治鼻炎，症见鼻塞、流鼻涕、头晕疼。

方 9 苍耳子麻油

配方： 苍耳子50克。

制用法： 将苍耳子轻轻捶破，放入小铝杯中，加入麻油50克，用文火煮沸，去苍耳子。待油冷后，装入干燥清洁的玻璃瓶内备用。用时取消毒小棉签蘸油少许，涂于鼻腔内，每日2次或3次，2周1疗程。

功效主治： 用治慢性鼻炎。

方 10 苍耳子金银花汤

配方： 淡苍耳子12克，辛夷花10克，白芷6克，薄荷（后下）6克，炒栀子10克，黄芩10克，金银花20克，连翘12克，炒杏仁

（后下）10克，桔梗10克，野菊花10克，葱白带须3个。

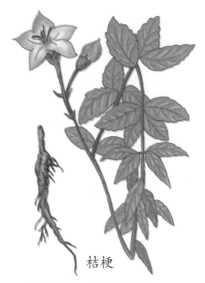

桔梗

制用法： 水煎服。每日1剂。

功效主治： 清肺消炎通窍。用治急、慢性鼻炎。

方 11 生麻黄天葵子汤

配方： 生麻黄6～10克，辛夷花10克，苍耳子10克，细辛3克，石菖蒲10克，鬼箭羽10克，七叶一枝花15克，天葵子10克。

制用法： 水煎服。每日1剂。

功效主治： 宣肺通窍，行瘀泄热。用治慢性鼻炎。

咽喉炎

咽喉炎是咽喉部位黏膜的急性炎症。发病初期，咽喉处感到发热、刺痒和干燥不舒服。病重者咽喉肿痛、舌本强硬、涎潮、喘急、胸膈不利、吞食疼痛，伴有畏寒、发热、全身不适的症状。声音变为嘶哑，严重时失声。喉内多痰而不易咳出，常黏附于声带表面。

 绿豆荷花汤

配方：绿豆30克，荷花30克，五味子6克。

制用法：水煎服。每日1次或2次。

功效主治：用治咽喉炎。

 西瓜皮菊花汤

配方：西瓜皮60克，白菊花20克，冰糖20克。

制用法：水煎服。每日2次。

功效主治：用治咽喉炎。

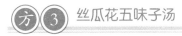 **丝瓜花五味子汤**

配方：丝瓜花3克，五味子3克。

制用法：水煎服。每日2次。

功效主治：用治咽喉炎。

 杏仁藕汤

配方：藕100克，竹叶10克，杏仁（后下）10克。

制用法：水煎服。每日1次或2次。

功效主治：用治咽喉炎。

 白糖腌海带

配方：水发海带500克，白糖250克。

制用法：将海带漂洗干净，切丝，放锅内加水适量煮熟，捞出，放在小盆里，拌入白糖腌渍1天后即可。食用，每日2次，每次50克。

功效主治：软坚散结。用治

慢性咽炎。

方 6 柿霜硼砂末

配方：柿霜3克，乌梅炭3克，硼砂0.3克，大青盐少许。

制用法：共研为细末，含化之。

功效主治：用治慢性咽炎。

方 7 西瓜白霜

配方：大西瓜1个，朴硝适量。

制用法：在西瓜蒂上切1个小孔，挖去瓤米籽，装满朴硝，仍以蒂部盖上，用绳缚定，悬挂于通风处，待析出白霜，以鹅毛扫下，研细，贮于瓶中备用。用时以笔管将白霜吹于喉部。

功效主治：清热消肿。用治咽喉炎。

方 8 百合生地粥

配方：生地黄30克，百合、粳米各50克。

制用法：先将生地黄加水800毫升，煎半小时，去渣留汁于锅中，再将百合、粳米放入慢熬至粥成，下白糖，调匀。分1次或2次空腹服。

功效主治：用治胃肺伤阴、咽

喉微痛、咳声嘶哑的慢性咽喉炎。

方 9 猫爪草绿豆汤

配方：猫爪草25克，绿豆50克。

制用法：上药加适量水，煎取500毫升，分3次饮用。

功效主治：用治慢性咽炎。

方 10 橄榄酸梅汤

配方：橄榄60克，酸梅10克，白糖适量。

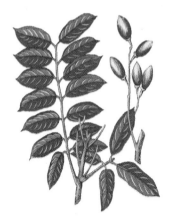

橄榄

制用法：将橄榄、酸梅分别洗净去核，加水600毫升，小火煮半小时，去渣，下白糖溶化。当茶饮。

功效主治：解毒利咽。用治急性咽炎、扁桃体炎、咳嗽痰多、酒醉烦渴。

点地梅汤

配方：点地梅30克。

制用法：水煎300毫升，分3次，早、中、晚各含服100毫升（即每次将煎好的汤药饮含于口中约1分钟，然后咽下）。每日1剂。

功效主治：用治咽喉炎。

 鲜姜胡萝卜汁

配方：胡萝卜200克，鲜生姜100克。

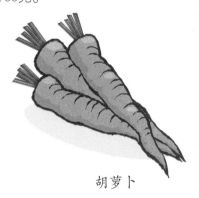

胡萝卜

制用法：捣烂绞汁。不计用量，频频含咽。

功效主治：用治急性咽炎、失音、喉痛。

蒲公英板蓝根汤

配方：蒲公英50克，板蓝根30克。

制用法：水煎服。每日1剂，分2次口服。

功效主治：清热解毒。用治咽喉炎。

 醋调稻草灰

配方：稻草1把，醋适量。

制用法：将稻草烧成黑灰，研细用醋调，吹入鼻中或灌入喉中，吐出痰涎即愈。

功效主治：解毒利咽。用治喉炎、咽炎、咽喉肿痛、失声。

木蝴蝶豆芽饮

配方：绿豆芽50克，木蝴蝶10克，冰糖适量。

制用法：滚开水150毫升，温浸10分钟，当茶饮。

功效主治：清肺利咽。用治声音嘶哑、咽喉痹痛、咳嗽。

醋调万年青叶

配方：万年青叶3～5片，醋50毫升。

制用法：将鲜万年青叶捣汁，加醋混匀，入口频频含咽。

功效主治：清热解毒，化瘀止血。用治咽喉肿痛。

牙 痛

牙痛是由牙病引起，可分以下几种情况：龋病（龋齿）牙痛为牙体腐蚀有小孔，遇到冷、热、甜、酸时才感到疼痛；患急性牙髓炎是引起剧烈牙痛的主要原因；患急性牙周膜炎，疼痛剧烈，呈持续性的跳痛；急性智齿冠周炎，主要是第三磨牙位置不正，牙冠面上部分有龈覆盖和食物嵌塞，容易发炎而致该症。

 方 1 花椒浸酒

配方：花椒15克，白酒50毫升。

制用法：将花椒泡在酒内10~15日，过滤去渣。棉球蘸药酒塞蛀孔内可止痛。一般牙痛用药酒漱口亦有效。

功效主治：消炎镇痛。用治虫蛀牙痛。

方 2 白菜根疙瘩

配方：白菜根疙瘩1个。

制用法：将菜疙瘩洗净，捣烂后用纱布挤汁。左牙痛滴汁入左耳，右牙痛滴汁入右耳。

功效主治：清热散风。用治风火牙痛。

 方 3 胡椒绿豆纱球

配方：胡椒、绿豆各10粒。

制用法：将胡椒、绿豆用布包扎，砸碎，以纱布包作一小球，痛牙咬定，涎水吐出。

功效主治：清热止痛。用治因炎症和龋齿所引起的牙痛。

 方 4 酒煮黑豆

配方：黑豆、黄酒各适量。

制用法：以黄酒煮黑豆至稍烂。取其液漱口多次。

功效主治：消肿止痛。用治热盛引起的牙痛、牙龈肿痛。

 方 5 丝瓜姜汤

配方：鲜丝瓜500克，鲜姜

100克。

制用法： 将鲜丝瓜洗净，切段，鲜姜洗净，切片，两味加水共煎煮3小时。日饮汤2次。

功效主治： 清热消肿止痛。用治牙龈肿痛、口干鼻涸、鼻腔出血(流鼻血)。

 韭菜根花椒泥

配方： 韭菜根10根，花椒20粒，香油少许。

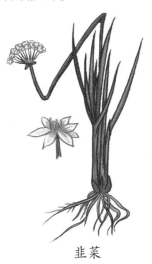

韭菜

制用法： 洗净，共捣如泥状，敷病牙侧面颊上。

功效主治： 除湿，止痛。用治牙痛。

 冰糖水

配方： 冰糖100克。

制用法： 清水1碗放入锅内，下冰糖煮溶，至只剩半碗水即成。1次饮完，每日2次。

功效主治： 清热润肺。用治虚火上升引起的牙痛。

 生地黄煮鸭蛋

配方： 生地黄50克，鸭蛋2个，冰糖5克。

制用法： 用砂锅加入清水两碗浸泡生地黄半小时，将鸭蛋洗净同生地黄共煮，蛋熟后剥去皮，再入生地黄汤内煮片刻，服用时加冰糖调味。吃蛋饮汤。

功效主治： 清热生津养血。用治风火牙痛、阴虚手心足心发热等。

 咸鸭蛋蚝豉粥

配方： 咸鸭蛋2个，蚝豉100克，米150克。

制用法： 用水煮粥吃。

功效主治： 用治牙痛。

 冰糖水煮油条

配方： 隔夜油条3条，冰糖100克，水2碗。

制用法： 煮至糖溶，1次服。

功效主治： 用治牙痛。

牙周病

牙周病是人类疾病中分布最广的疾患之一，其特点是牙周组织呈慢性破坏，而自觉症状不明显，多为一般人所不注意。一旦发生牙齿出血、溢脓、牙齿松动、移位或出现牙周脓肿，或者症状加剧始来就医。若牙周病未经有效治疗，其牙齿丧失的数目常不是单个的，而是多数牙甚至全口牙同时受累。牙周病在成年之前很少发生，而在青壮年后发病迅速。随着年龄的增高，患病的人数增加，而且病情加重。因此，牙周病的早防早治很重要。牙龈出血、口臭是它的早期症状，一旦发现应早做治疗。中医学称之为"牙齿动摇""牙齿松动""齿动"，古代就有详细描述，在治疗上也有丰富的记载。

 方 1 石膏金银花汤

配方：生石膏（先煎）15～30克，知母9克，谷精草18克，金银花12克，蝉蜕6克，甘草3克。

制用法：水煎服。轻者日服1剂，重则日服2剂。

功效主治：用治牙周炎(急性)及牙齿疼痛。

 方 2 芥菜秆末

配方：芥菜秆。

制用法：芥菜秆烧焦存性，研为细末。涂抹患处。

功效主治：清热消肿，止痛。用治牙龈发炎、红肿疼痛。

 方 3 桃柳树皮酒液

配方：桃树皮4克，柳树皮4克，白酒适量。

制用法：砂锅放入白酒，以文火煎煮桃柳树皮，趁热含酒液漱口。当酒液含在口中凉后即吐出，日漱数次。

功效主治：清热止痛，祛

风散肿。用治风火牙痛和牙周发炎。

方④ 开水泡爬岩姜

配方：爬岩姜15克。

制用法：切细，泡开水含噙漱口，日3次。

功效主治：用治牙周病。

方⑤ 马鞭草汤

配方：马鞭草30克。

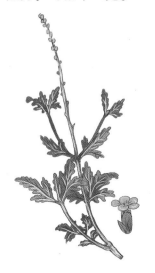

马鞭草

制用法：水煎服。每日1剂。

功效主治：用治牙周病。

方⑥ 野泽兰五香藤汤

配方：野泽兰30克，五香藤30克。

制用法：水煎服，每次40毫升，每日3次。

功效主治：用治牙周病。

方⑦ 丝瓜蔓藤末

配方：干丝瓜蔓藤20克。

制用法：火煅存性研末，搽牙缝，即止。

功效主治：用治牙周病。

方⑧ 明矾鲫鱼末

配方：大活鲫鱼1尾，去肠留鳞。五倍子、明矾各6克，研末，填入鱼腹。

制用法：以黄泥封固烧存性，研为细末(或为丸)，以黄酒送下，每服3克，每日3次。

功效主治：用治牙周病。

方⑨ 五倍子末

配方：五倍子、干地龙微炒各15克。

制用法：共研细末，用时先用生姜揩牙根，后撒上药末。每晚1次，7日之内不咬硬物。

功效主治：用治牙齿松动。

骨碎补末

配方：骨碎补30克，黑桑葚子15克，炒食盐15克，胡桃24克去皮，煨去油。

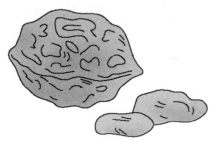

胡桃

制用法：上药共研细末。搽敷牙龈，每日早晚各1次。

功效主治：益肾固齿，凉血泻火。用治牙齿动摇、牙龈红肿疼痛。

 大黄浸醋

配方：大黄20克。

制用法：将上药浸醋含口中，每天含3次或4次。

功效主治：用治牙周病，齿龈脓肿、流脓。

方⑫ 瓦松白矾汤

配方：瓦松、白矾各适量。

制用法：等份水煎，徐徐漱之。

功效主治：用治牙周病。

 芥菜根汤

配方：芥菜根15克。

制用法：烧存性研末，频敷患处。

功效主治：用治牙周病。

 白矾蒸馏水

配方：白矾、风化硝、食盐各15克。

制用法：加蒸馏水100毫升溶解过滤，刷牙用。

功效主治：用治牙周病。

 海螵蛸槐花炭粉

配方：海螵蛸50克，槐花炭、地榆炭、儿茶各5克，薄荷脑0.6克。

制用法：以上5味药对匀，装瓷瓶备用，每用时取少许刷牙，每日3次。

功效主治：用治牙周病。

口 臭

口臭是指因胃肠积热、口腔疾病、慢性疾病而致呼气时口内发出难闻的气味。龋齿(蛀牙)、牙龈瘘管或牙龈发炎、牙周炎、鼻窦化脓、扁桃体脓肿、消化道疾病、糖尿病、消化不良等都可引起口臭。

 粉葛根白芷粉

配方：粉葛根30克，藿香、白芷各12克，木香10克，公丁香6克。

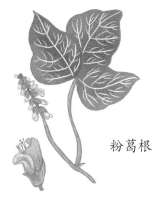

粉葛根

制用法：加水煎汤，时间不宜久煎，分多次含漱。每日1剂。口腔溃疡者不宜采用。

功效主治：用治口臭。

 芥穗滑石汤

配方：荆芥穗、薄荷（后

下）、薏苡仁、滑石（包煎）、石膏（先煎）各9克，桔梗、枳壳、生地黄、白僵蚕、黄柏各6克，防风、前胡、猪苓、泽泻各4.5克，黄连、竹叶各3克，青黛1.5克。

制用法：水煎服。每日1剂。

功效主治：用治口腔干燥及口臭。

大黄冰片末

配方：大黄、冰片各适量。

制用法：大黄炒炭为末，每天晨起用大黄炭末适量酌加少许冰片，刷牙漱口。

功效主治：用治口臭。

 雄黄青黛末

配方：雄黄、青黛、甘草、

冰片各6克，牛黄、黄柏、龙胆草各3克。

制用法：将各药研极细，取10克，加入白开水100毫升，漱口，每日4次。

功效主治：用治口臭。

 石膏硼砂末

配方：煅石膏、硼砂各1.5克，黄柏、甘草各0.9克，青黛0.6克，牛黄、冰片各0.3克。

制用法：共研极细末。先以板蓝根、金银花各10克浸水漱口，再含药末少许，每日3~6次。

功效主治：用治慢性口腔干燥及口臭。

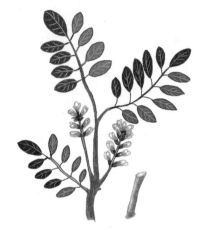

甘草

第七章

皮肤科

痱 子

痱子是一种夏令常见的皮肤损害。常由外界气温增高时，汗液分泌过多而停留于皮肤表面所致。表现多为密集红色小豆疹或小疱，感染后可发展成脓胞疮或疖肿。发生的部位，以头面、胸、腹、肩颈、肘窝和股部较多。有瘙痒和灼热感。

 丝瓜叶汁

配方：鲜嫩丝瓜叶60克。

制用法：洗净，切碎，捣如泥状，用干净纱布绞挤汁液。以汁涂搽患处，每日1或2次。

功效主治：用治痱子、疖肿、癣等。

 黄瓜片

配方：黄瓜1条。

制用法：洗净，切片。涂擦患处，每日洗澡后及临睡前各1次。

功效主治：清热解毒。用治痱子。

 苦瓜汁

配方：鲜苦瓜1个。

制用法：将苦瓜切丝，装碗中，加食盐1撮(约0.3～0.5克)，搅拌，腌制几分钟，揉汁搽患处，每天1次或2次。

功效主治：清热解毒。用治痱子，1～2日即可见效。

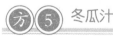 **马齿苋汁**

配方：取鲜马齿苋150克。

制用法：将马齿苋切碎，加水200克，煎15分钟，渣弃取汁，凉后外涂，每日5次或6次。

功效主治：清热解毒。用治痱子。一般2～3日可消除。

方5 冬瓜汁

配方：冬瓜适量。

制用法：将冬瓜去皮切片绞汁，外擦患处。

中医经典偏方大全

中医经典偏方大全

功效主治：用治痱子。

方 6 花椒水

配方：花椒30克。

制用法：将花椒加水3 000毫升，煎煮，待温后洗患处。

功效主治：杀虫止痒，用治痱子。

方 7 苦瓜叶

配方：鲜苦瓜叶适量。

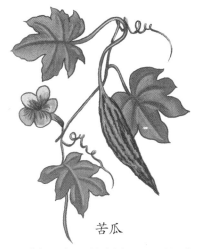

苦瓜

制用法：捣烂如泥，挤汁，涂搽患处，每日3次。

功效主治：清暑解毒。用治身体各部的痱子。

方 8 鱼腥草

配方：鲜鱼腥草120克。

制用法：取鱼腥草水煎，待温洗浴。1日1次。

功效主治：用治痱子。

注：在治疗期间应给患儿多饮水，且保持皮肤干燥、清洁。轻者1次可愈，重者4次可消肿止痒而渐愈。

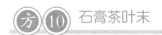

方 9 滑石甘草末

配方：滑石30克，冰片2克，甘草5克。

制用法：共研细末，撒患处，每日2～3次。

功效主治：用治痱子。

方 10 石膏茶叶末

配方：生石膏50克，茶叶10克。

制用法：共研细末，撒患处，每日1次或2次。

功效主治：用治痱子。

方 11 生蒲黄枯矾末

配方：生蒲黄30克，枯矾10克。

制用法：共研末，撒患处，每日2次。

功效主治：用治痱子。

方 ⑫ 丝瓜叶黄柏末

配方：丝瓜叶100克，黄柏20克。

制用法：晒干研末，撒患处，每日1次或2次。

功效主治：用治痱子。

方 ⑬ 枇杷叶汤

配方：枇杷叶60克。

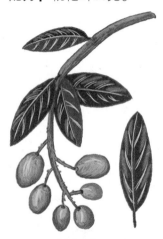

枇杷叶

制用法：将枇杷叶洗净，加水煎汤，加水适量洗澡。

功效主治：用治痱子。

方 ⑭ 苦参浮萍汤

配方：苦参60克，浮萍30克。

制用法：水煎洗患处，每日2～3次。

功效主治：用治痱子。

方 ⑮ 枸杞梗叶水

配方：枸杞梗带叶适量。

制用法：将枸杞梗及叶洗净，放入盆内加水煮1小时，晾温。冲洗身上的痱子，每日2次。

功效主治：清血热，止痛痒。用治夏日皮肤长痱子、疮疖。

方 ⑯ 绿豆滑石粉

配方：绿豆粉、滑石粉等份。

制用法：将两粉和匀。用时洗净患处，扑撒于痱子上。

功效主治：清热解毒。用治炎夏长痱子成疮。

冻疮

冻疮是指局部皮肤、肌肉因寒气侵袭、血脉凝滞，形成局部血液循环障碍，而致皮肉损伤的疾患。常由耐寒性差，或暴冷着热与暴热着冷等引起。多患于手、足、耳郭等暴露部位，初起局部皮肤呈苍白漫肿、麻木冷感，继则呈青紫色，或有斑块、边沿赤红、自觉灼痛、瘙痒。轻者10天左右自行消散，重者则疼痛加剧，可出现紫血疱，皮肤溃烂，一般收口缓慢，至天暖才愈。严重的有水疱，疱破后可形成溃疡、瘙痒和烧灼甚至痛感。

 红辣椒酒

配方：新红辣椒50克，白酒100毫升。

制用法：将新红辣椒洗净切碎，用白酒泡5~7日。涂擦患处。溃烂处不宜涂擦。

功效主治：用治冻疮。

 茄根汤

配方：茄根适量。

制用法：以茄根7~8枝，劈碎用水煮沸，于临睡前煎汤熏洗患部，每晚1次，连续2次或3次。

功效主治：祛风利湿，清热止血。用治冻疮未破溃。

  生姜

配方：生姜1块。

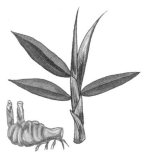

生姜

制用法：将生姜煨热，切开搽患处。每日2次。

功效主治：用治冻疮未溃。

 蛋黄油

配方：鸡蛋。

制用法：将鸡蛋煮熟，取出蛋黄放在铁勺中，以文火烤熬。取析出的蛋黄油敷患处，并用纱布包扎，几天后，溃烂处即会愈合结痂。

功效主治：解热毒，补阴血。用治冻疮溃烂。

 方 5 蟹木蜂蜜糊

配方：活蟹1只，蜂蜜适量。

制用法：活蟹烧存性，研成细末，以蜂蜜调匀。涂于患处，每日更换2次。

功效主治：清热解毒，疗疮排脓。用治冻疮溃烂不敛。

 方 6 熟大蒜

配方：大蒜1个。

制用法：将大蒜去皮放锅内蒸熟后取出。涂擦1次或2次即可见效。

功效主治：用治冻疮。

 方 7 鲜松针汤

配方：鲜松针适量。

制用法：将鲜松针水煎。浸洗患处，每日2次。

功效主治：用治冻疮。

 方 8 荆芥苏叶汤

配方：荆芥、紫苏叶、桂枝各15克。

制用法：将上3味加清水2000～3000毫升，煮沸后温洗患处，每日1次或2次。

功效主治：用治冻疮。

 方 9 山药泥

配方：山药1段。

制用法：将山药洗净，捣泥敷之，隔夜即效。

功效主治：用治冻疮每年冬季复发者。

 方 10 山楂糊

配方：鲜山楂100克。

制用法：将山楂烧熟捣烂，敷患处。

功效主治：活血散淤。用治新旧冻疮。

 方 11 熟萝卜

配方：萝卜适量。

制用法：将萝卜切厚片，煮熟。敷患处，凉则换。每日数次。

功效主治：用治冻疮未破。

痤 疮

痤疮又称粉刺，是青春期常见的皮肤病。好发于青年男女面部、胸部、背部的毛囊、皮脂腺的慢性炎症，多由过食肥甘厚味、脾胃虚热、内蕴上蒸、外受风邪等因素所致。该病与中医文献中记载的"肺风粉刺"相类似。其临床特征是：患者颜面等处发生散在的针头或米粒大小的粟疹，或见黑头，能挤出粉渣样分泌物。

 香蕉荷叶山楂汤

配方：香蕉2只，山楂30克，荷叶1张。

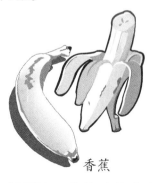

香蕉

制用法：将荷叶剪成小块，山楂洗净，香蕉切段。加水500毫升，煎至300毫升，分2次食香蕉喝汤。

功效主治：用治痤疮。

 橙核糊

配方：橙核适量。

制用法：晒干，研极细，以水调。临睡前涂抹面部，次晨洗掉。

功效主治：润肌祛痣。用治粉刺、痤疮。

 薏苡仁穿心莲汤

配方：穿心莲、薏苡仁、败酱草各30克。

制用法：水煎服，每天1剂，分2次服。

功效主治：清热解毒。用治痤疮。

 白果仁片

配方：白果仁适量。

制用法：每晚睡前用温水将患部洗净(不能用肥皂或香皂)然后

将白果仁切成片，反复擦患部，边擦边削去用过的部分，每次按病程和数目的多少用1粒或2粒即可。

功效主治：解毒排脓。用治痤疮，据观察，一般用药后7～10次即可收到效果。

 生枇杷叶天冬汤

配方：生枇杷叶去毛（包煎），霜桑叶、麦冬、天冬、黄芩、杭菊花、细生地黄、白茅根、白鲜皮各12克，地肤子、牛蒡子、白芷、桔梗、茵陈、牡丹皮、苍耳子各9克。

制用法：水煎服，每日1剂。

功效主治：用治痤疮。

方 6 银花连翘汤

配方：金银花30克，连翘、黄芩、川芎、当归各12克，桔梗、牛膝各9克，野菊花15克。

制用法：水煎服。每日1剂。

功效主治：用治痤疮。

方 7 白花蛇舌草玄参汤

配方：白花蛇舌草30克，半

枝莲30克，薏苡仁20克，苍术20克，板蓝根25克，莪术15克，牡丹皮15克，玄参20克，甘草10克。

制用法：水煎服。

功效主治：治粉刺。

 土茯苓黄柏汤

配方：土茯苓30克，生地榆15克，赤芍10克，黄柏15克，蒲公英、茜草各10克，地肤子、金银花、板蓝根各15克。

制用法：水煎服。每日1剂。

功效主治：本方清热解毒，活血祛湿。用治痤疮。

方 9 白果汁

配方：白果适量。

制用法：将药洗净，切开，绞汁，取汁频涂患部，干后再涂，直至汁尽，每日用2粒或3粒。

功效主治：解毒排脓，平痤除皮。用治痤疮。

方 10 浮萍苍耳子汤

配方：浮萍、苍耳子各等份。

制用法：水煎，洗脸，每日1次。

功效主治：用治痤疮。

方 ⑪ 枯矾硫黄药液

配方：枯矾10克，硫黄、大黄各5克，黄连、黄柏各3克。

制用法：冷开水70～100毫升，浸1昼夜。每晚睡前将药液摇匀，涂于面部。

功效主治：用治痤疮。

方 ⑫ 薏苡仁苦参汤

配方：薏苡仁30克，苦参20克，龙胆草、泽泻、刺蒺藜各10克，连翘15克，穿山甲10克，金银花15克，木通6克，皂角刺3克，甘草3克。

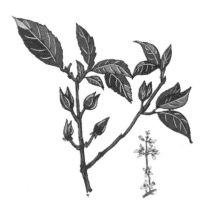

连翘

制用法：每日1剂，水煎，连服8～10剂。大便干者，加大

黄；粉刺红肿多者，加重金银花、连翘用量，或加紫花地丁；湿热盛者，加土茯苓、白鲜皮。

功效主治：用治痤疮。

方 ⑬ 丝瓜藤水

配方：丝瓜藤水适量。

制用法：丝瓜藤生长旺盛时期，在离地1米以上处将茎剪断，把根部剪断部分插入瓶中(勿着瓶底)，以胶布护住瓶口，放置一昼夜，藤茎中有清汁滴出，即可得丝瓜藤水擦患处。

功效主治：清热润肤。用治粉刺、痤疮。

方 ⑭ 丹参粉

配方：丹参100克。

制用法：将丹参研成细粉，装瓶备用。每次3克，每日3次内服。

功效主治：活血化瘀。用治痤疮。一般服药2周后痤疮开始好转，6～8周痤疮数减少。以后可逐渐减量(每日1次，每次3克)，巩固疗效后，可停药。

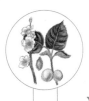

湿疹

湿疹是一种由多种内外因素引起过敏反应的急性、亚急性皮肤病。其临床特征分别为：急性湿疹为红斑、丘疹、水疱、脓疮、奇痒等，并在皮肤上呈弥漫性发布。慢性湿疹由急性湿疹演变而来，反复发作，长期不愈。皮肤肥厚，表面粗糙，患部皮肤呈暗红色及有色素沉着，呈苔藓样。男女老幼皆可发病，无明显的季节性，冬季较常发生。

方 1 黄连蜂巢膏

配方：川黄连6克，蜂巢3个，凡士林80克。

制用法：将黄连研极细；蜂巢研末，再加凡士林，文火溶化，搅拌成油膏，先用2％温盐水洗净患处，后涂油膏。注意不可用热水烫，越烫越坏。

功效主治：散风祛湿。用治湿疹。

方 2 蝉蜕龙骨膏

配方：蝉蜕30克，龙骨15克，凡士林30克。

制用法：将蝉蜕、龙骨研为末，用凡士林调为软膏，涂患处。

功效主治：散风祛湿。用治湿疹。

方 3 绿豆粉香油糊

配方：绿豆粉、香油各适量。

制用法：将绿豆粉炒呈黄色，晾凉，用香油调匀，敷患处。

功效主治：清热祛湿。用治湿疹流黄水。

方 紫甘蔗皮香油糊

配方：紫甘蔗皮、香油适量。

制用法：紫甘蔗皮烧存性，研细末，香油调匀。涂患处。

功效主治：清热解毒止痒。用治皮肤瘙痒湿烂。

方 5 蕹菜水

配方：蕹菜。

制用法：将蕹菜洗净，加水煮数沸。趁热烫洗患处。

功效主治：清热祛湿止痒。用治皮肤湿痒。

方 6 蚕豆皮香油糊

配方：蚕豆皮、香油各适量。

制用法：将蚕豆浸泡软后，剥其皮晒干。用火将蚕豆皮烘烤极焦，研成细末过筛，香油调拌均匀。敷于患处，每日1次。

功效主治：利湿化滞，收敛医疮。用治湿疹，对头、耳、颜面之急性湿疹效果最佳。

方 7 胡桃仁糊

配方：胡桃仁适量。

制用法：将胡桃仁捣碎，炒至焦黑出油为度，研成糊状。敷患处，连用可痊愈。

功效主治：滋阴润燥，解毒祛湿。用治各种湿疹。

方 8 玉米须香油糊

配方：玉米须适量。

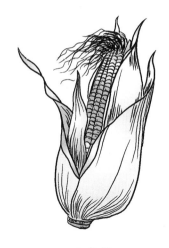

玉米须

制用法：将玉米须烧灰存性，研为末，以香油调拌，外敷患处。

功效主治：清利湿热。用治湿疹。

方 9 菊花茶

配方：菊花5克。

制用法：开水冲泡，饮用。

功效主治：用治湿疹。

方 10 青鱼胆汁黄柏粉

配方：青鱼胆、黄柏等份。

制用法：将青鱼胆剪破，取胆汁，与黄柏粉末调匀，晒干研细。用纱布包裹敷于患处。

功效主治：清热解毒。用治皮肤湿疹久治不愈者。

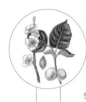

 方 ⑪ 食盐明矾汤

配方：食盐6克，明矾50克。

制用法：冲开水洗涤。

功效主治：用治湿疹。

 方 ⑫ 蝉蜕苦参汤

配方：蝉蜕5克，苦参10克，土茯苓15克，生薏苡仁10克，白蒺藜10克，地肤子10克，白鲜皮10克，焦山栀10克，生甘草5克，苍术10克。

制用法：水煎服。每日1剂。

功效主治：清热解毒，祛风化湿。用治小儿急性湿疹。

 方 ⑬ 地榆马齿苋液

配方：生地榆、马齿苋各10克。

制用法：水煎200毫升，用纱布取液于患部湿敷。干后再行浸药，每天敷3～6次。

功效主治：用治婴儿湿疹，用于渗出液多的患儿。

 方 ⑭ 冬瓜粥

配方：粳米30克，冬瓜适量。

制用法：加水同煮食用。

功效主治：用治湿疹。

 方 ⑮ 银花茶

配方：金银花15克。

制用法：煎水，加糖适量，饮用。

功效主治：用治湿疹。

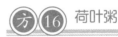 **方 ⑯ 荷叶粥**

配方：粳米30克，鲜荷叶1张。

制用法：常法煮粥，待粥煮熟时，取荷叶洗净，覆盖粥上，再微煮少顷，揭去荷叶，粥成淡绿色，调匀即可。加食糖少许食用。

功效主治：用治湿疹。

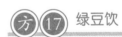 **方 ⑰ 绿豆饮**

配方：绿豆适量。

制用法：煎水饮用。

功效主治：清热解毒，清暑利湿。用治湿疹。

雀 斑

雀斑又名雀儿斑、雀子，是指皮肤暴露部位出现的褐色或淡褐色针头至黄豆大小的斑点，多见于女性，好发于面部，也可发生于颈部及手背部，只影响人的容貌。雀斑与阳光刺激有关，夏季表现更为显著。中医认为本病与遗传有关，多因肾水不足、火邪郁于经络血分、复感风邪凝滞所致。

 方 1　黑丑蛋清糊

配方： 黑丑、鸡蛋清各适量。

制用法： 将黑丑研成细末，和鸡蛋清调匀备用。临睡前涂在患处及面部，早晨起床后除去。

功效主治： 用治雀斑，还可美容护肤。

 方 2　胡萝卜汁

配方： 胡萝卜1.5千克，硼酸5克。

制用法： 将胡萝卜捣烂，用纱布榨取汁，加入硼酸可防腐，装瓶。1天用此汁涂患处3～5次，15日为一疗程。同时常吃胡萝卜，对减少雀斑有好处。

功效主治： 用治雀斑。

 方 3　赤小豆米糖饮

配方： 赤小豆适量。

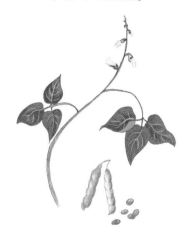

赤小豆

制用法： 在锅中烤，然后研为粉末，与米糖混合，加入开水饮用，可消除雀斑。

功效主治： 祛斑美容。用治雀斑。

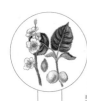

 旋覆花水

配方：旋覆花适量。

制用法：将旋覆花去杂质择干净，每日以冲泡旋覆花的水洗脸。

功效主治：祛斑美容。用治雀斑。

方⑤ **苍耳子末**

配方：苍耳子适量。

制用法：将苍耳子洗净、焙干，研成细末。每次饭后服3克，每日3次。

功效主治：祛风和血。用治雀斑。

方⑥ **桃花冬瓜子仁蜂蜜面膜**

配方：桃花、冬瓜子仁各等量。

制用法：桃花阴干研末，冬瓜子仁研末，共同和蜂蜜调匀，每晚以此涂擦面部，次晨洗净。

功效主治：理气活血，润肤祛斑。用治雀斑。

方⑦ **牙皂散**

配方：猪牙皂角、紫背浮

萍、白梅肉各等份。

制用法：上共为末，每次洗脸时搓洗，其斑自落，神效。

功效主治：用治雀斑。

方⑧ **潮脑茯苓散**

配方：潮脑、藿香、密陀僧、茯苓各30克，白芷15克，胡粉、天花粉各3克。

制用法：上药共为细末，每用少许，临卧时水调搽面上，次早洗去，数日姿容可爱。

功效主治：用治雀斑及汗斑等症。

方⑨ **当归丹参汤**

配方：当归9克，生地黄9克，川芎6克，赤芍9克，白芍9克，丹参24克，牡丹皮9克，泽兰9克，益母草12克，郁金9克，陈皮9克，香附9克，白芷6克。

制用法：水煎服。每日1剂。

功效主治：活血理气。用治面部色素沉着，症见产后数月，面部色素仍不消退者。

方⑩ **丹参浮萍汤**

配方：丹参、浮萍、鸡血藤

各30克，生地黄20克，连翘15克，红花、川芎、荆芥穗、生甘草各10克。

制用法：水煎服。

功效主治：用治雀斑。

 方 11 松脂茯苓丸

配方：松脂500克，茯苓250克。

制用法：为末，炼蜜为丸，梧桐子大。每服30丸，白汤下。

功效主治：用治雀斑。

 方 12 桃花冬瓜子蜂蜜面膜

配方：桃花、冬瓜仁各等份，蜂蜜适量。

制用法：将桃花阴干，研成细粉，冬瓜子去壳，研末，加入蜂蜜调匀，夜晚以此蜜敷面，每晨起洗净，每天1次。

功效主治：理气活血，润养祛斑。用治雀斑。

 方 13 茵陈地榆汤

配方：茵陈20克，生地榆、老紫草各15克，赤芍10克，地肤子、土茯苓各15克。

制用法：水煎服。每日1剂。

功效主治：清热凉血，消斑美容。用治雀斑。

 方 14 苍耳子

配方：苍耳子若干。

制用法：将苍耳子做成粉，洗净，焙干，研成细粉，装瓶备用。每次饭后服3克，米汤送下，每日3次。

功效主治：用治风邪袭面、气血失和而致的雀斑。

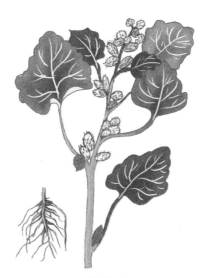

苍耳子

癣

癣主要包括头癣、手癣和脚癣等。

头癣是发生于头部毛发及皮肤的真菌病。表现为头发无光泽、脆而易断，头皮有时发红，有脱屑或结痂。结黄痂致永久性秃发的是黄癣，脱白屑而不损害毛发生长的是白癣，均有传染性。口服灰黄霉素有效，还应配合剃发、清洗和患处涂药。

手癣是由于真菌侵犯手部表皮所引起的浅部真菌性皮肤病，多以足部传染而来，亦可直接发病。其临床特点是，初起紫白斑点、瘙痒，以后叠起白皮而脱屑，日久则皮肤粗糙变厚延及全手。本病入冬易皲裂疼痛。

脚癣俗称脚湿气或香港脚，是由丝状真菌侵入足部表皮所引起的真菌性皮肤病。通过与患者共用拖鞋、擦脚毛巾等传染。该病流行广泛，常发生在趾间或足底，表现为足趾间糜烂发白，奇痒难忍，抓破后露出红润面，常继发感染。中医认为其病因多为湿热下注，或因久居湿地染毒所致。

方 1 轻粉苦参熏洗液

配方： 轻粉3克，冰片5克，硼砂30克，苦参30克，白鲜皮20克，土茯苓20克，黄柏20克，雄黄20克，蜈蚣1条。

制用法： 将后6味药加水2 500毫升，煎至2 000毫升去火，再加入前3味药搅匀即可。先熏后洗头皮30分钟，每日1次。

功效主治： 用治头癣。

方 2 五倍子醋水

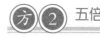

配方： 五倍子30克。

制用法： 将五倍子煎汁，以米醋120克调和，涂之，初觉痛，1日涂数次，连涂3日。

功效主治： 杀虫治癣。用治头癣。

野菊花汤

配方：野菊花适量。

制用法：将野菊花根茎叶用清水洗净。按野菊花60克、水500毫升的比例，放在锅里煮开1～2小时，去渣后用煎出的水洗头癣，洗时一定要把癣皮洗去，连洗3日。

功效主治：解毒消肿，杀虫治癣。用治头癣。

 苦楝子浮油

配方：鲜苦楝子(打碎)适量。

制用法：将苦楝子放在植物油内(最好是棉籽油)熬煎，冷后用上面浮油搽头癣，隔天搽1次。先剃光头，用苦楝皮煎水洗头后搽药。

功效主治：用治头癣。

 芦荟甘草粉

配方：芦荟30克，炙甘草15克。

制用法：将芦荟晒干和炙甘草共为细末，用热水将患处洗净，敷药粉于患处，连涂数次。

功效主治：泄热导积，杀虫消炎。用治头癣。

 蜂房猪油糊

配方：露蜂房适量。

制用法：将露蜂房洗净，焙干研末用猪油调敷。

功效主治：祛风攻毒，散肿止痛。用治头癣。

 白草霜香油糊

配方：白草霜适量。

制用法：研细末，加适量轻粉、香油调成糊状，涂患处，每日2次。

功效主治：用治头癣。

 藿香正气水

配方：藿香正气水1瓶。

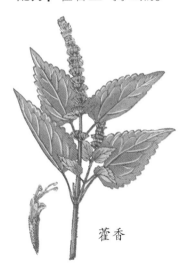

藿香

制用法：置患足于温热水中

浸泡洗净，搽干，再将藿香正气水涂于趾间患处，早、中、晚各1次。5日为一疗程。

功效主治：用治足癣。

 白头翁汤

配方：白头翁60克。

制用法：水煎洗患处，每日1次。

功效主治：用治头癣。

 山豆根粉蛋清糊

配方：山豆根粉30克。

制用法：用蛋清调敷患处，每日2次。

功效主治：用治头癣。

 鲜桑葚糊

配方：鲜桑葚子60克。

制用法：去蒂捣成糊状，涂患处，每日1次。涂药前将头发剃净。

功效主治：用治头癣。

 煎花椒

配方：花椒适量。

制用法：用花生油煎花椒，去渣，候冷，敷患处。

功效主治：杀虫治癣。用治头癣。

 紫草麻油

配方：紫草9克，老芝麻油15毫升。

制用法：先将老芝麻油烧热，将紫草炸焦后，放冷，把头癣痂洗净，再将油搽于患处，连搽数次。

功效主治：凉血解毒。用治头癣。

 紫荆皮药液

配方：紫荆皮100克。

制用法：将药打为粗末，加水煎煮30分钟，用药液浸泡患部30分钟。每日2次。连续浸泡3日可治愈。

功效主治：用治手癣。

 公丁香地肤子汤

配方：公丁香20克，地肤子20克。

制用法：加水3000毫升，煮沸20～30分钟，待温后浸泡患处，每次20～30分钟，每日1次或2次。

功效主治：用治手癣。

方 16　凤仙花明矾醋糊

配方：白凤仙花（连根）两大棵，明矾120克。

制用法：将凤仙花和明矾加醋240克共捣烂搽患处。大伏天治疗为宜。

功效主治：活血通络，消肿止痛。用治手癣。

方 17　地骨皮白矾水

配方：地骨皮30克，白矾15克。

制用法：将地骨皮、白矾同时放入盆中，加沸水2000毫升，盖严闷10分钟，趁热先熏再浸泡患处，约30分钟，每日1次。阴虚内热，舌红少苔者，在外洗的同时用生地黄20克，水煎服，每日2次，疗效更佳。

功效主治：用治手癣。

方 18　黄豆水

配方：黄豆150克。

制用法：将黄豆砸成碎粒，加水煎煮。常用此法洗脚，效果良好。

功效主治：除水湿，祛风热。用治脚癣、湿疹。

方 19　陈高粱末

配方：陈高粱(5年以上者)。

制用法：将陈高粱焙黄为细末。干涂患处。

功效主治：温中燥湿。用治脚癣。

方 20　鳝鱼骨冰片麻油糊

配方：生鳝鱼骨100克，冰片末3克。

制用法：将生鳝鱼骨烘干研末，与冰片末混和后贮瓶备用。用时以麻油调敷患处，每日1次。

功效主治：用治足癣。

方 21　丝瓜叶茯苓汤

配方：丝瓜叶20克，苍耳叶15克，土茯苓30克。

制用法：水煎服，日服1次或2次。

功效主治：用治脚癣。

方 22　川楝子浮萍汤

配方：川楝子18克，浮萍30克，荷叶30克，甘草10克。

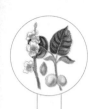

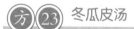

制用法：水煎服，日服2次。

功效主治：用治脚癣。

方 23 冬瓜皮汤

配方：冬瓜皮（干者为佳）50克。

制用法：熬汤，趁热先熏后洗，每日1次。

功效主治：用治足癣顽固不愈。

方 24 醋煮侧柏叶

配方：鲜侧柏叶250克，醋500毫升。

制用法：将鲜侧柏叶用醋煮沸，冷却即成。取其敷于患处，每日1次，每次20分钟，1周为一疗程。

功效主治：凉血解毒。用治手足癣。

方 25 鸡蛋薄膜

配方：鸡蛋1个。

制用法：取1个新鲜鸡蛋，打破后将其薄膜块撕下，贴在洗净的足癣破溃处，保留12小时。一般连续贴3～5次可治愈。如果在贴蛋膜前，用淘米水浸泡患脚

数分钟，效果更佳。

功效主治：用治脚癣破溃。

方 26 皂刺花椒醋液

配方：皂角刺30克，花椒25克，食醋250毫升。

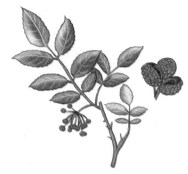

花椒

制用法：将前2味放入食醋内，浸泡24小时即成。外用泡手脚，每晚临睡前泡10～20分钟。

功效主治：清热解毒，止痒。用治手足癣。

方 27 葛根白矾末

配方：葛根、白矾、千里光各70克。

制用法：烘干研为细末，密封包装每袋40克。患者每晚取药粉1袋倒入盆中，加温水约3000毫升混匀，浸泡患足20分钟，7日为一疗程。

功效主治：用治足癣。

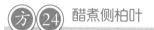

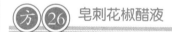

白癜风

白癜风又称白驳风、白癜、斑白，是一种后天性的局限性皮肤色素脱失症。常因皮肤色素消失而发生大小不等的白色斑片，好发于颜面和四肢，常无自觉症状。白斑部皮肤正常，只有对称性的大小不等的色素脱失症状。病因不明，可能是一种酪氨酸酶或其他酶受到干扰的自身免疫病，并且与遗传因素和神经因素有一定的关系。白癜风周边常可见黑素增多现象，皮损大小、形状、数目因人而异，可发生于人体表皮任何部位。此病少数可自愈，多数发展到一定程度后长期存在，只影响容貌，不影响身体健康。可用染色剂遮盖，一般可不予治疗。

 野茴香姜蜜膏

配方： 野茴香222克，除虫菊根、白鲜皮、干姜各44克，蜂蜜1100毫升。

制用法： 将蜂蜜倒入容器内，置沸水中溶化水浴，搅拌除沫；将上药共研细过筛之药面，徐徐倒入蜜内，充分搅拌成糊状，放置成膏。每日3次，每次服15克。10日后，每次增加5克，一直加至30克，日用量90克，直至痊愈。

功效主治： 用治白癜风。

 苦参膏

配方： 苦参、盐各0.3克。

制用法： 上2味药捣烂为末，先以酒1升煎至约100毫升，再入2味药，搅匀，慢火再煎成膏，每次用之前先以生布揩患处，令赤，涂之。

功效主治： 用治白癜风、筋骨痛。

 首乌荆芥穗丸

配方： 何首乌、荆芥穗、苍术（米泔浸1宿，焙干）、苦参各等份。

制用法：上为细末。用好肥皂角1500克（去皮、弦），于瓷器内熬为膏，和为丸，如梧桐子大。每服30~50丸，空腹时用酒或茶送下。

功效主治：用治白癜风。

注：服药期间，忌食一切动风之物。

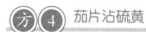 **方④ 茄片沾硫黄**

配方：硫黄10克，白茄子30克。

制用法：白茄子切片沾硫黄擦患处，每日1次或2次。

功效主治：用治白癜风。

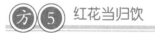 **方⑤ 红花当归饮**

配方：红花10克，当归10克。

制用法：水煎，分2次服，每日1剂。

功效主治：活血祛瘀。用治白癜风。

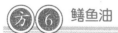 **方⑥ 鳝鱼油**

配方：鲜活白鳝鱼适量。

制用法：将鳝鱼洗净、晒干，放油中煎枯，取油外搽患处。

功效主治：用治白癜风。

方⑦ 当归柏子仁丸

配方：当归、柏子仁(去壳)各250克。

制用法：将两味分别烘干研细粉，炼蜜为120丸，每次1丸，每日服3次。

功效主治：活血养血。用治白癜风。

方⑧ 黄瓜蘸枯矾防风粉

配方：枯矾、防风等量。

制用法：共为细面，以鲜黄瓜切片蘸药面搽患处，每天2次。

功效主治：收敛，燥湿解毒。用治白癜风。

方⑨ 首乌枸杞汤

配方：何首乌15克，枸杞子15克。

制用法：水煎服。每日2次。

功效主治：滋阴补肝益肾。用治白癜风。

脱 发

脱发是由多种原因引起的毛发脱落的现象，生理性的如妊娠、分娩；病理性的如伤寒、肺炎、痢疾、贫血及癌症等都可能引起脱发。另外，用脑过度、营养不良、内分泌失调等也可能引起脱发。在临床上分为脂溢性脱发、先天性脱发、症状性脱发、斑秃等。中医认为脱发多由肾虚、血虚，不能上荣于毛发；或血热风燥、湿热上蒸所致。

 食盐水

配方：食盐15克。

制用法：将食盐加入1500毫升温开水，搅拌均匀，洗头，每周1~2次。

功效主治：长期应用，可防止脱发。

 柚子核

配方：柚子核25克。

制用法：将柚核用开水浸泡约1昼夜。用核及核液涂拭头发，每日2次或3次。

功效主治：用治头发枯黄、脱发及斑秃。

 醋水

配方：陈醋200毫升。

制用法：陈醋加水500毫升，烧热洗头，每早1次，宜常洗。

功效主治：用治头发脱落、头皮痒、头屑多。

 透骨草汤

配方：透骨草45克。

制用法：每日1剂，水煎，先熏后洗头，熏、洗各20分钟，洗后勿用水冲洗头发。连用4~12日。

功效主治：祛风除湿，活血祛瘀。用治脂溢性脱发。

方 5 首乌汤

配方：制何首乌24克，熟地黄15克，侧柏叶15克，黄精15克，枸杞子12克，骨碎补12克，当归9克，白芍9克，大枣5枚。

制用法：水煎服。

功效主治：用治脱发。

方 6 何首乌粥

配方：何首乌30～60克，粳米100克，大枣5枚。

制用法：用何首乌在沙锅里煎取浓汁去渣，放入粳米、大枣，文火煮粥，将成粥时加入红糖或冰糖，再沸片刻即可，每日服用1～2次。

功效主治：用治脱发。

方 7 榧子胡桃雪水

配方：榧子3枚，胡桃2个，侧柏叶30克。

制用法：将药共捣浸雪水梳头，其头发不脱落，而且光润。

功效主治：本方尤适用于肾虚型脱发。

方 8 侧柏叶

配方：侧柏叶若干。

制用法：将柏叶阴干研细，以春油浸之。每朝蘸刷头，头发长出后，用猪胆汁入汤洗头。

功效主治：本方尤适用于妇女脱发。

方 9 当归白芷粉

配方：当归、何首乌、白鲜皮、王不留行、白芷各等份。

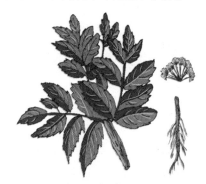

白芷

制用法：上药经过粉碎、笼蒸消毒后密封保存包装，每包10克。每晚用该药撒于头皮发根上，次日清晨梳去。每包一般可用3次。1个月为一疗程。

功效主治：用治脂溢性脱发。

白 发

白发不包括老年性自然衰老后所致的白发，而指因遗传因素或某些疾病所致的早年性白发。现代医学认为，白发主要是毛发中黑素细胞形成黑素的功能减弱，酪氨酸酶的活性进行性降低所致。凡情绪过度紧张、用脑过度、忧虑、惊恐、神经外伤等都可能造成白发，此外，患慢性消耗性疾病时也可能出现白发。

 方 1 梧桐子首乌汤

配方：梧桐子15克，何首乌25克，黑芝麻15克，熟地黄25克。

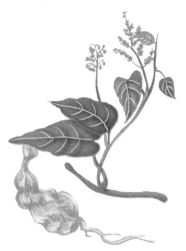

何首乌

制用法：水煎服，代茶饮。

功效主治：用治白发。

 方 2 桑葚膏

配方：桑葚子、蜂蜜各适量。

制用法：用纱布将桑葚子挤汁过滤，装于陶瓷器皿中，文火熬成膏，加适量蜂蜜调匀，贮存于瓶中备用。每服1～2汤匙，每日1次，开水调服。

功效主治：养血脉，乌须发。用治头发早白、少白头。

方 3 黑豆芝麻丸

配方：黑豆、黑芝麻各250克，何首乌60克，熟地黄20克。

制用法：炒熟研末拌匀，炼蜜为丸，每粒大小如黄豆。每次服30～40粒，每天2次。

功效主治：养阴补肾，乌

发。用治白发。

方 4 枸杞首乌茶

配方：枸杞子15克，何首乌15克。

制用法：冲泡代茶服，每日1剂。

功效主治：养阴补肾，乌发。用治白发。

方 5 生地黄桑葚末

配方：生地黄30克，桑葚子30克，白糖15克。

制用法：将生地、桑葚共捣末，每服3~5克，每日2次或3次。

功效主治：补肾乌发。用治白发。

方 6 黑芝麻茯苓丸

配方：黑芝麻、菊花、茯苓各1000克。

制用法：将药研末，以蜂蜜为丸如绿豆大。吞服，每日3次，3个月为一疗程。

功效主治：用治高血压，白发患者尤佳。

方 7 牛膝汤

配方：牛膝2000克。

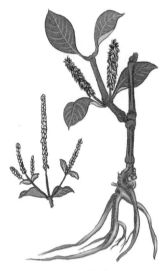

牛膝

制用法：牛膝每次煎服20克，每日2次。

功效主治：本方尤适用于青壮年头发早白。

方 8 地黄丸

配方：生、熟地黄各2500克。

制用法：将两种地黄研细，以蜜为丸，如绿豆大。每服10克，每日3次，白酒送下。

功效主治：可用于各个年龄组及不同性别的白发。

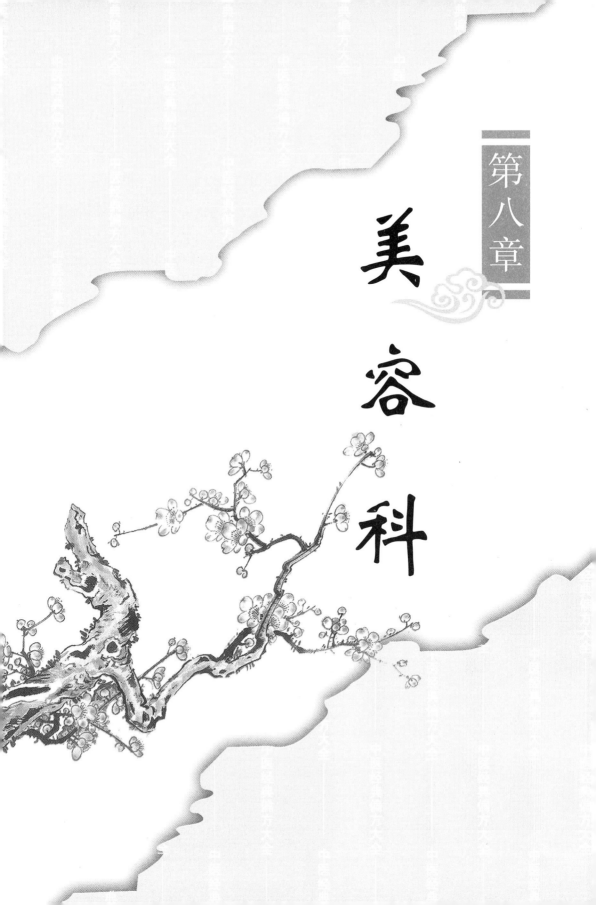

第八章

美容科

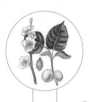

减肥轻身方

减肥轻身方是指具有消肥减胖，使身体轻灵、健美作用的一类方剂。其作用机制为健脾化湿、祛痰、利水、通腑、温阳、逐瘀。

使用减肥轻身剂时，应适当控制饮食，加强劳动锻炼，以巩固治疗效果。

 绿豆海带汤

配方：绿豆、海带各100克。

制用法：煮食。每日1剂，连服见效。

功效主治：对肥胖者有减肥作用。

 海带决明汤

配方：海带10克，决明子15克。

制用法：水煎，滤除药。吃海带饮汤。

功效主治：祛脂降压。适用于高血压、冠心病及肥胖者减肥食用。

 大头菜汤

配方：大头菜。

制用法：水煎，代茶频饮。

功效主治：用治肥胖症。

 蔬菜餐

配方：白萝卜、韭菜、黄瓜、绿豆芽。

制用法：任选1种或多种，按常法炒食、配制菜肴均可。长期食用，并尽量节制吃高脂肪食品。

功效主治：白萝卜含有芥子油等物质，能促进脂肪类物质更好地新陈代谢，从而起到防止脂肪在皮下堆积的作用。韭菜含纤维素较多，有通便作用，能排出肠道中过剩的营养物。黄瓜含有丙醇二酸，能够抑制食物中的碳水化物在体内转化成脂肪。绿豆芽含水分较多，被身体吸收后产生热量较少，不容易形成脂肪堆积在皮下。这4种蔬菜很适宜肥胖人食用，常食可使人轻身减肥、体壮健美。

方 5 饭前吃水果

配方：各种水果不限。

制用法：饭前30～45分钟先吃一些水果或饮用1杯果汁。

功效主治：降体重，减肥胖。

方 6 黑白牵牛子首乌丸

配方：黑白牵牛子10～30克，炒决明子、泽泻、白术各10克，山楂、制何首乌各20克。

制用法：将上药碾为细末，炼蜜为丸，如梧桐子大，早晚各吞服20～30粒。

功效主治：消食化瘀，减肥去脂。用治肥胖症。

方 7 首乌槐角茶

配方：乌龙茶3克，槐角18克，何首乌30克，冬瓜皮18克，山楂肉15克。

制用法：将后4味中草药共煎，去渣，以其汤液冲泡乌龙茶。代茶饮用。

功效主治：消脂减肥。适用于肥胖患者饮用。

方 8 玉米须饮

配方：玉米须适量。

制用法：以开水冲沏。代茶饮。

功效主治：利湿轻身。对慢性肾炎、膀胱炎、胆囊炎、风湿痛、高血压、肥胖患者等均有疗效。

方 9 保健美减肥茶

配方：茶叶、山楂、麦芽、陈皮、茯苓、泽泻、六神曲、夏枯草、炒二丑(黑白丑)、赤小豆、莱菔子、决明子、藿香。

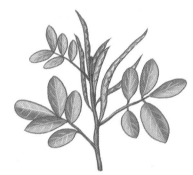

决明子

制用法：共研粗末，每次用6～12克，泡开水当茶饮。15日为一疗程。

功效主治：利尿除湿，降脂降压，减肥。用治高血压、血脂高的肥胖患者。

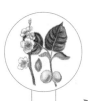

润肤白面方

润肤白面方是指具有柔润皮肤、白皙面部作用的一类方剂。其作用机制为温通活血、祛风散寒、香泽膏润、白皙皮肤。

使用润肤白面剂时应尽量避免风吹日晒。

 黄瓜白面液

配方： 黄瓜1个。

制用法： 洗净，切成两瓣，捣取其汁，涂搽面部，10分钟后洗去。每日2次。

功效主治： 润肤白面。用治面部黑斑。

 薏苡仁醋浸

配方： 薏苡仁300克，醋500毫升。

制用法： 先将薏苡仁浸于米醋中，密封10日后即成。每日服醋液15毫升。

功效主治： 祛斑增白。用治面部皮肤色素沉着。

 蜂蜜醋水

配方： 蜂蜜、醋各20毫升。

制用法： 将上2味加温开水冲服。每日服2次或3次，久服效佳。

功效主治： 养颜嫩肤。用治皮肤粗糙、黝黑。

 甘油米醋

配方： 甘油1份，米醋5份。

制用法： 先将以上2味混合，涂擦皮肤。每日2次或3次，久涂有效。

功效主治： 养颜嫩肤。用治皮肤粗糙、黝黑。

 陈醋蛋清

配方： 鸡蛋1个，陈醋适量。

制用法： 先将鸡蛋浸于陈醋中72小时，待蛋壳变软后取出鸡蛋，取蛋清备用。每晚用软毛刷将蛋清均匀涂于面部，次日早晨用温水洗净。

功效主治：润肤增白，除皱。用治面部黑斑、消除粉刺。

方 6 米醋水

配方：米醋适量。

制用法：先用香皂或洗面奶洗脸，再用加醋的温水洗脸，然后用清水洗干净。常洗有效。洗脸时要紧闭双眼，以免伤害眼睛。

功效主治：养颜嫩肤。用治皮肤粗糙。

方 7 凉拌蔬菜

配方：胡萝卜、白菜、卷心菜、南瓜、黄瓜各等量，醋适量。

制用法：先将以上5种新鲜蔬菜洗净，放在盆内加少许盐压实，6小时后加醋凉拌。经常食用。

功效主治：祛斑增白。用治面部皮肤色素沉着。

方 8 橘皮瓜子桃花末

配方：橘皮、白瓜子各3份，桃花4份。

制用法：共捣筛为末；饭后用酒送服1汤匙(约1克)。

功效主治：祛瘀活血，白嫩皮肤。

方 9 阿胶芝麻末

配方：阿胶150克，胡桃仁100克，黑芝麻50克，冰糖200克。

制用法：将上述几味均研末，混匀。早晚空腹各服1匙。

功效主治：驻颜美肤。

方 10 冬瓜子仁桃仁末

配方：冬瓜子仁50克，桃仁40克，白杨皮20克。

制用法：3味捣末，饭后服，每次6~9克，每日3次。

功效主治：令面光泽洁白。用治面与手俱黑。

方 11 羊脂狗脂汤

配方：羊脂、狗脂各500毫升，白芷35克，半夏15克，甘草1只，乌梅15枚。

制用法：上药合煎，以白器盛，涂面。

功效主治：能令面白如玉色。

方 12 云母粉

配方：云母粉、杏仁各30克。

制用法：杏仁汤浸去皮尖，

将药细研，入银器中，以黄牛乳拌，略蒸过，夜卧时涂面，第二日清晨以浆水洗去。

功效主治：润肤美白。可使面部白净润泽。

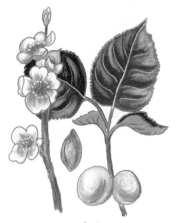

杏仁

方⑬ 绿豆粉药末

配方：绿豆粉60克，白芷、白芨、白蔹、白僵蚕、白附子、天花粉各30克，甘松、山柰、茅香各15克，零陵香、防风、藁本各6克，肥皂荚2锭。

制用法：共研细末，每次洗面时用。

功效主治：祛风润肤，通络香肌，令面白如玉。

方⑭ 桃花美颜酒

配方：鲜桃花15朵，白酒(50℃左右)500毫升。

制用法：用酒浸泡桃花3~5日。每日饮1盅。

功效主治：泽容颜，使面如桃花。

方⑮ 鸽蛋清膏

配方：鸽蛋数枚，富强粉少许。

制用法：取鸽蛋清加富强粉调拌如膏状，装入瓷瓶内备用。每日早晚洗脸后涂抹面部。

功效主治：白润皮肤。用治皮肤粗糙、面色枯黄无华。

方⑯ 桂圆肉泡酒

配方：白酒1瓶，桂圆肉100克。

制用法：将桂圆肉泡在酒瓶内封存1个月后可饮。

功效主治：充养肌肤，滋养面容，效果颇佳。

润发香发方

润发香发方是指具有使毛发润泽芳香作用的一类方剂。其作用机制为内以滋补肝肾、补血填精、荣养髭发，外以疏风清热、除垢洁发、香散润泽。

润泽毛发，关键在于保持人体脏腑气血旺盛、经络畅通。使用润发香发剂时，应常梳发、洗发，保持头发清洁卫生。

方 1 黑豆雪梨汤

配方：黑豆30克，雪梨1~2个。

制用法：将梨切片，加适量水与黑豆一起放锅内旺火煮开后，改微火烂熟。吃梨喝汤，每日2次，连用15~30日。

功效主治：滋补肺肾，为乌发佳品。

方 2 桑葚芝麻丸

配方：桑葚(或桑叶)，黑芝麻若干。

制用法：取适量桑葚或桑叶洗净，晒干，研末与4倍的黑芝麻粉拌匀，贮存于瓶中；用时取桑麻粉适量，加入蜂蜜，揉成面团，再分成约10克重的小丸。每日早、晚各服1丸。

功效主治：乌发养发。

方 3 首乌蛋汤

配方：何首乌30克，鸡蛋2个。

制用法：先将鸡蛋刷洗干净，砂锅内放入清水，把鸡蛋连皮同何首乌共煮半小时，待蛋熟后去壳再放入砂锅内煮半小时即成。先吃蛋，后饮汤。

功效主治：滋阴养血。用治须发早白、脱发过多、未老先衰、遗精、白带过多、血虚便秘、体虚头晕。更适用于虚不受

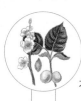

补者服用。

 菟丝子茯苓粥

配方：菟丝子、茯苓各15克，白莲肉10克，黑芝麻15克，紫珠米100克，食盐适量。

制用法：将以上药物洗干净，与紫珠米加适量的水，在旺火上煮开后，移至微火上煮成粥，加少许食盐食用。

功效主治：滋阴补肾，乌发美发。

 芝麻白糖粉

配方：黑芝麻、白糖适量。

制用法：将芝麻洗净晒干，用文火炒熟，碾磨成粉，配入等量白糖，装到瓶中，随时取食。早、晚用温水调服2羹匙。也可冲入牛奶、豆浆或稀饭中随早点食用，或做馅蒸糖包，也可作芝麻盐烧饼。

功效主治：养血润燥，补肝肾，乌须发。

 龙眼大枣莲子粥

配方：龙眼肉10克，莲子15克，大枣10克，粳米50克。

制用法：以四物共煮成粥，每日2次，连服15～30日。

功效主治：气血双补，乌发荣颜。

方 7 鸡苏汁

配方：鸡苏。

制用法：煮汁或灰淋汁(即先将鸡苏烧灰存性，再用棉布包灰于清水中，反复揉搓，让药物溶于水中)，取汁洗头。

功效主治：具有香发作用。

方 8 茅香防风末

配方：茅香、三柰、荆芥、川芎、檀香、细辛、沉香、防风、川椒、樟脑各30克，白芷、甘粉、广零陵香、香附子各60克。

制用法：药为细末，掺头发内。

功效主治：可令发馨香袭人。

洁齿白牙方

洁齿白牙方是指具有使牙齿洁白莹净作用的一类方剂。其作用机制为祛风清热、芳香避秽、洁齿涤垢。

使用洁齿白牙方时，应经常漱口、刷牙，保持口腔清洁卫生，并积极治疗牙齿及口腔各种疾患。避免大量吸烟、饮酒、喝茶、食糖等。

 升麻白芷散

配方：升麻15克，白芷、藁本、细辛、沉香各1克，寒水石(研)2克。

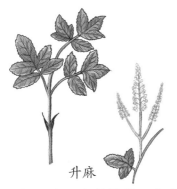

升麻

制用法：上件捣筛，每朝杨柳枝咬头软，点取药揩齿。

功效主治：洁齿。

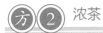 **浓茶**

配方：茶叶(红、绿、花茶均可)。

制用法：开水冲泡，以浓为佳。漱口。

功效主治：去油污，爽口腔，除杂滓。可使口腔清爽，提神醒脑。

 小苏打牙膏

配方：盐、小苏打各等份。

制用法：将盐、小苏打调成牙膏，每周用1次或2次。

功效主治：使牙齿洁白。

 陈醋

配方：老陈醋1瓶。

制用法：每晚刷牙前，含半口食醋，让醋在口腔里蠕动2~3分钟，然后吐出，再用牙刷刷牙

(不用牙膏)，最后用清水漱净。一般2~3日见效，最多进行8次，即可除去牙垢、牙结石。

功效主治：用治牙垢、牙结石。

 寒水石钟乳散

配方：寒水石、白石英、石膏各30克，细辛、朱砂、沉香各15克，川升麻、钟乳各30克，麝香、丁香各0.3克。

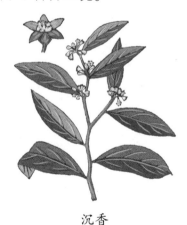

沉香

制用法：诸药捣细过筛为散，研令匀。每日早晨及夜间用以揩齿。

功效主治：白齿。

方 6 盐杏仁牙膏

配方：盐120克(烧过)，杏仁30克(汤浸去皮尖)。

制用法：将药研成膏，每用揩齿。

功效主治：使牙齿白净，防龋。

方 7 白矾粉

配方：白矾适量。

制用法：研细，用牙刷蘸此粉刷牙。

功效主治：除烟黄，白牙。

悦颜去皱方

悦颜去皱方是指具有悦泽容颜、除去皱纹作用的一类方剂。其作用机制为内服补益气血、调理脏腑；外用疏通经络、营养肌肤。

悦颜去皱方的外用品多具有一定化妆作用，须注意其颜色的调配，使用时，一般先试洗或涂一小块于不显著部位，以防过敏反应。悦颜去皱应以补益气血、滋养脏腑为主，不能只偏重于外用品的使用。

方 1 枸杞酒

配方：干枸杞子250克，白酒500毫升。

制用法：枸杞子放入小口瓶内，加入白酒、密封瓶口，每日振摇1次，7日后开始饮用，边饮边添白酒，每日晚餐或临卧前随时饮用，不会饮酒者，也可用葡萄酒。

功效主治：补虚损，长肌肉，益面色，防皱纹。

方 2 芦笋柠檬汁

配方：鲜芦笋1枝，胡萝卜、苹果、芹菜各100克，柠檬汁20毫升。

制用法：芦笋、胡萝卜、苹果、芹菜洗净，切碎，榨汁去渣与柠檬汁混合搅拌匀。内服，外敷。

功效主治：容颜养肤，抗皱增白。

方 3 芡实莲子汤

配方：莲子、芡实各30克，薏苡仁50克，龙眼肉8克，蜂蜜适量。

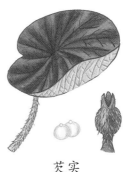

芡实

制用法：各药加水煮1个小时后食用。

功效主治：消除皱纹，白面美容。

 方 4 蛋清

配方：鸡蛋3枚。

制用法：酒浸鸡蛋，密封4～5日即成，用时，取其蛋清敷面。

功效主治：润肤，白面，祛斑，减皱。

 方 5 栗子蜂蜜糊

配方：栗子上薄皮。

制用法：共研为末，用蜜调和，涂面。

功效主治：活血润肤，展皱。

方 6 润肤花汤

配方：桃花、荷花、芙蓉花各适量。

制用法：春取桃花，夏取荷花，秋取芙蓉花，冬取雪水煎3花为汤，频洗面部。

功效主治：泻下通便，活血润肤，去皱。

方 7 桃仁蜜水

配方：桃仁(汤浸去皮尖、研如泥)不拘多少。

制用法：用研烂之桃仁加蜜少许，用温水化开，涂抹面部，后用玉霄膏涂贴。

功效主治：活血润肤，去皱益颜。